Thieme

Praktische Tropen- und Reisemedizin

Patientenberatung
und Empfehlungen zur Diagnose
und Therapie von Tropen-
krankheiten

Hans Jochen Diesfeld
Gérard Krause
Dieter Teichmann

2., vollständig überarbeitete Auflage

25 Abbildungen, davon 12 Karten
68 Tabellen

Georg Thieme Verlag
Stuttgart · New York

Bibliografische Information Der Deutschen Bibliothek

Die Deutsche Bibliothek verzeichnet diese Publikation in der Deutschen Nationalbibliografie; detaillierte bibliografische Daten sind im Internet über http://dnb.ddb.de abrufbar.

Wichtiger Hinweis: Wie jede Wissenschaft ist die Medizin ständigen Entwicklungen unterworfen. Forschung und klinische Erfahrung erweitern unsere Erkenntnisse, insbesondere was Behandlung und medikamentöse Therapie anbelangt. Soweit in diesem Werk eine Dosierung oder eine Applikation erwähnt wird, darf der Leser zwar darauf vertrauen, dass Autoren, Herausgeber und Verlag große Sorgfalt darauf verwandt haben, dass diese Angabe **dem Wissensstand bei Fertigstellung des Werkes** entspricht.

Für Angaben über Dosierungsanweisungen und Applikationsformen kann vom Verlag jedoch keine Gewähr übernommen werden. **Jeder Benutzer ist angehalten,** durch sorgfältige Prüfung der Beipackzettel der verwendeten Präparate und gegebenenfalls nach Konsultation eines Spezialisten festzustellen, ob die dort gegebene Empfehlung für Dosierungen oder die Beachtung von Kontraindikationen gegenüber der Angabe in diesem Buch abweicht. Eine solche Prüfung ist besonders wichtig bei selten verwendeten Präparaten oder solchen, die neu auf den Markt gebracht worden sind. **Jede Dosierung oder Applikation erfolgt auf eigene Gefahr des Benutzers.** Autoren und Verlag appellieren an jeden Benutzer, ihm etwa auffallende Ungenauigkeiten dem Verlag mitzuteilen.

Rüdigerstraße 14
D-70469 Stuttgart
Telefon: +49/07 11/89 31-0

Unsere Homepage: http://www.thieme.de

Printed in Germany

Umschlaggestaltung: Thieme Verlagsgruppe
Umschlagfoto: MEV Verlag GmbH
Satz: Druckhaus Götz GmbH, Ludwigsburg,
gesetzt auf CCS Textline
Druck: Druckhaus Götz GmbH, Ludwigsburg

ISBN 3-13-108342-5 1 2 3 4 5 6

Vorwort zur 2. Auflage

Die Reaktion der Leserschaft auf die erste Auflage war derart positiv, dass sich der Verlag entschlossen hat, die Autoren um eine zweite, erweiterte und verbesserte Auflage zu bitten. Dieser Bitte sind wir mit erweiterter Autorenschaft gerne nachgekommen. Wir haben viele Anregungen hierzu aus der Leserschaft bekommen, die wir in dieser Auflage berücksichtigt haben mit dem Ziel einer noch näheren Orientierung an der ärztlichen Berufspraxis des Alltags.

Diese Orientierung richtet sich daher speziell an Ärztinnen und Ärzte der primären Versorgung als Unterstützung für das Patientengespräch vor der Reise sowie für die eventuell notwendige Diagnose und Therapie nach der Reise. Wir haben versucht, diesem Anspruch in einer noch übersichtlicheren Gliederung und Darstellung gerecht zu werden. Hierzu wurden zusätzliche Abschnitte entwickelt, z. B. ein geomedizinisch-epidemiologischer Katalog tropischer und in den Tropen gehäuft auftretender Krankheiten, geordnet nach Regionen und Ländern, um die möglichen spezifischen Gesundheitsrisiken regional einzugrenzen und mit den Reisezielen bzw. Herkunftsländern abzustimmen.

Diese 2. Auflage strebt dezidiert eine Mittlerrolle an zwischen den reisemedizinischen Print- und elektronischen Medien, die sich an die Ärzteschaft wie auch an die Reisenden wenden, und der umfangreichen tropenmedizinischen Fachliteratur.

Die Gliederung berücksichtigt den praktischen Ablauf der Arzt-Patienten-Interaktion, vom reisevorbereitenden Gespräch, über prophylaktische Maßnahmen, bis zur Untersuchung von Tropenrückkehrern, beides gestützt durch das bewährte differenzialdiagnostische und das neu hineingenommene, regional gegliederte geomedizinisch-epidemiologische Tabellenwerk. Diese Abschnitte werden ergänzt durch das wie bisher gegliederte Kapitel der einschlägigen Tropenkrankheiten, auf welches in den vorausgehenden Kapiteln jeweils spezifisch verwiesen wird. Ergänzt werden die Kapitel durch den Anhang mit häufig gestellten Fragen („FAQ“), meldepflichtigen Infektionskrankheiten im Rahmen des neuen Infektionsschutzgesetzes und tropenmedizinischer Fachinstitutionen sowie weiterführender Informationsquellen und Literatur.

Unser Dank richtet sich insbesondere an den Georg Thieme Verlag für die Anregung zu diesem Projekt und für die Realisierung unserer Vorstellungen hierzu.

Starnberg/Berlin/Dresden im Januar 2003

Hans Jochen Diesfeld
Gérard Krause
Dieter Teichmann

Anschriften

Prof. Dr. med. Hans Jochen Diesfeld
Leopoldstr. 6
82319 Starnberg

Dr. med. Gérard Krause
Fachgebiet Surveillance
Abt. Infektionsepidemiologie
Robert-Koch-Institut
Seestr. 10
13353 Berlin

Dr. med. Dieter Teichmann, M.Sc.
Abt. für Infektiologie und Tropenmedizin
Städtisches Krankenhaus Dresden-Neustadt
Klinikum Industriestraße
Industriestr. 40
01129 Dresden

Inhaltsverzeichnis

Abkürzungen

AK	Antikörper
ASS	Acetylsalicylsäure
AW	Alte Welt (Europa, Asien)
AZT	Azidothymidin
BCG	Bacille Calmette-Guérin
BTI	Bacillus thuringiensis (israeliensis)
cAMP	zyklisches Adenosinmonophosphat
CATT	Card-Agglutionationstest
CCT	kraniales Computertomogramm
CL	kutane Leishmaniase
CMV	Zytomegalievirus
d	Tag
DCL	diffuse kutane Leishmaniase
DHF	dengue haemorrhagic fever, hämorrhagisches Denguefieber
DIC	disseminierte intravasale Koagulationsstörung
DPT	Kombinationsimpfstoff mit Diphtherie- und Tetanustoxoid sowie inaktivierten Pertussiskeimen
DT	Impfstoff mit Diphtherie- und Tetanustoxoid für Kinder bis Ende 5. Lebensjahr
EHEC	enterohämorrhagische Escherichia coli
EIEC	enteroinvasive Escherichia coli
ELISA	enzyme linked immunosorbent assay
EPEC	enteropathogene Escherichia coli
ETEC	enterotoxische Escherichia coli
f	weiblich, Frauen
FTA-Abs	Fluoreszenz-Treponemen-Antikörper-Absorptionstest
G-6-PDH-Mangel	Glucose-6-Phosphatdehydrogenase-Mangel
GAE	granulomatöse Amöbenenzephalitis
GOT	Glutamatoxalacetattransaminase
GPT	Glutamatpyruvattransaminase
HAV	Hepatitis-A-Virus
Hb	Hämoglobin
HBV	Hepatitis-B-Virus
HCV	Hepatitis-C-Virus
HDV	Hepatitis-D-Virus
HEV	Hepatitis-E-Virus
HHT	Hämagglutinationshemmtest

HKT	Hämatokrit
HSV	Herpes-simplex-Virus
i.m.	intramuskulär
I.U.	internationale Einheiten
IHA	indirekte Hämagglutination
IIFT	Immunofluoreszenztest
INH	Isoniazid
JE	Japan-Enzephalitis
KBR	Komplementbindungsreaktion
KG	Körpergewicht
KI	Kontraindikation
Lk	Lymphknoten
M	Malaria (innerhalb des Malariakapitels)
m	männlich, Männer
MCL	mukokutane Leishmaniase
MDT	multidrug therapy, Kombinationstherapie
MNR	Magnetresonanztomogramm
Mo.	Monat
MS	multiple Sklerose
NW	Neue Welt (amerikanischer Kontinent)
∅	Durchmesser
p.o.	per os
PAM	primäre Amöbenmeningoenzephalitis
PCR	Polymerase Kettenreaktion
PKDL	post-kala-azar dermal leishmanoid, dermales Post-Kala-Azar-Leishmanoid
PZA	Pyrazinamid
QBC	quantitative buffy coat
RAST	Radioallergosorbenttest
RES	retikuloendotheliales System
RMP	Rifampicin
s.c.	subkutan
SM	Streptomycin
ssp.	Spezies
Td	Impfstoff mit Tetanus und Diphtherietoxoid (für ab dem 6. Lebensjahr)
TNF	Tumornekrosefaktor
TPHA	Treponema-pallidum-Hämagglutinationstest
TPI	Treponema-pallidum-Immobilisationstest
UW	unerwünschte Wirkung
VDRL	Venereal Disease Research Laboratory (-Flockungsreaktion)
VL	viszerale Leishmaniase
Wo.	Woche
WW	Wechselwirkung
ZNS	Zentralnervensystem

1 Einleitung

Tropenkrankheiten und ubiquitär vorkommende Infektionskrankheiten gewinnen zunehmend an Bedeutung für das hiesige Gesundheitswesen. Dies geschieht in dem Maße, wie der Tourismus die entlegensten Regionen der Welt erfasst und die Zuwanderung und Zuflucht von Menschen aus tropischen, meist medizinisch unterversorgten Regionen weiter anhält.

Das alters- und geschlechtsspezifische **Problemspektrum** der Tropenreisenden wird immer breiter. Auch gesundheitlich gefährdete Personen schrecken heute vor Tropenreisen nicht mehr zurück, deren Gefahren durch Hochglanzprospekte der Touristikindustrie leichtfertig zugedeckt werden. „Last-minute"-Angebote machen eine vernünftige Vorbereitung auf das Reiseziel unmöglich. Dabei ist bekannt, dass die meisten Tropenreisenden sich nicht durch die wenigen Tropeninstitute oder niedergelassenen Tropenärzte beraten lassen. Sie werden im günstigsten Fall ihren Hausarzt aufsuchen, der dann doch Schwierigkeiten haben dürfte, in allen Fällen Auskunft zu geben. Andererseits stehen auch Klinikärzte verschiedenster Fachrichtungen und Diensthabende der Notaufnahme der Frage einer möglichen mitgebrachten Tropenkrankheit oft ohne ausreichende Entscheidungshilfen gegenüber.

In der Beratung vor Ausreise liegt eine ebenso große Verantwortung wie in der Beurteilung des Gesundheitszustandes nach Rückkehr. Dies gilt zum Beispiel für die immer bedeutsamer werdende Malaria, die – insbesondere bei ungenügender Prophylaxe durch den Patienten und bei verzögerter Diagnosefindung durch den Arzt – innerhalb von Stunden zu einer tödlichen Bedrohung für den Patienten werden kann.

Um diesem Informationsbedarf gerecht zu werden, wurde dieses Buch in vier Abschnitte geteilt: Es beginnt mit jenen **Fragen,** die **vor Ausreise in die Tropen** mit den Reisenden diskutiert werden sollten. Dazu gehören Fragen zu Klima-und Reiseverträglichkeit, verschiedene Einschränkungen der Tropen- und Reisetauglichkeit, Empfehlungen zur Reiseapotheke und Impfempfehlungen. Da in Ergänzung zu den Untersuchungen nach den berufsgenossenschaftlichen Richtlinien auch ein Dreiergespräch Patient-Hausarzt-Betriebsarzt/Tropenarzt wünschenswert ist, wird auch diesem Problemkreis eine Einführung gewidmet.

Die epidemiologische Situation in den verschiedenen Regionen ändert sich zum Teil sehr rasch. Deshalb wird bewusst auf detaillierte länderspezifische Empfehlungen z. B. zur Malariaprophylaxe und zu Reiseimpfungen verzichtet. Fragen, die konkrete Empfehlungen zur Prophylaxe für ein bestimmtes Reiseland betreffen, sollten daher an eines der auf S. 216 genannten Tropeninstitute gerichtet werden. Zu empfehlen sind auch die ständig aktualisierten Informationen der WHO (www.who.int), das jährlich neu erscheinende Handbuch „International Travel and Health" (Genf 2002), Informationen der Deutschen Gesellschaft für Tropenmedizin und Internationale Gesundheit (www.dtg.mwn.de), der auf Ärzte beschränkte Zugang in www.fit-for-travel.de oder das Forum Reisen und Medizin (www.frm-web.de) sowie das halbjährlich erscheinende Handbuch des Zentrum für Reisemedizin in Düsseldorf (Tel.: 02 11/90 42 90).

Von besonderer Bedeutung ist die **Problematik der Rückkehrer** und Einreisenden aus den Tropen, mit der sich der zweite Abschnitt befasst. Oft beginnt das „Tropenrisiko" erst nach der Rückkehr, weil im entscheidenden Moment differenzialdiagnostisch nicht in die richtige Richtung gedacht wird. Wir haben diesem Problem ein besonderes Kapitel gewidmet (Kap. 3, S. 26), das mit differenzialdiagnostischen Übersichtstabellen den richtigen Weg zu Diagnose oder Ausschluss einer Tropenkrankheit aufzeigen soll.

Um das spezifische tropische Gesundheitsrisiko der Reisenden sowohl bei der Ausreiseberatung als auch nach Rückkehr richtig einschätzen zu können, werden in einem dritten Abschnitt die regionalen **geomedizinisch-epidemiologischen Besonderheiten** dargestellt, mit Hinweisen jeweils zu den einzelnen Krankheitsabschnitten (Tab. 5.**2**, S. 222 ff).

Der vierte Abschnitt enthält die **einzelnen Tropenkrankheiten,** welche aus didaktischen Gründen primär nach dem Übertragungsmodus gegliedert sind. Wir haben uns bemüht, die einzelnen Tropenkrankheiten innerhalb des begrenzten Rahmens dieses Büchleins nach ihrer klinischen Relevanz für die Reise- und Tropenmedizin zu gewichten. Es soll den Leser deshalb nicht verwundern, dass die Malaria über mehrere Seiten hinweg beschrieben wird, während andere Krankheiten lediglich tabellarisch behandelt werden.

Die Bedeutung der hier angesprochenen Krankheitsgruppen für die in den Tropen lebenden Menschen in ihrem ökologischen und ökonomischen Milieu ist häufig eine völlig andere, sehr viel gravierendere als für Reisende. Das Vorkommen dieser Krankheiten wird nämlich nicht so sehr durch das Klima, sondern im Wesentlichen durch sozial- und umwelthygienisch sowie wirtschaftlich ungünstige Lebensbedingungen, meist in Verbindung mit schlechter präventiv- und kurativmedizinischer Versorgung, begünstigt.

Hierauf wird zwar in knappen Worten hingewiesen, jedoch war es unser Ziel, der Ärzteschaft der Primärversorgung klare und konkrete Anleitungen zur Diagnose, Differenzialdiagnose und Therapie der Erkrankungen an die Hand zu geben. So genannte Praxistipps sollen diese Hinweise noch ergänzen. Dagegen wurden Angaben zur Ätiologie und Pathogenese kurz gehalten. Hier sei auf die empfohlene weiterführende Literatur (S. 220) verwiesen.

Im Rahmen unser tropenmedizinischen Beratungstätigkeit stoßen wir immer wieder auf **typische Fragen** und Problemfälle, die zum Teil nicht einfach zu beantworten sind. Einige Leser mögen sich bzw. ihre Patienten in diesen Fragen wiedererkennen (S. 202). Wir hoffen, dass unsere kleine Sammlung der häufigsten Fragen und ihrer Antworten es ermöglicht, auf leicht lesbare Weise jenen Informationsbedarf abzudecken, der im Rahmen der krankheitsbezogenen Kapitel kaum unterzubringen ist.

Unter Berücksichtigung des neuen Infektionsschutzgesetzes weisen wir jeweils auch auf die Meldepflicht der entsprechenden Krankheit hin (Tab. 5.**1**, S. 212 ff).

Tropischer Alpinismus, Sporttauchen und andere Sportarten und Extremsportarten in den Tropen werden in dieser Übersicht nicht behandelt.

Bezüglich medizinischer Probleme von Immigranten, Asylsuchenden, Flüchtlingen aus nicht tropischen Zonen wird auf Spezialliteratur im Anhang verwiesen.

Zusätzlich haben wir ein **Informationsblatt** für Tropenreisende beigefügt, das dem Patienten als Vorbereitung vor und Gedächtnisstütze nach der ärztlichen Beratung dienen soll. Die Vervielfältigung zu diesem Zwecke in unveränderter Form ist freigestellt, so dass vor allem niedergelassene Kollegen diesen Handzettel als Auslage in ihrem Wartezimmer verwenden können.

2 Untersuchung vor der Reise und Reisevorbereitung

Vorbeugende tropenmedizinische Beratung

Tropenklima und Akklimatisation

Definition:

Als Tropen im klimatologischen Sinne werden Zonen zu beiden Seiten des Äquators innerhalb der 20 °C-Jahresisotherme bezeichnet oder Gebiete, in denen der Tagesgang der Temperatur größere Schwankungen aufweist als der Jahresgang. Regenzeit und Trockenzeit beherrschen in den Tropen die Natur so, wie dies Winter und Sommer in den gemäßigten Zonen tun.

Das Tropenklima lässt sich grob in drei Typen unterteilen, die vom Menschen unterschiedliche Anpassungsfähigkeiten verlangen:

Tropisch-humides Klima: subjektives Schwüleempfinden, geringe Tag-Nacht- und jahreszeitliche Temperaturschwankungen, hoher sichtbarer Schweißverlust.

Tropisch-arides Klima: Belastung durch hohe Sonneneinstrahlung, Lufttrockenheit und große Tag-Nacht-Temperaturschwankungen. Hoher unsichtbarer Schweißverlust.

Tropisches Höhenklima: In den Tropen werden Höhenlagen bis über 4000 m ü.M. bewohnt. Kurzzeitreisende können Höhenadaptationsstörungen ab 2000 m vor allem im Herz-Kreislauf-Bereich bekommen.

Akklimatisation: Die Klimaverträglichkeit wird auch bestimmt durch die absolute Umgebungstemperatur, Luftfeuchtigkeit, Luftbewegung, Effektivtemperatur und Sonnenstrahlungsintensität. Je höher die Luftfeuchtigkeit und je geringer die Luftbewegung, um so unangenehmer wird die Umgebungstemperatur wahrgenommen. Innerhalb von 4–6 Wochen erfolgt die Akklimatisation meist problemlos. In den ersten Tagen sollte gleich körperliche Belastung im gewohnten Umfang gesucht werden. Besondere körperliche Schonung zum vermeintlichen Zweck der leichteren Akklimatisation ist ungünstig. Klima- und Zeitumstellung benötigen ausreichenden Schlaf, allerdings entsprechend der neuen Zeitzone. Alkohol wirkt in der Phase der Akklimatisation keineswegs günstig. Cave: Herz-Kreislauf-Belastete und Übergewichtige! Klimaanlagen schaden meist mehr, als sie nutzen, trotz momentanen subjektiv angenehmen Empfindens; Myalgien und Erkältungskrankheiten können die Folge sein. In Autos werden Klimaanlagen jedoch als angenehm empfunden, vor allem im smogbelasteten Straßenverkehr. Der Kochsalzgehalt des Schweißes ist in der Akklimatisationsphase relativ hoch. Man kann daher einem NaCl-Mangelsyndrom durch anfänglich vermehrte Kochsalzzufuhr oder durch elektrolythaltige Getränke vorbeugen. „Prickly heat", eine Anhidrose durch Funktionsstörung der Schweißdrüsen mit Neigung zu Pyodermien, kann Anlass zum Abbruch des Tropenaufenthaltes werden. Der „Hitzschlag" ist ein sehr seltenes Ereignis, jedoch ein ärztlicher Notfall, auf den die medizinische Versorgung in Tropenländern, vor allem in den Touristengebieten, vorbereitet sein sollte: Differenzialdiagnostisch muss an Malaria oder an eine thyreotoxische Krise gedacht werden. Orthostatische Kreislaufregulationsstörungen kommen hingegen häufiger vor.

Tropentauglichkeit

Das Spezifische der Tropentauglichkeitsuntersuchung liegt in der **tropenhygienischen und tropenärztlichen Beratung** des Ausreisenden und seiner Familie auf Basis der Anamnese und des Untersuchungsbefundes vor dem Hintergrund der zu erwartenden Klima-, Lebens- und Arbeitsbedingungen und der zusätzlichen Infektions- und Erkrankungsrisiken.

Obwohl jeder gesunde Mensch als tropentauglich gelten kann, sollte dennoch vor Ausreise eine ärztliche Untersuchung und Tropenberatung stattfinden, um individuelle **Risikofaktoren** zu ermitteln. Jeder Tropenreisende nimmt sein persönliches Gesundheitsrisiko mit auf die Reise, die ihrerseits durch zusätzliche Gesundheitsrisiken belastet sein kann. Diese setzen sich daher aus mehreren Komponenten zusammen (Abb. 2.**1**):

- persönliche, alters- und geschlechtsspezifische gesundheitliche Ausgangssituation einschließlich bestehender körperlicher oder psychischer Risikofaktoren;
- individueller Reise- und Lebensstil, das Hygieneverhalten im weitesten Sinn des Wortes;
- reisespezifische oder berufliche Exposition, arbeitshygienische und arbeitsmedizinische Bedingungen einschließlich nicht zu unterschätzender Unfallrisiken;

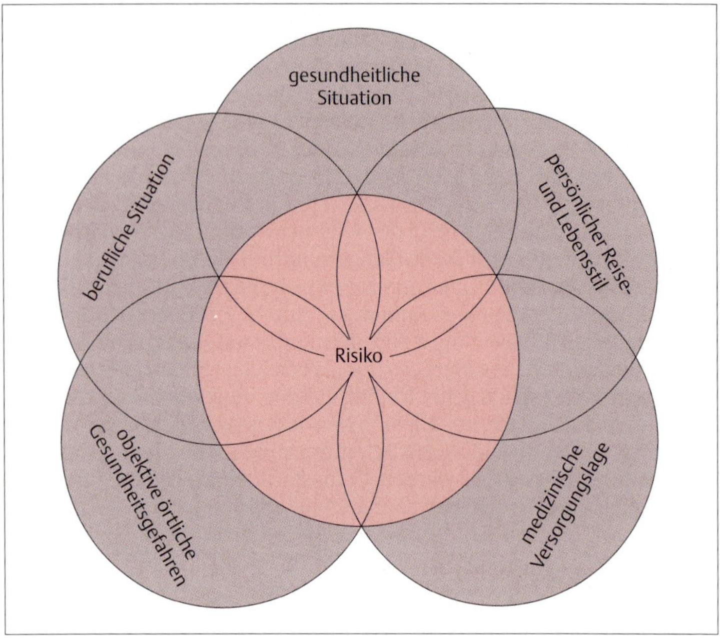

Abb. 2.1 Interaktion verschiedener Bedingungen zur Beurteilung des individuellen Risikos bei Tropenreisen.

- objektive örtliche Gesundheitsrisiken durch Umweltfaktoren einschließlich ubiquitär, zonal oder lokal vorkommender Infektionskrankheiten, Tropenkrankheiten im engeren Sinn oder andere Gesundheitsrisiken sowie klima- oder höhenphysiologische Belastungen;
- medizinische Versorgungssituation einschließlich Notfallmedizin und gegebenenfalls Rücktransportmöglichkeiten.

Besondere Aufmerksamkeit verdienen tropenreisende Schwangere und Kleinkinder. Weitere Risikogruppen ergeben sich durch Tropenreisen in Kombination mit besonderen sportlichen Aktivitäten, wie Tauchen, Bergsteigen oder „Erlebnis"- und „Abenteuerreisen". Hier müssen mehrere Beratungskomponenten zusammen betrachtet werden.

Auch die beruflichen Tropenaufenthalte umfassen sehr unterschiedliche Gesundheitsrisiken, von modernen, komfortablen Arbeits-

Tabelle 2.1 Gewichtung möglicher Gesundheitsrisiken nach Aufenthaltsart und -dauer

	Vorwiegende Altersgruppen	Gesundheitliche und hygienische Voraussetzungen	Belastung durch Reisestil und Berufsrisiko	Unfallrisiko	Infektionsrisiko	Medizinische Versorgung
Langfristige Aufenthalte (>3 Jahre)						
diplomatischer Dienst/ Vertreter internationaler Organisationen	alle	+++	+	+	+	+++
Vertreter von Industrie und Handel	mittlere	++	+	+	+	+++
Missionsangehörige im ländlichen Bereich	alle	+++	++	++	++	+++
Mittelfristige Aufenthalte (bis 3 Jahre)						
Entwicklungshelfer	jüngere Altersgruppe teils in Begleitung der Kinder	+++	+++	+++	++	+
Experten der Entwicklungszusammenarbeit		++	++	++	++	+
Fachkräfte für Industrie- und Infrastrukturentwicklung	mittlere Altersgruppe oft ohne Familie	++	++	++	+	+

Fortsetzung ▼

Tabelle 2.1 (Fortsetzung)

	Vorwiegende Altersgruppen	Gesundheitliche und hygienische Voraussetzungen	Belastung durch Reisestil und Berufsrisiko	Unfallrisiko	Infektionsrisiko	Medizinische Versorgung
Kurzfristige Aufenthalte (bis 6 Monate)						
Katastrophen- und Flüchtlingshilfe von Freiwilligen	jüngere Altersgruppen	+++	+++	+++	+++	++
Individual- o. Rucksackreisen, Abenteuer- und Forschungsreisen		++	++	++	+	+
Programmtourismus	alle Altersgruppen	+	+	+	+	++
Geschäftsreisende in Großstädten	mittlere Altersgruppe	+	+	++	+	++

+ = gering; ++ = mittel; +++ = hoch.

und Lebensbedingungen in Großstädten bis hin zur Tätigkeit in äußerst abgelegenen, medizinisch unversorgten und tropenmedizinischen Hochrisikogebieten. Hier muss die ärztliche Beratung die jeweiligen Rahmenbedingungen sehr genau berücksichtigen (Tab. 2.**1**).

Tropenreisen mit Kindern

Grundsätzlich gelten für Kinder die gleichen tropenhygienischen Beratungselemente wie für Erwachsene, nur sollten sie ganz besonders sorgfältig beachtet werden. Während der erwachsene Tropenreisende die Risikoabwägung und damit die Verantwortung für sich selbst trägt, muss er sie im Falle der Mitnahme der Kinder für diese mit übernehmen.

NB: Von Reisen mit Säuglingen und Kleinkindern in die Tropen muss aus ärztlicher Sicht in der Regel abgeraten werden. Auch nach guter Vorbereitung sind diese immer mit einem erhöhten Gesundheitsrisiko verbunden. Säuglinge und Kleinkinder auf kurze Tropenurlaube oder längere Rucksackreisen mitzunehmen, ist daher für diese in der Regel unzumutbar. Eltern sollten hier nachdrücklich auf die Gesundheitsrisiken aufmerksam gemacht werden, denen insbesondere für die Kinder ein sehr fraglicher Erlebniswert gegenübersteht. Spätestens 6 Monate vor einem Tropenaufenthalt mit Kindern sollte eine ausführliche pädiatrische und tropenmedizinische Beratung und Vorbereitung beginnen. Sollen ältere Kinder mit in die Tropen reisen oder bei längeren Tropenaufenthalten einer Familie sollte die tropenpädiatrische Beratung mindestens 6 Monate vorher beginnen. Dabei sollten neben Überprüfung des üblichen, altersgemäßen Impfstatus und gegebenenfalls Durchführung von speziellen Impfungen und Beratung zur Malariavorbeugung auch allgemeine Verhaltensregeln zur **Ernährung, Flüssigkeitszufuhr, Sonnenrisiko und allgemeiner Körperhygiene** unter tropischen Klimabedingungen und evtl. verminderten hygienischen Rahmenbedingungen besprochen werden. Die im Kapitel Malariaprophylaxe, Darminfektionen genannten und alle anderen Vorbeugungsempfehlungen gelten insbesondere auch für Kinder. Eine Flasche Mineralwasser oder Fruchtsaft, nachts ans Bett gestellt, erinnert die Kinder an das Trinken und vermindert das Risiko, im unbeaufsichtigten Moment an den Wasserhahn zu gehen. Bei Ausflügen muss ausreichend, auch für unbeabsichtigt längere Zeiträume, genügend Trinkwasser mitgeführt werden. Für Kleidung, Kopfbedeckung, Sonnenschutz und schattige Spielgelegenheiten gelten die gleichen Regeln und Vorsichtsmaßnahmen wie bei Reisen in Länder des südlichen Europa. Besonderen Belastungen ist die Haut ausgesetzt. Der Sonnenbrand zählt zu den häufigsten klimabedingten Gesundheitsstörungen. Bereits kurzfristige unachtsame Sonnenexposition kann zu schweren körperlichen Störungen führen, während die aktinische Belastung der Haut mit erhöhtem Krebsrisiko vor allem gehäufte Langzeitexposition betrifft. Der Beginn dieser Schäden wird jedoch schon in der Kindheit durch Sonnen- und Bräunungswahn der Eltern vorprogrammiert, und er setzt sich durch regelmäßiges „Sonnenbaden" zum Zwecke des Nachweises eines erfolgreichen Urlaubs fort. Die eigene Empfindlichkeit gegenüber Sonneneinstrahlung ist zu berücksichtigen, die intensiver wird, je weiter man sich dem Äquator nähert. Es gilt auch zu bedenken, dass man sich in den Tropen häufig in größeren Höhenlagen aufhält, als dies in Europa der Fall ist.

Ein besonderes Risiko stellen wegen möglicher Parasiteninfektionen Barfußlaufen und Liegen im Sand dar. Sorgsame Körperhygiene und Desinfektion schon kleinster Hautabschürfungen sind ebenso notwendig wie das regelmäßige Absuchen der Haut nach Insektenstichen und Milben- und Zeckenbefall. Das Mitführen einer Splitterpinzette zur sofortigen Entfernung von Pflanzenstacheln verhindert spätere unangenehme Infektionen. Vollständiger Tetanusimpfschutz verhütet unsachgemäß häufiges Impfen im Zweifelsfall.

Tropenreisen in der Schwangerschaft

Die Frage, ob im Zustand der Schwangerschaft eine Reise, insbesondere eine Tropenreise, angetreten werden soll, wird kontrovers und nicht emotionsfrei diskutiert. Dies beginnt mit der Frage, ob während einer Reise die „Pille" genommen werden soll oder ob man sich bei dieser Reise einen Kinderwunsch erfüllen will. Hierauf folgt die Frage des Impfrisikos in der Frühschwangerschaft und das Risiko einer Chemoprophylaxe zum Schutz vor Malaria gegenüber dem Risiko einer Malaria für Mutter und Kind. Eine Malariaerkrankung ist mit einem sehr hohen Risiko für die Mutter und das ungeborene Kind verbunden (s. S. 75 ff). Manche parasitäre Infektionen können, ähnlich wie Toxoplasmose transplazentar auf das Kind übergehen. Die Tatsache, dass jegliche fieberhafte Infektionskrankheit oder große Flüssigkeitsverluste im Zusammenhang mit Durchfallserkrankungen die Schwangere und das Kind belasten, wird oft nicht genügend beachtet.

Das Risiko einer Reisethrombose während der Schwangerschaft ist deutlich erhöht (s. S. 14). Die Nutzen-Risiko Abwägung einer medikamentösen Behandlung in der Schwangerschaft ist von besonderer Bedeutung. Bei der Behandlung einer Malaria tropica in der Schwangerschaft überwiegen die Gefahren der Erkrankung jedoch deutlich das Risiko möglicher unerwünschter Arzneimittelwirkungen.

Ein längerer Tropenaufenthalt über 2000 m Meereshöhe ist für den Fetus ungünstig. Bestehende geburtshilfliche Risikofaktoren sind eine Gegenanzeige für eine Reise in die Tropen.

Die Frage des Reisezwecks sowie der Reise- und Aufenthaltsdauer muss diskutiert werden. Urlaubs- und Erlebnisreisen auf der einen Seite und beruflicher Aufenthalt oder Familienzusammenführung andererseits sind zwei Pole dieser Problematik. Im letzten Fall steht die Frage im Raum, wo das Ende der Schwangerschaft erlebt werden und die Geburt erfolgen soll. Dies ist in erster Linie eine Frage der geburtshilflichen Versorgung im Gastland, des bisherigen Verlaufs der Schwangerschaft und ob es besondere mütterliche oder kindliche Risiken gibt. In der Regel wird man einer Entbindung am derzeitigen Wohnort den Vorzug geben, sofern die geburtshilfliche Versorgung standardgemäß erfolgen kann. 6 Wochen vor dem errechneten Geburtstermin ist nach den Vorschriften der Fluggesellschaften die letzte Flugmöglichkeit für eine Hochschwangere.

In jedem Fall müssen sich die Reisende und der Vater des Kindes darüber im Klaren sein, dass sie beide Verantwortung für ein neues Leben haben und hier persönlicher Verzicht eher angezeigt ist als Wunscherfüllung, u. U. zu Lasten eines ungeborenen Lebens. Eine sachkundige tropenhygienisch-frauenärztliche Beratung unter möglichst genauer Kenntnis der zu erwartenden lokalen Umstände ist angezeigt.

Tropenreisen Älterer

Mit zunehmendem Fernreisedrang älterer oder auch in regelmäßiger ärztlicher Behandlung stehender Menschen wird die Frage der Tropen- und Reisetauglichkeit immer dringender.

Die Gruppe der Älteren, d. h. der über 55-Jährigen, die privat, dienstlich oder für Organisationen der Entwicklungszusammenarbeit sich kürzere oder längere Zeit und vor allem häufiger in den Tropen aufhalten, wird größer. Das Risiko wird gering geschätzt, und die Sorglosigkeit wird durch den modernen, komfortablen Reiseverkehr gefördert.

Neben den für alle Altersgruppen und Reisendenkategorien geltenden Empfehlungen muss bedacht werden, dass ab Mitte 50 die körperlichen Reserven und die Belastbarkeit vor allem gegenüber Infektionskrankheiten nachlassen.

Die Anamnese der älteren Reisenden muss besonders sorgfältig erhoben werden. Insbesondere Dauermedikation muss erfragt und deren Weiterführung und die Versorgung mit Medikamenten gesichert sein. Beispielsweise werden Venenleiden und Neigung zu Ödemen der unteren Gliedmaßen durch lange Flug-, Bus- oder Autoreisen in der Hitze zusätzlich belastet (s. S. 14).

Chronische Herz-Kreislauf-Erkrankungen, schlecht kontrollierter oder kontrollierbarer Bluthochdruck oder Diabetes mellitus, Störungen des blutbildenden oder Immunsystems, chronische Erkrankungen des Verdauungsapparates, onkologische Erkrankungen oder hyperthyreote Zustände bilden zusätzliche Risiken. Tropenreisende über 60 unterliegen z. B. einem erhöhten Sterberisiko im Falle einer Malaria tropica oder

Dehydratation im Verlauf schwerer Durchfälle. Malariaprophylaxe und Antihypertensiva oder Antiarrhythmika dürfen nicht in jedem Fall kombiniert eingenommen werden. In all diesen Fällen bedarf es einer besonders sorgfältigen Beratung.

In letzter Zeit stellt sich gehäuft die Frage nach Reise- und Tropenrisiko bei immunsupprimierten und dialysepflichtigen Reisenden, für die es heute besondere Reiseangebote gibt. Hier sind die besonderen reisebedingten Infektionsrisiken und therapeutischen Probleme im Falle solcher Infektionskrankheiten zu beachten.

Beruflicher Aufenthalt in den Tropen

Der berufsgenossenschaftliche Grundsatz 35 (G 35) regelt die Vorsorgeuntersuchungen durch hierfür eigens ermächtigte Ärzte zur Feststellung der Tauglichkeit für einen beruflichen Einsatz in den Tropen. Hierbei soll festgestellt werden, ob ein Ausreisender seine normale berufliche Tätigkeit auch unter den spezifischen Belastungen des Tropenaufenthaltes ohne Schaden für die Gesundheit längere oder kürzere Zeit auszuüben in der Lage ist.

Es wäre in jedem Fall wünschenswert, wenn es im Interesse des Ausreisenden zu einer engen Abstimmung zwischen ihm, seinem Hausarzt, dem Betriebsarzt und dem zur Durchführung der Tropentauglichkeit ermächtigten Arzt käme. Vor allem bei sehr verdienten, erfahrenen und folglich meist älteren Auslandsmitarbeitern kommt es mitunter zu Konflikten mit der Betriebsleitung, wenn der Gesundheitszustand zu wünschen übrig lässt und sich die Frage einer weiteren Tropentauglichkeit stellt. „Tropentauglichkeit" erhält dann schnell die Bedeutung der generellen „Arbeitsfähigkeit", die folglich mit der Frage der Weiterbeschäftigung oder drohender Arbeitslosigkeit verknüpft ist. Hier gerät der gutachtlich untersuchende Tropenarzt in ein bedrückendes Dilemma.

In jedem, aber ganz besonders in dem genannten Fall, ist es notwendig, über die gesundheitliche Ausgangslage, das spezifische berufs- und umfeldbedingte Gesundheitsrisiko in den Tropen und über die örtliche medizinische Versorgungslage informiert zu sein (vgl. Abb. 2.**1**).

Die Risiken am Einsatzort sind äußerst differenziert, so wie es die Einsatzorte selbst sind. Auch Dauer, Häufigkeit und Variabilität der Auslandseinsätze sind zu berücksichtigen. Hier werden nicht selten enorme körperliche und psychische Belastungen abverlangt, die weitaus größer sind als das spezifische Tropen- und Infektionsrisiko. Um einen Eindruck von der Komplexität der Problematik zu vermitteln, lässt sich die Gewichtung möglicher Gesundheitsrisiken etwa so wie in Tab. 2.**1** darstellen.

Die komplexen Wechselbeziehungen zwischen subjektiven und objektiven Gesundheitsrisiken bestimmen den Maßstab, der an die gesundheitlichen Voraussetzungen eines beruflichen Tropenaufenthalts zu legen ist. Entscheidend sind hier vor allem das Alter des Reisenden und die Dauer des Aufenthalts. Zwei sich gegenüberstehende Risikogruppen sind z.B. der Auswärtige Dienst oder andere Fachkräfte in Hauptstädten und die Entwicklungsdienste, das THW und andere Katastrophenteams.

Bei der ersten Gruppe wird Tropentauglichkeit unter zwar meist günstigen sozio-ökonomischen Bedingungen vorausgesetzt, allerdings meist für die Dauer des Berufslebens. Die Entwicklungsdienste werden zwar meist nur 2–3 Jahre geleistet, dafür aber oft unter extrem exponierten Bedingungen. Die Arbeitnehmer von Industrie und Handel wie auch die Experten der technischen Entwicklungszusammenarbeit in den verschiedenen Sektoren wie Landwirtschaft, Bergbau, Industrie, Handel, Verwaltung, Infrastruktur und andere tertiäre Sektoren, liegen bezüglich des Gesundheitsrisikos wie auch Dauer und Häufigkeit des Auslandsaufenthalts mit einem sehr weiten Spektrum dazwischen. Katastrophenteams sind meist kurzfristig, aber unter schwierigen und z.T. hochriskanten Bedingungen eingesetzt.

Ob die Aufenthalte unter „zivilisierten" oder „unhygienischen" Bedingungen stattfinden, ob die Familie mit ausreist, spielt ebenso eine Rolle wie die Einstellung und Bereitschaft, Entbehrungen und Einschränkungen in Kauf zu nehmen und die notwendige Disziplin in der Lebensführung zu wahren. Auch die arbeitshygienischen und Sicherheitsstandards sind sicher nicht die gleichen wie zu Hause. Das Unfallrisiko im Verkehr, am Arbeitsplatz und im Haus ist mehrfach höher.

All diese Aspekte müssen bei einer Entscheidung über einen Arbeitsplatz in den „Tropen" bedacht werden und bedürfen einer guten Kooperation zwischen allen Beteiligten.

Reisekrankheit (Kinetose)

Reisekrankheit ist eine sehr unangenehme Störung des Reisevergnügens und lässt sich je nach Belastung und Reizstärke bei fast allen Menschen auslösen. Jeder hat hier seine eigene Erfahrung gemacht und dürfte wissen, wo und unter welchen Umständen Reisekrankheit auftritt und wie er ihr am besten begegnet. Vorbeugend kann die Wahl des Sitzplatzes in einem Fahrzeug entscheidend helfen. Im Bus vorne, hinter der Vorderachse, im Schiff mittschiffs, im Flugzeug in Höhe der Tragflächen ist die jeweils stabilste Position in bezug auf das Auslösen von Kinetosen. Aktive Teilnahme am Verkehr schützt vor Kinetosen. Im Auto zum Beispiel ist der Fahrer selbst nie von Kinetosen bedroht, immer nur der Beifahrer. Hier kann ein aufmerksames „Mitfahren", die optische Orientierung an der Horizontlinie helfen, eine Kinetose zu unterdrücken. Vorbeugende Einnahme von Medikamenten, Antiemetika und Psychopharmaka hat nur begrenzten Wert und auch nur dann, wenn sie 1 – 2 Stunden vor Antritt der entsprechenden Reise genommen werden (Empfehlungen s. S. 25). Das Problem beginnt, wenn der Reisende nach einer medikamentös geschützten Flugreise am Zielort ein Fahrzeug übernimmt, selbst fährt und dann noch unter der Einwirkung des Antiemetikums in seiner Fahrtauglichkeit behindert ist.

Im normalen interkontinentalen Linienflug ist der Kabinendruck auf 2000 – 2500 m ü. NN eingestellt. Unter diesen Bedingungen ist die Sauerstoffsättigung des Blutes um 5 – 8 % reduziert. Bei chronisch Herz- und Lungenkranken können Beschwerden wie Gefühl der Atemnot vor allem bei rascher Verminderung des Kabinendrucks auftreten, ebenso wie Schmerzen im Mittelohr, wenn hier entzündliche Veränderungen etwa infolge einer bestehenden Erkältungskrankheit bestehen. Der Wasserdampfgehalt der Kabinenluft ist auf 5 – 15 % reduziert. Der hierdurch vermehrten Ex- und Transpiration muss durch vermehrte Wasserzufuhr entgegengewirkt werden. Alkoholische Getränke, Kaffee und Tee sind hierzu wenig geeignet. Bei Neigung zu trockenen Nasenschleimhäuten und Nasenbluten kann ein ölhaltiger Nasenspray vorbeugend wirken. Kontaktlinsenträger sollten wegen der trockenen Luft in der Fahrgastkabine während des Fluges besser eine Brille tragen. Zwischen dem letzten Tauchgang und einer Flugreise sollte ein Zeitabstand von 24 Stunden eingehalten werden.

Das Risiko einer Reisethrombose

Nicht nur lange Flugreisen (> 4 Std.) sondern auch lange Auto- oder Busreisen tragen das Risiko einer Venenthrombose der unteren Extremitäten mit ihren Folgen. Dies Problem muss bei der tropenmedizinischen Beratung vor Ausreise angesprochen werden.

Räumliche Enge (Abknicken der V. poplitea in der Kniekehle), Bewegungsmangel in Verbindung mit dem o. g. Flüssigkeitsmangel steigert bei langen Flügen das Thromboserisiko, insbesondere bei entsprechend vorbelasteten Personen. Durch den verminderten Sauerstoffpartialdruck wird die fibrinolytische Kapazität gesenkt und es kommt zu venöser Vasodilatation und Stase. Selbst Venengesunde beobachten nach langen Flügen Knöchel- und Unterschenkelödeme.

Alter über 40 Jahre, latente kardiale Dekompensation, chronische venöse Insuffizienz, Adipositas, Ovulationshemmer, Schwangerschaft, Verletzungen oder Gipsverbände der unteren Extremitäten sind zusätzliche Risikofaktoren. Ein ebenfalls erhöhtes Risiko besteht bei varikösem Symptomenkomplex und Thrombembolien in der Anamnese.

Vorbeugung einer Reisethrombose

Vorbeugend wirksam sind eine entsprechend große Trinkmenge, ca. 100 ml pro Stunde, isometrische Muskelübungen der Beine und Fußgelenk-Rollen im Sitzen oder Stehen sowie gelegentliches Auf- und Abgehen. Reisende mit Venenproblemen sollten auf jeden Fall vor Reiseantritt ärztlichen Rat suchen. Bei mittlerem Thromboserisiko werden Unterschenkel-Kompressionsstrümpfe der Kompressionsklasse 1 bis 2 empfohlen, bei höherem Risiko zusätzlich die Gabe von niedermolekularem Heparin s.c. 5000 E, 2 Stunden vor Antritt der Reise bzw. vor Abflug und alle 24 Stunden bei längeren Reisen, auch bei anschließenden Auto- und Busreisen. Alternativ wird inzwischen wieder ASS 100 mg/d zur Reise-Thrombose-Prophylaxe empfohlen.

NB: Eine thrombotische Symptomatik, einschließlich Lungenembolie kann bis zu zwei Wochen nach Reiseende auftreten.

Flugreisetauglichkeit

Als fluguntauglich sind akut Kranke zu bezeichnen. Insbesondere schwere oder unzureichend medikamentös eingestellte Herz-Kreislauf-Erkrankungen, Neigung zu Angina pectoris oder Asthma, kurzzeitig zurückliegender Herzinfarkt, hochgradige Anämie oder Netzhauterkrankungen, medikamentös schlecht eingestellte Epilepsie sind Ausschlussgründe für längere Flugreisen.

Das Problem der Rückführung von Schwerkranken wird durch die kommerziellen Flugrettungsdienste und Rückholdienste nicht optimal gelöst, da hier gelegentlich derart lange Reisezeiten in z.T. sehr unbequemer Lagerung den Gesundheitszustand übermäßig und zusätzlich belasten. Entsprechende Regelungen lassen sich manchmal besser und auch preiswerter mit den Linienfluggesellschaften erreichen, selbst mit ärztlicher Begleitung.

Bei Flug von Europa nach Westen fliegt man der Zeit entgegen, man kommt also nach 6 Stunden Flugzeit etwa in einen frühen Tag hinein, der dann nach der eigenen Zeitrechnung 6 Stunden länger dauert. Die Anpassung an diese Zeitdifferenz ist schwerer zu verkraften als die Zeitdifferenz beim Flug nach Osten, wo man in einen auslaufenden Tag oder in einen Abend hineinfliegt, an dem man dann selbst hellwach ist. In beiden Fällen hat es sich bewährt, sich jeweils sofort auf die neue lokale Situation einzustellen und sich vor allem viel Bewegung zu verschaffen und sich in Bezug auf Alkohol und schweres Essen zurückzuhalten. In beiden Fällen sind die ersten 48 Stunden nach Ankunft zu Zeiten des noch wirksamen eigenen zirkadianen Rhythmus mit starker Müdigkeit oder Schlaflosigkeit belastet. Es ist in jedem Fall empfehlenswert, wenn auch bei beruflichen Reisen kaum zu realisieren, dass man sich bei erheblichen Zeitverschiebungen am ersten Realtag im Ankunftsland nicht zu viele Termine aufhalsen lässt.

Müssen regelmäßig Medikamente eingenommen werden, ist dies mit Ausnahme von Insulin kein Problem. Hier wird empfohlen, bei Flügen nach Osten die Insulindosis um 3% pro Stunde Zeitverschiebung zu erniedrigen, bei Flügen nach Westen die Dosis um 3% pro Stunde Zeitverschiebung zu erhöhen. Orale Kontrazeptiva sollten bei Langstreckenflügen nach Westen und Verlängerung des Tages lieber einmal zusätzlich genommen werden.

Impfungen für Tropenreisende (Tab. 2.2)

- Man unterscheidet Indikations-Impfungen, die zum eigenen Schutz der Reisenden empfohlenen werden, von Pflichtimpfungen, die von den nationalen Gesundheitsbehörden bei Einreise oder Durchreise zum Schutz der eigenen Bevölkerung vor Einschleppung von Infektionen verlangt werden. Dies gilt in erster Linie für Gelbfieber und zu bestimmten Zeiten in bestimmten Ländern für Meningitis- und Cholera-Impfung.
- Zunächst sollten alle bei uns üblichen und von der STIKO empfohlenen Schutzimpfungen auf ihre Gültigkeit überprüft und gegebenenfalls ergänzt oder aufgefrischt werden. Dies gilt nicht nur für Kinder, sondern besonders auch für ältere Menschen
- Wegen der Zunahme der *Diphtherie*, insbesondere in Osteuropa, und einer geringen Auffrischquote bei Erwachsenen ist es empfehlenswert, zusammen mit einer evtl. erforderlichen *Tetanus*auffrischung Diphtherie-Toxoid mit zu verabreichen (Td).
- Abgesehen von den üblicherweise zwischen Erst- und Zweitimpfung einzuhaltenden Impfabständen können die meisten Impfungen (z. B. *Gelbfieber-, Masern-, Mumps- und Röteln*-Impfungen) gleichzeitig gegeben werden, was die Gesamtverträglichkeit wegen geringerer Menge an Begleitstoffen verbessert.
- Ist dies aus technischen Gründen nicht möglich, so ist zwischen verschiedenen Lebendimpfstoffen ein Abstand von 4 Wochen einzuhalten.
- Wird *Gelbfieber* getrennt von den anderen Impfungen gegeben, ist bei der Aufstellung des Impfplans zu bedenken, dass bereits 10 Tage nach dem Gelbfieber- der Masern-, Mumps- und Röteln-Impfstoff gegeben werden kann, während in umgekehrter Reihenfolge 4 Wochen Abstand einzuhalten ist.
- Die Impfabstände zwischen Erst- und Zweitimpfung, die geboostert werden müssen (*DT, DPT, Td und Polio-Salk*) betragen 4 bis 8 Wochen.

Tabelle 2.2 Impfungen für Tropenreisende

Impfstoff	Zielregion	Applikation	Auffrischung und Wirksamkeit	Unerwünschte Wirkungen	Kontraindikationen	Bemerkungen
National oder international vorgeschriebene Impfungen (gleichzeitig zum individuellen Schutz empfohlen)						
Gelbfieber (Lebendimpfstoff) NB: Nur in Europa zugelassene Impfstoffe verwenden!	Afrika zwischen 15° N und 15° S Südamerika von Panama bis Bolivien, Brasilien	1 × 0,5 ml s. c.	alle 10 Jahre zuverlässig	gelegentlich leichte Lokal- u. allgemeine Reaktionen	akute Erkrankungen, Immundefekt oder Immunschwäche; strenge Indikation bei Schwangeren und Kindern < 6 Monate.	amtliche Gültigkeit nach 10 Tagen Dauer: 10 Jahre
Indikationsimpfungen bei Reisen in Länder mit vermindertem Hygienestandard bzw. Impfstatus						
Poliomyelitis (Injektion Salk)	Afrika, vorderer Orient, Südasien, Dominikanische Republik, Haiti	2 × 1 ml im Abstand von 8 Wochen, Auffrischung zw. 11. u. 18. Lebensjahr	alle 10 Jahre zuverlässig	nach Salk-Impfung lokale Reaktion Durchfall, Fieber	akute Erkrankungen, Allergien gegen Bestandteile des Impfstoffes	sehr wichtige Impfung für Ältere, kein erhöhtes Impfpoliorisiko

Fortsetzung ▼

Tabelle 2.**2** (Fortsetzung)

Impfstoff	Zielregion	Applikation	Auffrischung und Wirksamkeit	Unerwünschte Wirkungen	Kontraindikationen	Bemerkungen
Indikationsimpfungen bei Reisen in Länder mit vermindertem Hygienestandard bzw. Impfstatus						
Tetanus, Diphtherie (T, DT, Td)	beide weltweit	Erstimpfung 2 × 0,5 ml im Abstand von 4 – 8 Wochen, Booster 1 × nach 6 – 12 Mt.	alle 10 Jahre 0,5 ml i. m.	lokale Reaktion nach zu vielen Impfungen	kranke, als inkubiert geltende und rekonvaleszente Personen, Ausnahme nach Unfall	Diphtherie nimmt erneut zu, bes. in Osteuropa
Hepatitis A (Totimpfstoff)	in Ländern mit geringerem Hygienestandard	1 ml i. m. (M. deltoideus) Booster nach 6 – 12 Mt.	alle 5 – 10 Jahre nach 1. Injektion ca. 1 Jahr wirksam	selten leichte lokale/allgemeine Reaktionen	akute Erkrankungen, Allergie gegen Zusatzstoffe	keine generelle Indikation bei Kindern < 8 J.
Typhus (Lebendimpfstoff)	(s. oben).	je 1 Kapsel am Tag 1, 3, 5 (vor dem Essen)	alle 1 – 2 Jahre weitgehend zuverlässig (40 – 70 %)	gelegentl. leichte Verdauungsstörungen	akute Erkrankungen, bes. Darminfektionen, Immunsupprimierte, strenge Indikation bei Schwangeren und Stillenden	Zeitabstand zu anderen Lebendimpfungen beachten, keine Antibiotika, Sulfonamide, Mefloquin gleichzeitig

Tabelle 2.2 (Fortsetzung)

Impfstoff	Zielregion	Applikation	Auffrischung und Wirksamkeit	Unerwünschte Wirkungen	Kontraindikationen	Bemerkungen
Indikationsimpfungen bei Reisen in Länder mit vermindertem Hygienestandard bzw. Impfstatus						
Typhus (Totimpfstoff) (Kapselpolysaccharid von S. typhi Typ 2)		1 × 0,5 ml s. c. Booster wenn indiziert nach 3 J.	Schutzraten 60 – 80 % 2 Wo nach Impfung	gelegentlich lokale Reaktion	dto.	keine WW mit Malariaprophylaxe o. a. Medikamenten und Impfungen, auch bei Immunsupprimierten anwendbar
Cholera Totimpfstoff	nur unter bes. Seuchenbedingungen (Katastropheneinsatz)	0,1 ml intradermal oder 0,5 – 1,0 ml s. c. neuer Oralimpfstoff in Deutschland nicht zugelassen	alle 6 Monate unzuverlässig	oft heftige lokale Reaktionen	akute Erkrankungen Kinder < 6 Mt.	derzeitiger Impfstoff weltweit obsolet für allg. Reisen in Endemiegebiete

Fortsetzung ▼

Tabelle 2.2 (Fortsetzung)

Impfstoff	Zielregion	Applikation	Auffrischung und Wirksamkeit	Unerwünschte Wirkungen	Kontraindikationen	Bemerkungen
Impfungen bei besonderer epidemiologischer Lage oder Exposition						
Meningokokkenmeningitis A, C, W 135, Y Totimpfstoff	Risikogruppen im Gesundheits- und Sozialdienst, trop. Afrika, Südasien	1 × 0,5 ml s. c.	alle 3 Jahre gut	gelegentl. leichte lokale Reaktion	akute Erkrankungen Schwangerschaft	Impfpflicht bei Mekkareisenden zur Pilgerzeit. Nicht gegen Meningitis B (Mitteleuropa, Brasilien)
Japanische Enzephalitis	längere Aufenthalte in Endemiegebieten, Süd-/Südostasien	3 × 1,0 ml s. c. Tag 0, 7, 28 Kinder < 3 J. $^1/_2$ Dosis	2–4 Jahre gut	leichte lokale Reaktionen, Enzephalitis, allergische Reaktionen	s. oben	Fa. Biken (Japan), über internation. Apotheken zu bestellen
Hepatitis B (gentechnolog. Totimpfstoff)	medizin. u. soziale Berufsgruppen, Kinder und Erwachsene bei Langzeitaufenthalten in Hochendemiegebieten	1 ml i. m. (M. deltoideus) 3–4 Dosen in 6–12 monatlichen Abstand	je nach Antikörpertiter	selten leichte lokale/allgemeine Reaktionen	akute Erkrankungen, Allergie gegen Zusatzstoffe	auch bei Schwangerschaft indiziert; kann kombiniert werden mit HAV-Impfstoff

Tabelle 2.2 (Fortsetzung)

Impfstoff	Zielregion	Applikation	Auffrischung und Wirksamkeit	Unerwünschte Wirkungen	Kontraindikationen	Bemerkungen
Impfungen bei besonderer epidemiologischer Lage oder Exposition						
FSME (formolin-aktiviert)	Mittel-, Nord- u. Osteuropa, GUS-Staaten, Balkanländer	3 × 0,5 ml s. c. oder i. m. Tag 0, 14 – 30, 9 – 12 Mt.	1 × 0,5 ml nach 3 J. wirksam 14 Tage nach 2. Impfung	gelegentlich leichte lokale/allgemeine Reaktionen	dto.	nicht bei Vorerkrankungen des ZNS
Impfungen bei besonderer epidemiologischer Lage oder Exposition						
Tollwut (präexpositionell Totimpfstoff HDC-Totimpfstoff) (human diploid cell vaccine)	Länder mit hoher Tollwutinzidenz (Asien, vord. Orient, Afrika, Südamerika) www.rabnet.who.int	je 1 ml i. m. (M. deltoideus) an Tag 0, 28, 56 oder Tag 0, 7, 21	nach 1 Jahr gut	selten leichte lokale/allgemeine Reaktionen	bei präexpositioneller Impfung im Fall akuter Erkrankung, Hühnereiweißallergie	Trekking, streunende Hunde, auch in Städten, Tierhaltung unter einfachen Bedingungen

T = Tetanustoxoid, Td = Impfstoff mit Tetanus- und Diphtherietoxoid (ab 6. Lj.), DT = Impfstoff mit Diphtherietoxoid und Tetanustoxoid für Kinder bis Ende 5. Lj., i. m. = intramuskulär, s. c. = subkutan.

- Eine *Polio-Oral-Impfung* (OPV nach Sabin) ist heute für Reiseimpfungen als Erst- wie auch als Booster-Impfung nicht mehr indiziert.
- *Tuberkulose-Impfung (BCG)* ist als Reiseimpfung obsolet.
- Wegen der langen Inkubationszeit der HAV-Infektion kann die erste Dosis des *HAV-Impfstoffs* auch bei „Last minute-Reisen" noch vor Ausreise gegeben werden. Die Folgeimpfungen sind dann nach Rückkehr zu geben. Aus diesem Grund empfiehlt die STIKO heute die Gammaglobulin-Gabe zum Schutz vor HAV nicht mehr.
- HBV-Impfung wird heute als Reiseimpfung von der STIKO empfohlen. Es steht ein HAV/HBV-Kombinationsimpfstoff zur Verfügung.
- Die STIKO-Empfehlungen werden nach einem Urteil des BGH als medizinischer Standard anerkannt.

Empfehlungen für die Reiseapotheke

Die Empfehlungen für die Reiseapotheke sind als Anregung für das beratende ärztliche Gespräch gedacht, in dem die evtl. aus individueller Indikation mitzunehmenden Medikamente mit dem Reisenden durchzusprechen sind.

Empfehlungen zur Reiseapotheke sind oft uneinheitlich. Der Inhalt sollte sich auf das Nötigste beschränken, und die Zusammenstellung muss die oft durchaus angemessene Medikamentenversorgung vor Ort, das individuelle Reiserisiko und die medizinischen Kenntnisse bzw. die Vernunft des Reisenden berücksichtigen.

Die Reiseapotheke muss dem Charakter der Reise angepasst sein: Ein Strandurlaub unter kontrollierten Bedingungen mit gelegentlicher organisierter Safari ist etwas anderes als eine Trekkingtour mit Minimalgepäck oder eine Expedition oder aber längere berufliche Aufenthalte, die ihrerseits unter sehr unterschiedlichen Bedingungen stattfinden können.

Die Entscheidung zum Kauf der Medikamente zu Hause vor Ausreise oder aber vor Ort ist eine Frage von Erhältlichkeit, Preis und Qualität im Reiseland. Es gibt in den größeren Städten und Touristengebieten durchaus vertrauenswürdige Apotheken, doch muss darüber hinaus dringend gewarnt werden vor oft perfekt gemachten Arzneimittelfälschungen und fragwürdigen Angeboten. Malariamittel, auf deren Wirksamkeit es entscheidend ankommt, sollten auf jeden Fall, auch bei überhöhten Preisen, in Deutschland gekauft werden. Besonders wichtig ist es, die Reisenden auf die Lektüre der Beipackzettel hinzuweisen.

Die oftmals genannte Empfehlung, sterile Spritzen und Kanülen mitzuführen für den Fall, dass eine i.v. Medikation notwendig wird, ist kritisch zu bedenken. Zum einen können Spritzen bei einer Zollkontrolle schnell den Verdacht des Drogenmissbrauchs erzeugen. Ob dann ein diesbezügliches Attest oder Rezept des Arztes die Zöllner milde stimmen kann, lässt sich nur hoffen. Reisende in Asien sollen große Schwierigkeiten damit gehabt haben. Auf der anderen Seite muss man sich bewusst sein, dass man für nur eine i. v. Malariatherapie mit Chinin schon eine Handvoll Spritzen und Kanülen benötigt. Diese dann so zu verpacken, dass sie auch nach 4 Wochen Rucksackreise noch steril sind, ist nicht so einfach und erfordert viel Platz im Gepäck.

Zäpfchen schmelzen in der Hitze und sind in den Tropen daher weniger geeignet. Medikamente in Tropfenform wiegen oft viel und sind auf Reisen schlecht zu handhaben. In Tab. 2.**3** ist die medikamentöse „Grundausstattung" aufgeführt, die um die persönliche Dauermedikation zu ergänzen ist. Eine allzu unbedarfte Erweiterung der Apotheke birgt die Gefahr des unbeabsichtigten Missbrauchs durch den Laien, der dadurch geneigt ist, im Krankheitsfall den Gang zum Arzt noch weiter zu verzögern. Die Wenigsten reisen in Regionen, in denen sie tatsächlich tagelang keiner medizinischen Einrichtung oder Apotheke begegnen.

Tabelle 2.3 Empfehlungen für die Reiseapotheke

Stoffgruppe/Indikation	Empfohlene Präparate	Bemerkungen
persönliche Dauermedikamente	z. B. Ovulationshemmer, Antidiabetika, Antihypertensiva etc.	zuvor mögliche Wechselwirkung mit anderen Medikamenten und vor allem Malariaprophylaxe abklären
Malariamedikamente	gemäß der aktuellen Empfehlung	
Sonnenschutzcreme	diverse Präparate mit hohem Lichtschutzfaktor	je nach Reiseziel und Hauttyp
Repellents	Diethyltoluamid (Autan); Butylacetamidopropionsäure (Perysan); Kombination aus ätherischen Ölen, Jojobaöl, Vitamin E und anderen Inhaltsstoffen (Mepha Sport-Gel, Zanzarin Bio-Hautschutzöl). Nobite zum Auftragen auf die Kleidung (4% Permethrin), da Mücken auch durch die Kleidung stechen oder auf die Haut (DEET = N,N-diethyl-m-toluamid). NB: Vit.-B-Komplex hat keinen Mücken abweisenden Effekt	Die beiden erstgenannten Mittel sind nachweislich die wirksamsten. Bei ihnen sind allerdings Hautirritationen und andere unerwünschte Wirkungen bekannt. Sie sollten nicht auf die Schleimhäute geraten, weshalb sie bei Kleinkindern nicht angewandt werden sollten. Über unerwünschte Wirkungen der anderen Präparate ist nichts beschrieben, was nicht bedeutet, dass nicht auch hier ernste unerwünschte Wirkungen vorkommen können.
Antihistamin-Gel	Bamipin-, Diphenhydramin- oder Clemastin-Gel	gegen allergische Reaktionen auf Insektenstiche und zur Behandlung von Sonnenbrand
Wunddesinfektionsmittel	Polyvidon-Jod-Salbe	antibiotikahaltige Präparate sind nicht indiziert
schmerz- und fiebersenkende Mittel	Paracetamol oder Acetylsalicylsäure	

Tabelle 2.**3** (Fortsetzung)

Stoffgruppe/Indikation	Empfohlene Präparate	Bemerkungen
Elektrolytlösung	Glucose 4 g, Natriumchlorid 0,7 g, Kalium 0,3 g, Natriumcitrat (oder Natriumhydrogencarbonat) 0,5 g (Elotrans, Saltadol), Sportgetränke	zum Elektrolytausgleich bei starkem Durchfall
Mittel gegen Durchfall	Loperamid	zur kurzzeitigen Anwendung bei starkem Durchfall
Mittel gegen See- und Reisekrankheit	Scopolamin-Membranpflaster, Cinnarizin-Kapseln	vor Reiseantritt einzunehmen
Krampflösende Mittel	z. B. N-Butylscopolaminbromid	
Augentropfen	Tetryzolin, Phenylephrin	zur unspezifischen Behandlung bei Reizung durch Trockenheit, Staub etc.
Antibiotika	z. B. Cotrimoxazol	zur Behandlung fieberhafter blutiger Durchfälle oder Harnwegsinfekte. Nur wenn ärztliche Behandlung nicht möglich
Ölige Nasentropfen (nicht gefäßverengend)	z. B. Coldastop	bei extrem trockener Luft sehr wohltuend
Verbandmaterial, Wundversorgung	Splitterpinzette, Verbandsschere Mullbinden, Mullkompressen, elastische Binde, Heft- und Wundpflaster, Einmalgummihandschuhe	zur ersten Versorgung einfacher Wunden
Kondome		für den erwarteten oder unerwarteten „Fall, dass . . .“
Fieberthermometer		elektronische Fieberthermometer sind stabiler als Quecksilberthermometer

3 Untersuchung von Tropenrückkehrern und Einreisenden aus den Tropen Differenzialdiagnose tropischer Infektionskrankheiten

Ernstnehmen des Gesundheitsrisikos

Heute muss jede ärztlich erhobene Anamnese eine Reise- und Urlaubsanamnese einschließen. Schon bei der Beratung vor Ausreise muss darauf hingewiesen werden, dass das Gesundheitsrisiko nicht mit dem Verlassen der Tropen endet, sondern dass es auf Grund längerer Inkubationszeiten parasitärer Erkrankungen oder durch Fehleinschätzung von Symptomen durch Patient, Angehörige, aber auch durch den Arzt weiter besteht, wenn ein erfolgter Tropenaufenthalt nicht in Betracht gezogen wird. Die Erfahrung zeigt, dass z. B. ein komplizierter oder tödlicher Verlauf einer Malaria tropica durch rechtzeitige und richtige Einschätzung in den meisten Fällen hätte verhindert werden können. Das Risiko einer Malariaexposition und das Problem der Erregerresistenz ist die eine Seite des Risikos, die mangelhafte Compliance bei der Malariaprophylaxe und die Verkennung der Symptome der Malaria nach Rückkehr die andere Seite.

Was in herausragender Weise für die Malaria gilt, gilt in jeweils spezifischer Weise auch für viele andere mitgebrachte Infektionen.

Folgende Überlegungen müssen daher angestellt werden:

Geographische und Reiseanamnese

Wann hat Patient sich wo, wie lange aufgehalten, wann die Tropen verlassen, evtl. noch andere Zonen bereist, wann heimgekehrt?

Durch Kenntnis der geographischen Verbreitung (s. Kap. 4 und Tab. 5.**2**, S. 222 ff) von lokal oder zonal vorkommenden Tropenkrankheiten kann die Möglichkeit der infrage kommenden Infektionsrisiken geographisch eingegrenzt werden.

Individueller Reisestil und Hygieneverhalten

Das Gesundheitsverhalten im weiteren Sinn des Wortes und die individuellen mit auf Reisen genommenen Gesundheitsprobleme (s. auch Kap. 2) bestimmen heute das Gesundheitsrisiko mehr, als die objektiven tropischen Gesundheitsgefahren. Die Tourismusbranche lässt die Tropen als das paradiesische Erholungsgebiet erscheinen und in der Tat haben die Tropen ihren Schrecken als „Grab des weißen Mannes“

verloren, das sie vor zwei, drei Generationen tatsächlich waren. Die allgemeine Entwicklung der Tropenländer, der moderne Tourismus, veränderte Hygienebedingungen und moderne Medizin und Prävention haben hierzu beigetragen. Dabei wird jedoch leicht vergessen, dass es nach wie vor Gebiete gibt, die hohe Gesundheitsrisiken bergen, aus den verschiedensten krankheitsökologischen und epidemiologischen Gründen. Dies wird oft heruntergespielt und die Gesundheitsrisiken verniedlicht.

Hinzu kommt, dass die Tropenreisenden sehr viel unbekümmerter als früher auf inzwischen ausgetretenen Pfaden oder auch in unbekannte Gebiete vordringen und sich der objektiven und subjektiven Gefahren nicht bewusst sind.

Auch reisen heute sehr viel mehr Ältere und auch chronisch Kranke in die Tropen, die sich nicht klar machen, dass das Tropenklima wie auch die fremden Lebensumstände, die veränderte Ernährungsweise wie auch erhöhte Infektionsrisiken bei ihnen den Gesundheitszustand wesentlich stärker belasten, als dies bei Jüngeren oder Gesunden der Fall ist. Die Sterbewahrscheinlichkeit im Fall einer Malaria z. B. ist bei über 60-Jährigen viermal höher als bei Jüngeren.

Eine einmalige Rückkehreruntersuchung kann eine vorliegende Tropenkrankheit nicht ausschließen, selbst wenn keine Beschwerden oder Befunde vorliegen. Die Inkubationszeit bakterieller Infektionen bzw. die Präpatenzzeit bei parasitären Infektionen (d. i. die Zeit bis zum Auftreten von nachweisbaren Geschlechtsprodukten von Parasiten) kann oft mehrere Wochen oder Monate betragen (s. Abb. 3.**2**).

Der Rückkehrer muss sich daher noch mehrere Monate seiner Tropenanamnese bewusst bleiben, damit wichtige Frühsymptome richtig gedeutet werden.

Gesundheitsprobleme von Einreisenden aus den Tropen

Diese werden, etwa bei Besuchern, Einwanderern mit befristeter oder unbefristeter Aufenthaltsgenehmigung sowie bei illegalen Einwanderern, eher durch die jeweils sehr spezifische Auseinandersetzung mit der fremden Lebens- und Arbeitsumwelt bestimmt als durch mitgebrachte tropische oder ubiquitäre Infektionskrankheiten. Selbstverständlich müssen diese aber in jedem Fall ausgeschlossen werden.

Ein besonderes Problem stellt hierbei die Tuberkulose der Lunge und auch anderer Organe, vor allem aber HIV/AIDS dar. Hier fehlt es oft an entsprechender beruflicher Vorerfahrung bei den untersuchenden Ärzten.

Die **Rückkehr von einem beruflichen Tropenaufenthalt** bedarf aus versicherungsrechtlichen Gründen besonderer Beachtung. Wenn der/die untersuchende Arzt/Ärztin nicht eine „Ermächtigung zur Durchführung von arbeitsmedizinischen Vor- und Nachsorgeuntersuchungen nach G 35" (Berufsgenossenschaftlicher Grundsatz 35) besitzt, muss in jedem Fall eine entsprechende Meldung (nach § 5 der Berufskrankheiten-Verordnung) an die zuständige Berufsgenossenschaft des Patienten erfolgen bzw. ein entsprechend ermächtigter Kollege zugezogen werden.

Für die Tropenmedizin sind folgende BK-Nummern relevant: BK Nr. 3104 (Tropenkrankheiten, Fleckfieber), BK Nr. 3101 (Infektionskrankheiten, wenn der Versicherte durch seine berufliche Tätigkeit der Infektionsgefahr in besonderem Maße ausgesetzt ist), BK Nr. 3102 (von Tieren auf Menschen übertragbare Krankheiten).

Unter BK 3101 fallen heute auch ubiquitäre Infektionskrankheiten, etwa Typhus oder Hepatitis A, wenn das Infektionsrisiko unter den klimatischen, hygienischen, sozialen und sonstigen Verhältnissen der bestimmten Tätigkeit größer ist als dasjenige der Gesamtbevölkerung in der Bundesrepublik Deutschland.

Eine Anerkennung findet ohne Rücksicht auf die besonderen Lebensumstände am Einsatzort statt, sofern es wahrscheinlich ist, dass die Erkrankung in den Tropen oder Subtropen erworben wurde. Es wird nicht unterschieden, bei welcher Gelegenheit, dienstlich oder privat, oder unter welchen hygienischen Bedingungen der Versicherte tätig war.

Nicht eindeutig geklärt ist die Frage der Anerkennung von Erkrankungen, die unter entsprechend unhygienischen Bedingungen in nichttropischen Zonen etwa Mittel- und Zentralasiens erworben wurden.

Zu beachtende Faktoren

1. Infrage kommende Krankheiten, Inkubationszeit, Eosinophilie und Hautmanifestationen:

- **Malaria** ist immer noch die am häufigsten erworbene spezifische Tropenkrankheit. Bei Rückkehrern ist auch bei einer mehr oder weniger kompletten Malariaprophylaxe in allen Fällen von Fieber an Malaria zu denken, auch wenn die sonstigen Symptome und Befunde nicht dafür zu sprechen scheinen.
- Spezifischen Tropenkrankheiten sind die europäischen Reisenden auf Grund ihrer günstigeren Lebens- und Umweltbedingungen zum Teil weniger ausgesetzt als die einheimische Bevölkerung. Bei manchen Krankheiten ist eine längere Exposition und ein enger Kontakt mit dem Erreger notwendig, bevor es zu klinischer Manifestation kommt.
- Ubiquitär vorkommende infektiöse und parasitäre Krankheiten wie z. B. Virushepatitiden, Typhus abdominalis und andere Salmonellosen, Giardiasis, Poliomyelitis, Tuberkulose, HIV/AIDS

oder Brucellose und andere Zoonosen werden in den Tropen häufiger erworben.
- Die Frage nach Sexualkontakten im Reiseland muss unbedingt gestellt werden.
- Die **Inkubations- oder Präpatenzzeit** (Zeit bis zum Auftreten von nachweisbaren Geschlechtsprodukten von Parasiten) beträgt oft Wochen bis viele Monate, weshalb eine einmalige Rückkehreruntersuchung, selbst wenn keine Beschwerden vorliegen, eine Tropenerkrankung nicht immer ausschließen kann. Der Rückkehrer muss sich noch mehrere Monate seiner Tropenanamnese bewusst bleiben, damit wichtige Frühsymptome richtig gedeutet werden können.

Relatives Risiko, Infektionen aus den Tropen mitzubringen

Die Frage, welche Tropenkrankheiten oder andere auf der Reise erworbenen Krankheiten überhaupt in Frage kommen, d.h. die Wahrscheinlichkeit ihres Auftretens nach Rückkehr, ist vielfach untersucht worden. 75% von 11 000 Charterreisenden klagten über Beschwerden im Zusammenhang mit der Reise, davon waren 21,5% subjektiv krank, 4,5% wurden bettlägerig, und 5,3% mussten medizinische Hilfe aufsuchen. Rücktransport wegen Erkrankung erfolgte in einem Fall. Die häufigsten Gesundheitsstörungen bei Kurzzeiturlaubern unterwegs betreffen Durchfall bei über einem Drittel der Reisenden, gefolgt von Obstipation, Erkältungen, Schlafstörungen, Kopfschmerzen und Dermatosen (Abb. 3.**1**, Tab. 3.**1**). Außer Malaria bei Reisenden ohne Chemoprophylaxe treten Tropenkrankheiten in einer in Prozent oder Promille anzugebenden Häufigkeit bei Tropenreisenden gar nicht auf. Betrachtet man die Inzidenz der Erkrankungen nach Regionen spezifiziert, ergeben sich natürlich große Unterschiede. So stammen z.B. 82,6% aller im Jahr 2001 dem Robert-Koch-Institut gemeldeten Malariafälle aus Afrika. Acht der zehn am häufigsten genannten Infektionsländer liegen in Westafrika, von wo auch die Hälfte aller Fälle stammt. Auch vor 10 Jahren war das relative Risiko an Malaria zu erkranken in Westafrika höher als in Ostafrika, obwohl damals auf Grund der hohen Touristenzahlen ostafrikanische Länder überwogen. Für Hepatitis konnte Steffen 1977 zeigen, dass etwa einer von 1000 Reisenden aus Afrika daran erkrankte. Für Südamerika, den Nahen und Mittleren Osten lag die Häufigkeit zwischen 1 : 700 und 1 : 850, wohingegen für Südeuropa 1 Fall auf 9000 Reisende kam. Unter den 10 am häufigsten genannten Infektionsländern waren neben Deutschland (61%) die Türkei mit 16% das zweithäufigst genannte Land, gefolgt von Spanien, Pakistan, Ägypten, Indien, Marokko, Italien, Russische Föderation und Tunesien mit je 1 bis 2 Prozentanteilen. Daraus darf allerdings nicht der Schluss gezogen werden, dass Deutschland das wichtigste Endemiegebiet sei.

Hieraus und aus zahlreichen anderen Studien und Erfahrungen ergibt sich, dass das relative Risiko, an einer Tropenkrankheit im engeren Sinn zu erkranken, gering ist. Für den einzelnen Rückkehrer und seinen beratenden Arzt ist dies nur von nachgeordneter Bedeutung. Hier gelten in jedem Fall die Kenntnis der Epidemiologie und die Abschätzung des individuellen Expositionsrisikos als Richtschnur.

Beachtung der Inkubations- bzw. Präpatenzzeit von reisemedizinisch relevanten Tropenkrankheiten

Bei der Beantwortung der Frage nach dem Vorliegen einer tropischen Infektionskrankheit ist die Berücksichtigung der Inkubationszeit, d.h. die Zeit zwischen Infektion und Auftreten der ersten Symptome, und der Präpatenzzeit, d.h. die Zeit zwischen Infektion und frühestmöglichem parasitologischem Nachweis der Infektion, von Bedeutung. Zwischen diesen Zeiträumen liegt die Rückkehr aus den Tropen und evtl. eine Rückkehruntersuchung oder ein Arztbesuch aus anderen Gründen. Die Frage nach dem Vorliegen einer Tropenkrankheit muss diese Zeiten und den Zeitpunkt der Konsultation berücksichtigen (Abb. 3.**2**).

Virale und bakterielle Infektionen haben in der Regel kurze Inkubationszeiten von 1–2 Wochen, so dass Krankheitsausbrüche nach diesem Zeitraum weitgehend ausgeschlossen werden können. Eine Ausnahme stellen Hepatitisviren, HIV und Tollwut mit sehr langen Inkubationszeiten dar.

Protozoeninfektionen haben längere Inkubationszeiten: von 5 Tagen bis zu 6 Monaten und länger bei Malaria. Während kutane Leishmaniase eine Inkubationszeit von 4–6 Wochen hat, beträgt sie bei Kala-Azar 3–6 Monate und bei mukokutaner Leishmaniase Wochen bis Jahre. Amöbiasis kann eine Woche nach Infektion klinisch und parasitologisch auffallen. Eine stumme Infektion muss überhaupt nicht oder kann zu jeglicher Zeit bis nach Jahren klinisch in Erscheinung treten.

Helmintheninfektionen haben meist noch längere Inkubations- bzw. Präpatenzzeiten. Schistosomiasis lässt sich je nach Befallstärke direkt oder indirekt frühestens nach 3 Wochen erkennen, evtl. aber auch erst nach 12 oder mehr Wochen. Intestinale Wurminfektionen treten meist nicht vor 6 Wochen parasitologisch in Erscheinung, die begleitende Eosinophilie schon früher. In die Haut eindringende Wurmlarven hingegen, z.B. Larva migrans cutanea verursachen, ähnlich wie Krätzemilbe und Sandfloh, schon nach wenigen Tagen juckende Hauterschei-

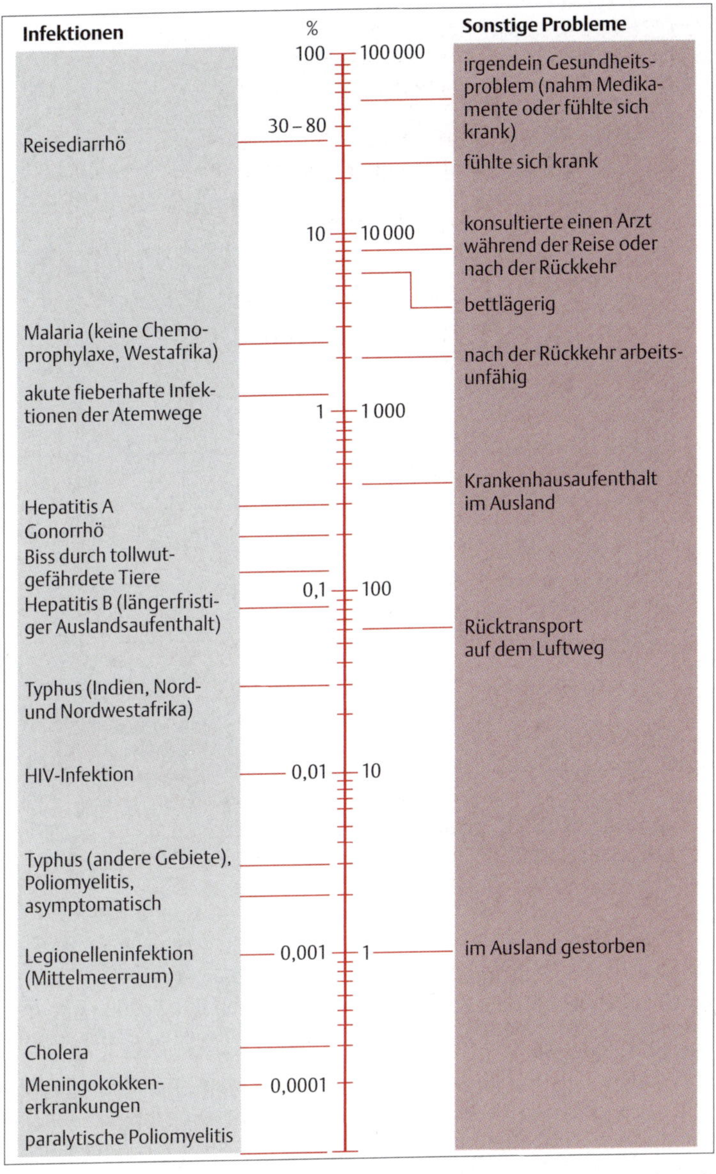

Abb. 3.1 Auftreten von Gesundheitsproblemen bei Reisen (ergänzt nach Steffen und Dupont, 1999).

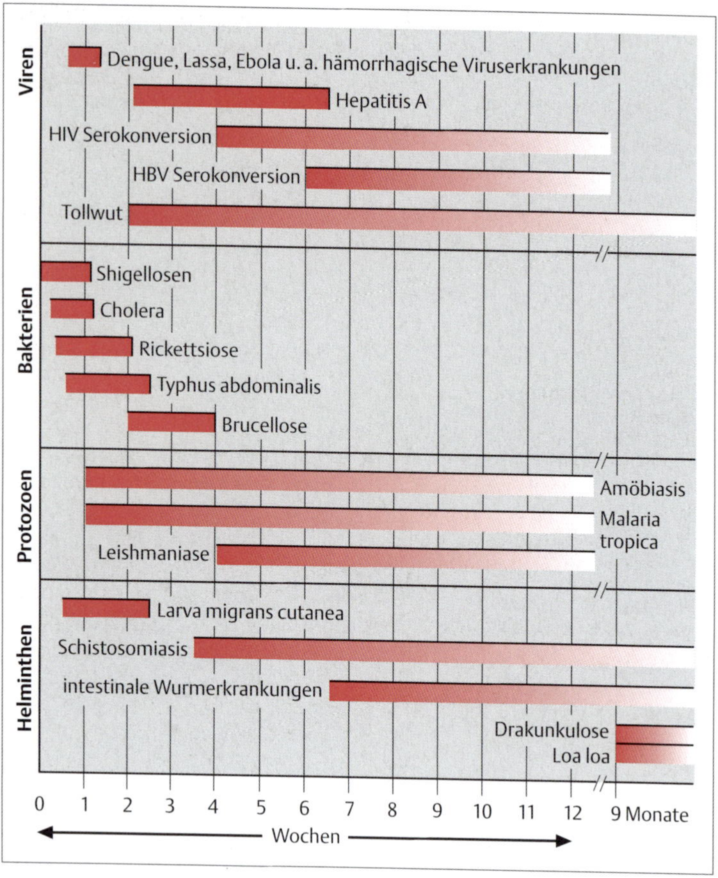

Abb. 3.**2** Inkubationszeiten

nungen, so dass die Patienten meist unmittelbar nach Rückkehr den Arzt aufsuchen. Das Extrem stellen Filarieninfektionen dar. Loa loa und z. B. Dracunculus medinensis haben eine Inkubations- bzw. Präpatenzzeit von 6 – 12 Monaten.

Dies bedeutet für die Praxis, dass je nach Zeitpunkt der Rückkehr und der ärztlichen Untersuchung die Aussage über eine möglicherweise mitgebrachte Infektion anders ausfallen muss. Im Erkrankungsfall ist auch hier die extreme Spannbreite der Inkubationszeiten zu berücksichtigen.

Bei der nicht selten geäußerten Befürchtung einer Leprainfektion, so unbegründet dies sein mag, ist zu bedenken, dass die klinischen Erscheinungen nur in einem von über 1000 Fällen überhaupt auftreten und die Inkubationszeit Jahre betragen kann.

Wichtige Aspekte der ärztlichen Untersuchung von Tropenrückkehrern und Einreisenden aus den Tropen

Fieber: Malaria ist immer noch die am häufigsten erworbene spezifische Tropenkrankheit. Bei keiner anderen Krankheit kommt es so sehr auf eine rasche Diagnose und Therapie an. Bei Rückkehrern ist auch bei einer mehr oder weniger kompletten Malaria-Chemoprophylaxe in allen Fällen von Fieber an Malaria zu denken, auch wenn die sonstigen Symptome und Befunde nicht dafür zu sprechen scheinen.

Bei einreisenden Bewohnern von Malaria-Endemiegebieten ist zu bedenken, dass sie evtl. eine Teilimmunität besitzen und Malariainfektionen atypisch oder ohne Fieber verlaufen.

Länger außerhalb Malariagebieten Lebende können ihre Teilimmunität verlieren und bei einem Besuch zu Hause Malaria erwerben und wieder daran erkranken. In Großbritannien stellen diese „VFR"-Personen (visiting friends and relatives) die Hälfte aller importierten Malariafälle.

Im Übrigen muss bei Fieber an eine Reihe weiterer Infektionskrankheiten, banale oder ernste Virusinfektionen, Typhus oder auch spezifische Tropenkrankheiten gedacht werden (s. Tab. 3.**1**)

Haut: Die Haut des zu Untersuchenden muss einer besonders gründlichen Inspektion auf ältere oder frische Effloreszenzen oder Läsionen nach Insektenstichen hin unterzogen werden. Auch ist dies bei der Anamnese zu beachten. Die Haut reagiert individuell sehr unterschiedlich auf Insektenstiche und Kontakte mit Insekten, Milben oder Pflanzen.

Blutbild und Differenzialblutbild: gehören zur Standard-Labordiagnostik nach Tropenaufenthalt. Die Bestimmung der Zahl der eosinophilen Granulozyten, evtl. auch des IgE sind ein wichtiger Suchtest für das Vorliegen einer Parasitose noch vor Ablaufen der Präpatenzzeit, wenn der Parasit noch nicht direkt nachweisbar ist.

Eine deutlich erhöhte Eosinophilenzahl ($> 10\%$, $> 500/\mu l$) ist bei Tropenrückkehrern indikatorisch für das Frühstadium eines Parasitenbefalls, insbesondere Helminthen, wobei Trichinose, Strongyloidiasis, die Filariasen, z. B. Loiasis, Schistosomiasis oder eine Infektion mit nicht menschenpathogenen Parasiten (z. B. Toxocariasis oder Vogelschistosomiasis) eine besonders hohe Eosinophilie auslösen. Die „tropische Eosinophilie" ist keine selbständige Krankheit, sondern Ausdruck einer Parasitose.

Mikrobiologische und serologische Diagnostik: Entscheidend für eine rasche Diagnose ist stets der Anfangsverdacht. Die absolut wichtigste Diagnostik ist der Direktnachweis von Malaria-Plasmodien im Blutausstrich und im Dicken Tropfen, gegebenenfalls in der Mikrotiter-Anreicherung. Obwohl hier sicher große Erfahrung nötig ist, sollte sie doch in jedem kleinen hämatologischen Labor durchgeführt werden können.

NB: Die Malaria-Serologie ist nicht zur Akutdiagnostik einer Malaria geeignet, sie ist bestenfalls von katamnestischem oder versicherungstechnischem Interesse. Auf ihr eine Malaria-Akutdiagnostik aufzubauen, muss als „Kunstfehler" betrachtet werden, der zu unzumutbarer Verzögerung der lebensrettenden Therapie führen kann.

Akut dringlich kann Amöbenserologie sein bei Verdacht auf Amöben-Leberabszess. Im Übrigen ist für eine Reihe von parasitären, bakteriellen und viralen Infektionen die Serodiagnostik Grundlage oder Ergänzung diagnostischer Entscheidungen.

Während die bakteriologischen und virologischen Serologien ebenso wie die mikrobiologischen Untersuchungen in den meisten mikrobiologischen Labors zur Routine gehören, gibt es einige parasitologisch-serologische Tests, aber auch direkte Parasiten-Nachweise die nur in bestimmten Tropenmedizinischen Instituten durchgeführt werden können (s. Anhang S. 216).

Die virologische Abteilung des Bernhard-Nocht-Instituts für Tropenmedizin in Hamburg ist spezialisiert auf den Nachweis von tropischen Virusinfektionen.

Differenzialdiagnostische Hinweise auf Tropenkrankheiten

Bei der ärztlichen Untersuchung von Rückkehrern und Einreisenden aus tropischen Endemiegebieten können Symptome vorliegen, die möglicherweise ihre Ursache in einer tropischen Infektionskrankheit haben.

Um den Weg durch die differenzialdiagnostischen Überlegungen zu erleichtern, werden in Tab. 3.**1** die wichtigsten Leitsymptome aufgeführt und mit weiteren Begleitsymptomen verknüpft, die zusammen auf eine mögliche Diagnose hinweisen. Die in Klammern angegebenen Seitenzahlen verweisen auf Kapitel 4, in dem systematisch die einzelnen Tropenkrankheiten abgehandelt werden. In der 4. Spalte werden weitere diagnostische Schritte empfohlen

Tabelle 3.1 Differenzialdiagnostische Hinweise auf Tropenkrankheiten

Leitsymptom	Begleitsymptome	Verdachtsdiagnose	Weitere Diagnostik
I Fieber **a) kontinuierlich** (+/– 1 °C)	1. Uncharakteristische Kopf- und Gliederschmerzen, grippeartige Symptome	Malaria tropica (70 – 87) (kein rhythmisches Fieber)	Erregernachweis Blutausstrich, Dicker Tropfen, Thrombozytopenie!
	2. Leber- und Milzschwellung, Subikterus, Somnolenz	Malaria tropica (70 – 87)	Erregernachweis Blutausstrich, Dicker Tropfen, Thrombozytopenie!
	2. Kopf- und Nackenschmerzen, Nackensteifigkeit	Meningitis (172)	Lumbalpunktion
	3. treppenförmiger Fieberanstieg rel. Bradykardie, rel. Leukopenie Somnolenz	Typhus abdominalis (113)	1. – 3. Wo. Blutkultur, ab 2. – 5. Woche Stuhl- u. Urinkultur pos.
	4. Mono-Polyarthritis	a) reaktive postenteritische oder posturethritische Arthritis b) Lyme-Borreliose	Serologie
	5. Ikterus, Oberbauchschmerzen Unwohlsein	virale Hepatitis (101, 143)	IgM Ak, Transaminasen ++
	6. dumpfer Oberbauchschmerz, Leberschwellung, hohe BKS und Leukozytose	Amöbenleberabszess (121)	Serologie, Sonographie

Fortsetzung ▼

Tabelle 3.1 (Fortsetzung)

Leitsymptom	Begleitsymptome	Verdachtsdiagnose	Weitere Diagnostik
I Fieber **a) kontinuierlich** (+/– 1 °C)	7. schweres Krankheitsgefühl, Hepatosplenomegalie	viszerale Leishmaniose (88)	Serologie, Knochenmarkspunktion
	8. Schüttelfrost, Kopfschmerzen, Urtikaria, Arthralgien, Eosinophilie	Katayama-Fieber (166) bei akuter Schistosomen-Invasion	Serologie, Parasiteneier in Stuhl- und Urin noch nicht nachweisbar
	9. furunkelartige Reaktion a) auf schmerzhaften Insektenstich, nach 5 – 21 Tagen Fieber Tachykardie, Lymphadenopathie b) auf Zeckenbiss	a) akute hämolymphatische Trypanosomiasis (91) b) Rickettsiose (63)	Reiseanamnese, Serologie Parasitennachweis in Mikrohämatokrit Anreicherung, IgM-Erhöhung, Reiseanamnese, Serologie
	10. uncharakt. Beschwerden, LK Schwellungen, Tonsillitis, Pharyngitis	EBV, Mononukleose	Serologie
	11. schweres Krankheitsbild, Pharyngitis nach 1 – 2 Wochen	Lassa-Fieber oder andere virale hämorrhagische Fieber (192)	Reiseanamnese, Serologie, Zellkultur, Hochsicherheitsversorgung
	12. hämorrhagische Diathese, vaskuläre Dysfunktion	Ebola-Fieber oder andere virale hämorrhagische Fieber (192)	Reiseanamnese, Serologie, Zellkultur, Hochsicherheitsversorgung

Tabelle 3.**1** (Fortsetzung)

Leitsymptom	Begleitsymptome	Verdachtsdiagnose	Weitere Diagnostik
I Fieber **a) kontinuierlich** (+/− 1 °C)	13. unklarer Röntgen-Thoraxbefund	Lungentuberkulose (175)	Sputum, Ziel-Neelsen-Färbung
	14. allg. unklares Krankheitsbild, Nachtschweiß, LK Schwellungen, abdominale Beschwerden	extrapulmonale, abdominale Tuberkulose (176)	Biopsien, bildgebende Verfahren
I Fieber **b) intermittierend**	Schüttelfrost im Fieberanstieg, geringe Hepato-Splenomegalie	Malaria tertiana (alle 48 Stunden) (74) Malaria quartana (alle 72 Stunden) (74)	Erregernachweis Blutausstrich, Dicker Tropfen
c) rekurrierend	1. schweres Krankheitsgefühl, petechiale Blutungen, Leber- und Milzvergrößerung	Läuse- und Zecken-Rückfallfieber (Borreliosen) (61)	Erregernachweis im Blutausstrich, Blutkultur
	2. bis intermittierend, Nachtschweiß, Hepatosplenomegalie, Arthralgie, Leistungsminderung	Brucellose	Serologie, Blutkultur, (Verzehr von nicht pasteurisierten Milchprodukten unterwegs)
d) biphasisch	1. Kopf-, Glieder-, Muskelschmerzen, Exanthem	Denguefieber (49)	Serologie, katamnestisch Virusanzucht, PCR

Fortsetzung ▼

Tabelle 3.**1** (Fortsetzung)

Leitsymptom	Begleitsymptome	Verdachtsdiagnose	Weitere Diagnostik
I Fieber **d) biphasisch**	2. dto. gefolgt von hämorrhagischem Schock	hämorrhagisches Denguefieber (49)	Serologie (Prognose ungünstig)
	3. schweres Krankheitsbild, Gelbsucht, Hämaturie, Hepatomegalie	Gelbfieber (52) nur bei Ungeimpften	Serologie, Blutkultur
	4. Myalgien, roseolenartiges, makropapuläres Exanthem, Lymphadenopathie, Meningoenzephalitis)	West-Nil-Fieber (50) Rift-Tal-Fieber (57)	Serologie, Virusanzucht, PCR
e) periodisch, in unregelmäßigen Intervallen	Schmerzen im Abdomen, Thorax, Gelenken	Thalassaemie (74) (DD Hämoglobinopathie)	Herkunft aus Mittelmeerländern, Sichelzelltest, Hb-Elektrophorese
II Eosinophilie im diff. Blutbild	Urtikaria	a) Badedermatitis, frühes Stadium der Schistosomiasis (166) b) allergische Dermatose (Milben?)	a) IFT, nach 3 Wo. Parasitennachweis im Stuhl oder Urin b) Lokalbefund
	Muskelschmerzen, Ödeme	Trichinose (134)	Serologie

Tabelle 3.1 (Fortsetzung)

Leitsymptom	Begleitsymptome	Verdachtsdiagnose	Weitere Diagnostik
II Eosinophilie im diff. Blutbild	Urtikaria, Bauchschmerzen, Durchfall	Strongyloidiasis (164)	parasitologische Stuhluntersuchung
	pulmonale Symptomatik	Ascariasis (131)	parasitologische Stuhluntersuchung
III Durchfall (in jedem Fall parasitologische und bakteriologische Erreger suchen)	1. mit Fieber und Erbrechen	Malaria tropica (74)	Blutausstrich, Dicker Tropfen
	2. mit/ohne Fieber	bakterielle Darminfektionen (101)	fäkulenter Stuhl, eitrig-schleimig, bis 20 Entleerungen täglich
	3. ohne Fieber Kreislaufkollaps	Nahrungsmittelintoxikation (102)	wässriger Stuhl, bis 20 Entleerungen täglich
	4. ohne Fieber Tenesmen	Amöbenruhr (119)	schleimig-blutig, ca. 6 Entleerungen täglich
	5. mit/ohne Fieber Tenesmen	Bakterien-Amöben-Mischinfektion (122)	eitrig-schleimig-blutig
	6. Dehydratation	Cholera, Nahrungsmittelintoxikation (106)	reiswasserartig, schleimig

Fortsetzung ▼

Tabelle 3.1 (Fortsetzung)

Leitsymptom	Begleitsymptome	Verdachtsdiagnose	Weitere Diagnostik
	7. geblähtes Abdomen, Gewichtsverlust	Sprue, Lambliasis, tropische Enteropathie, Amöbenkolitis (125), AIDS (149)	massive Stühle, fäkulent, Stuhluntersuchung auf opportunistische Keime und Parasiten, HIV-AK-Test
	8. Erbrechen, Atemdepression, paradoxes Temperaturempfinden der Haut und Schleimhäute	Ciguatera-Vergiftung (197) (Dinoflagellatenintoxikation der Fische des Indischen Ozean, Karibik, Pazifik)	kein Erreger- oder Toxinnachweis, Missempfindungen der Haut halten lange an, nur klinische und anamnestische Verdachtsdiagnose!
IV Anämie	1. unklare Bauchschmerzen	Hakenwurmbefall (164)	Eosinophilie, Stuhluntersuchung
	2. hämolytisch und Fieber, Schock	Malaria tropica (74)	Blutausstrich, Dicker Tropfen
	3. Fieber und Milztumor	Leishmaniose (Kala-Azar, 88)	Serologie, Knochenmarkspunktion, IgG
	4. tiefer Mittelbauchschmerz	Mesenterialvenenthrombose bei Sichelzellenanämie	Blutbild, Hämoglobinelektrophorese

Tabelle 3.1 (Fortsetzung)

Leitsymptom	Begleitsymptome	Verdachtsdiagnose	Weitere Diagnostik
V Psychose	Fieber	zerebrale Malaria tropica oder Mefloquin-Nebenwirkung! (79)	Blutausstrich, Dicker Tropfen, indirekte Immunfluoreszenz
		Schlafkrankheit (91)	Liquor, Blut
		Typhus abdominalis (113)	Blut- oder Stuhlkultur
VI Im Röntgenbild	Röntgenbefund Lungen, Rundherd, mit/ohne Spiegel, Reizhusten	eosinophiles Infiltrat (132)	Blutbild, Serologie, Stuhluntersuchung
		Askariasis (131)	Stuhluntersuchung
		Paragonimiasis (140)	Sputum
		Schistosoma japonicum (167)	Stuhluntersuchung
		Echinokokkose (139), Systemmykosen (196)	Serologie
		Amöbenabszess (122)	Serologie
	Pleura-, Zwerchfellbeteiligung	Amöbenabszess der Leber	s. o. und Sonographie
		Echinokokkose der Leber (139)	
	Muskelherde, Lidödeme, Eosinophilie	Trichinose (134)	s. o. und Muskelbiopsie, Serologie
VII. Hämorrhagische Diathese	1. Fieber, Pneumonie	Lassafieber u. a. (190)	Serologie PCR Virusanreicherung
	2. Fieber, Knochenschmerzen	Denguefieber (49)	Serologie PCR Virusanreicherung

Fortsetzung ▼

Tabelle 3.1 (Fortsetzung)

Leitsymptom	Begleitsymptome	Verdachtsdiagnose	Weitere Diagnostik
VIII Anurie	1. Koma, Fieber	Typhus abdominalis (113)	Blut- oder Stuhlkultur
	2. Dehydratation, Durchfall	Cholera (106)	
	3. Fieber, Anämie	Malaria tropica (74)	
	4. Ikterus, Fieber	Gelbfieber (52), Malaria tropica (74), Leptospirose (191)	
	5. Fieber, Koma, trockene Haut	Hyperthermie, Hitzschlag	nicht mehr bei Rückkehrern
IX Koma	1. Fieber	Malaria (74), Schlafkrankheit (91)	Blutausstrich, Dicker Tropfen
	2. Ikterus, Fieber	Coma hepaticum/Malaria tropica (74) (Gelbfieber) (52)	
X. Schock	subfebrile oder hohe Temperaturen	Malaria tropica (74)	Blutausstrich, Dicker Tropfen

Tabelle 3.1 (Fortsetzung)

Leitsymptom	Begleitsymptome	Verdachtsdiagnose	Weitere Diagnostik
XI lymphatisches System			
a) Lymphknotenschwellung generalisiert	Fieber	Adenovirose Denguefieber (49) viszerale Leishmaniose (88)	Serologie Knochenschmerzen Serologie, PCR Knochenmarkspunktion Serologie, PCR
b) Lymphknotenschwellung lokalisiert	Halslymphknoten und irregulär intermittierendes Fieber Nackenlymphknoten Leistenbeugenlymphknoten regional (Ulkus)	Tuberkulose Serologie, PCR, AIDS (175) Schlafkrankheit (91) Filariase (94) Leishmaniose, Orientbeule (88)	Erregernachweis, HIV-AK geographische Anamnese, Punktat, Serologie Serologie, Mikrofilarien im Blut klinisch, Biopsie
c) Lymphangitis	Funikulitis, Orchitis	Filariase (94)	Serologie, Eosinophilie
d) Lymphadenitis	Leistenbeuge	Lymphogranuloma venereum (155), Pest (58)	Serologie, Mikroskopie
XII Milzvergrößerung mäßig stark bis stark	Fieber	Malaria (74) Kala-Azar-Frühstadien (88) Typhus abdominalis (113) Bilharziose (166)	s. o.

Fortsetzung ▼

Tabelle 3.1 (Fortsetzung)

Leitsymptom	Begleitsymptome	Verdachtsdiagnose	Weitere Diagnostik
XIII Lebervergrößerung	Milzvergrößerung	Brucellose	Serologie, Gelenkschmerzen
	Fieber	Kala-Azar (88)	Knochenmarkspunktion, PCR, Serologie
	ohne Milzvergrößerung	Hepatitis (143)	Lebertransaminasen, Serologie, AK, klinisches Bild
		Amöbenhepatose (121)	Fieber, hohes BSG, Serologie
	Ikterus	Sichelzellenanämie (74)	Blutbild, Hämoglobinelektrophorese
	mit Fieber	Rückfallfieber (61)	Erreger im Blut Agglutination
	lokal	Amöbenabszess (122)	Serologie, Sonographie, CT
		Echinokokkose (139)	Serologie, Sonographie, CT
XIV Hämaturie	evtl. Lebervergrößerung	Blasenbilharziose (166)	Urinsediment (Eier), 24-Stunden-Urin, Serologie
XV Chylurie	Lymphstauungen	Filariase (94)	Erregernachweis, Mikrofilarien im Blut, Serologie, Eosinophilie

Tabelle 3.1 (Fortsetzung)

Leitsymptom	Begleitsymptome	Verdachtsdiagnose	Weitere Diagnostik
XVI Hautveränderungen			
a) Exanthem	hämorrhagisch, petechial	Dengue (91), Rickettsiosen (63), Insektenstichallergie (Mücken, Flöhe, Wanzen, Milben)	Serologie, KBR, Hämagglutinationshemmung, Weil-Felix-Reaktion, Erregernachweis
b) juckende Dermatosen	makulös	Insektenstichallergie, Zeckenstich	KBR, Hauttest
	makulopapulös urtikariell	frische perkutane Wurminfektion (164) Bilharziose (swimmers' itch) (167), Hakenwurm, Strongyloides, Askariaden, Filariasen, Onchozerkose (besonders bei Tierhelminthen) (164)	indirekte Immunfluoreszenz, Blutbild Eosinophilie, Serologie Parasitennachweis
c) Ulzerationen mit glattem Ulkusboden	glatte Ränder, nicht unterminiert	Ulcus tropicum (91)	Erregernachweis (Spirochäten)
	Ränder tief unterminiert,	Buruli-Ulkus	Mycobacterium ulcerans
	sehr variabel	Lepra (177)	Erregernachweis, „skin smear“
d) Ulkus mit schwarzer Nekrose	regionale Lymphknotenschwellung	Zeckenfleckfieber (65)	Serologie, Anamnese
	massive kollaterale Ödeme, Fieber	Hautmilzbrand, (Anthrax, 212)	Klinik, Mikrobiologie, Serologie

Fortsetzung ▼

Tabelle 3.1 (Fortsetzung)

Leitsymptom	Begleitsymptome	Verdachtsdiagnose	Weitere Diagnostik
e) granulomatöse Ulzerationen	herdförmig, Gesicht, Arme, ohne Schleimhautbeteiligung (Ohren, Lippen)	kutane Leishmaniase (88)	Erregernachweis, geographische Anamnese
	mit Schleimhautbeteiligung	Espundia (89) Pinta (89) Frambösie (182) endemische Syphilis (182)	geographische Anamnese Erregernachweis KBR, indirekte Immunfluoreszenz
f) subkutane Knoten	entzündliche, besonders bei Kindern, furunkelartig	Myiasis (Fliegenlarven, Tumbufliege) (170)	geographische Anamnese (Kongo, Zentralafrika), Larvennachweis
	nicht entzündlich, an Akren und Rumpf	Onchozerkoseknoten (95)	„skin snip“, Serologie
	zwischen Zehen, unter Nägeln, entzündlich, schmerzhaft	Sandfloh (170)	mikroskopische Untersuchung
	ödematös eng begrenzt, nicht entzündlich, flüchtig, rekurrierend (Kalabarschwellung)	Loa-loa-Infektion (95)	geographische Anamnese (West- und Zentralafrika) > 6 Monate, Serologie, Eosinophilie
g) Konjunktivitis		Trachom, Keratoconjunctivitis epidemica (155)	klinisches Bild, Erregernachweis

Tabelle 3.**1** (Fortsetzung)

Leitsymptom	Begleitsymptome	Verdachtsdiagnose	Weitere Diagnostik
XVII Ödeme	Lidödem	Trichinose (134), Chagas-Krankheit (93)	Serologie, Röntgen, Eosinophilie
	generalisiert	Kwashiorkor	Eiweißmangel
		Chagas-Krankheit (93)	Herzinsuffizienz
	Filariase	Elephantiasis (95)	Erregernachweis, Serologie
Muskelabszess		tropische Myositis	Muskelbiopsie
Dermatitis, Pruritis	typisch lokalisiert	Skabies (170)	klinisches Bild
Creeping eruptions		Hundehakenwurm (Larva migrans) (169)	typisches Aussehen
flüchtige Eruptionen	Erythem	Erythema infectiosum	klinisch-epidemiologisch
		Loa loa (95)	Eosinophilie, Serologie
		Lyme-Krankheit	Serologie

4 Tropenkrankheiten

Durch Arthropoden übertragene Erkrankungen

Arthropoden (Insekten und Spinnentiere) sind sowohl Erreger von Krankheiten als auch Zwischenwirte, Reservoir und Überträger von human- und tierpathogenen Organismen (Tab. 4.**1**).

Tabelle 4.**1** Systematische Übersicht der durch Arthropoden übertragenen Erkrankungen

Viren	Bakterien	Protozoen	Helminthen
Dengue-Fieber Gelbfieber Japan. Enzephalitis Rift-Tal-Fieber und andere Arbovirosen	Pest Ricksettsiosen Spirochätosen (Borreliose, Lyme-Krankheit)	Malaria Leishmaniosen Trypanosomiasen (Schlafkrankheit, Chagas-Krankheit)	Filariosen (Onchozerkose, Wuchereria bancrofti, Loa-Loa u. a.)

Virale Infektionen

Einleitung

Arbovirosen sind durch Arthopoden übertragene Viruserkrankungen. Der Begriff Arbovirus beschreibt den Übertragungsweg (***ar***thropod ***bo***rne).Von den derzeit etwa 535 bekannten Arbovirosen sind 71 menschenpathogen, von diesen sind 25 für gefährliche Erkrankungen verantwortlich. Man geht davon aus, dass alle Arboviren für ihre Vermehrung ein tierisches Reservoir besitzen.

Die Übertragung erfolgt in der Regel direkt durch Stechmücken oder Zecken. Einige können auch indirekt durch Kontakt mit Körperflüssigkeiten wie Blut und Urin oder durch Aerosole übertragen werden (z.B. Lassa, Rift-Tal-Virus). Die Mehrzahl der Arbovirusinfektionen des Menschen verläuft entweder inapparent oder als unkomplizierte, fieberhafte Allgemeinerkrankung mit für Virusinfektionen typischem klinischen Ablauf. Verläufe mit enzephalitischen oder hämorrhagischen

Syndromen bilden die Ausnahme. Tab. 4.2 zeigt die medizinisch wichtigsten tropischen Arbovirosen.

Dengue-Fieber und hämorrhagisches Dengue-Fieber (DHF) bzw. Dengue-Schocksyndrom (DSS)

Definition

Akute fieberhafte Erkrankung mit starken Myalgien, hervorgerufen durch das von Stechmücken (Aedesarten) übertragene Denguevirus Serotyp 1–4 (Flavivirus). Das hämorrhagische Dengue-Fieber bzw. Dengue-Schocksyndrom (DSS) bezeichnet ein akutes Schocksyndrom mit hämorrhagischen Manifestationen im Rahmen einer Denguevirus-Infektion.

Syn.: Dandy Fieber

engl.: dengue fever, dengue haemorrhagic fever, breakbone fever

Epidemiologie

- Das Dengue-Virus hat sich im letzten Jahrzehnt in allen tropischen und subtropischen Regionen verbreitet. Das Dengue-Fieber kommt in sporadischer Form vor, gefürchtet sind saisonal auftretende Massenerkrankungen.
- Hinsichtlich seiner weltweiten Verbreitung, dem Auftreten von Endemien und Pandemien sowie der hervorgerufenen Morbidität und Mortalität gilt das Dengue-Fieber als die bedeutendste Arbovirose des Menschen.

Ätiologie und Pathogenese

- Übertragung durch Stich der infizierten *Aedes*-Arten, vor allem *Aedes aegypti* und *Aedes albopictus.*
- Reservoir ist der Mensch.
- Es sind vier verschiedene Serotypen bekannt (DEN 1–4), die geographisch unterschiedlich verbreitet sind.
  Nach Inokulation verbreitet sich das Virus in den regionalen Lymphknoten und dem RES. Inkubationszeit: 2–8 Tage.
- *DHF (hämorrhagisches Denguefieber):* Vermutlich führen Infektionen bei Individuen mit präexistierenden Antikörpern eines anderen Serotyps (bei Kindern z. B. durch mütterliche AK, bei Erwachsenen durch vorangegangene Infektionen) zu diesem Krankheitsverlauf. Die präexistierenden Antikörper sind nicht virusneutralisierend, sondern infektionsverstärkend und aktivieren eine immunologische Kaskade. Diese führt zu einer generalisierten Stö-

Tabelle 4.2 Einige medizinisch wichtige Arbovirosen

Virusname	Hauptsächliche Überträger	Reservoir	Vorkommen
Potentiell hämorrhagisch			
Gelbfieber	*Aedes*-Arten	Affen	Afrika, Südamerika
Dengue	*Aedes*-Arten	Affen	Afrika, Arabien, Australien, Karibik, Pazifikregion, Mittel- und Südamerika, Süd- und Südostasien
Chikungunya	*Aedes*-Arten	Mensch	Afrika, Süd- und Südostasien
Omsk	Zecken	Kleinsäuger	Asien, Sibirien
Kayasanur	Zecken	Kleinsäuger	Asien, Sibirien
Rift-Valley	*Culex*, *Aedes* u. a.	Wiederkäuer	Afrika, Arabien
Potentiell enzephalitisch			
FSME	Zecken	Nager, Vögel, Ziegen	Asien, Europa
Japan. Enzephalitis	*Culex*-Arten	Vögel, Schwein	Süd- und Südostasien, Sibirien
West-Nile	*Culex*-Arten	Vögel, Säugetiere	Afrika, Indien, Europa
Östliche Pferdeenzephalitis	*Culiseta melanura*	Vögel, Pferde	Nordost- und Südamerika
Westliche Pferdeenzephalitis	*Culex*-Arten	Vögel, Pferde	Nord- und Südamerika
Venezolanische Pferdeenzephalitis	*Culex*-Arten	Pferde	Mittel- und Südamerika
Benigne			
Pappataci	Phlebotomen	Mensch	Mittelmeerraum, Vorderer Orient
O'nyong-nyong	*Aedes*-Arten	Mensch	Ostafrika

rung der Gefäßpermeabilität mit Blutungen aufgrund von Thrombozytopenie und Verbrauchskoagulopathie (DHF) und/ oder zum Schocksyndrom (DSS) aufgrund einer ausgeprägten Hypovolämie durch Flüssigkeits-, Protein- und Elektrolytverlust.

Symptomatik

Klassisches Dengue-Fieber: kurz dauernde, heftige Erkrankung mit zweigipfligem Fieber, starken Kopf-, Glieder- und Muskelschmerzen und flüchtigem Exanthem; gute Prognose, verzögerte Rekonvaleszenz.

Hämorrhagisches Dengue-Fieber/Dengue-Schocksyndrom: schweres Krankheitsbild, Hämorrhagien, hypovolämischer Schock. 50% der Fälle verlaufen letal.

Diagnostisches Vorgehen

- Während Epidemien ist die Diagnose klinisch gut möglich.
- Serologie: Antikörper sind ca. ab dem 4. Krankheitstag nachweisbar. Virusnachweis durch Anzucht auf speziellen Zellkulturen. Nachweis von Viruspartikel mittels Reverse-Transkriptase-Polymeraseketten-Reaktion (RT-PCR).
- In Deutschland werden pro Jahr etwa 200 Dengue-Virus-Infektionen gemeldet. Die Dunkelziffer der Infektionen wird weitaus höher geschätzt.

Differenzialdiagnose (Tab. 4.**3**)

Tabelle 4.**3** Differenzialdiagnose des klassischen Denguefiebers

Krankheiten	Bedeutung	Kommentar
Malaria	+++	Nachweis im Dicken Tropfen, Blutausstrich
andere Arbovirosen	+++	z. T. sehr ähnliche Symptomatik, ausgeprägte Lymphadenopathie, epidemiologische Abgrenzung, Serologie
Typhus abdominalis	++	Blutkultur, Kopf- und Gliederschmerzen weniger ausgeprägt
Influenza	+	geringere Gliederschmerzen
Masern	+	typisches Exanthem

Therapie

- Symptomatische Therapie: Bettruhe, Schmerzlinderung und fiebersenkende Maßnahmen, wobei auf Acetylsalicylsäure auf Grund der Interaktion mit den Thrombozyten verzichtet werden sollte.
- bei DHF/DSS: intensivmedizinische Betreuung. Schock- und Blutungsbehandlung (Volumenersatz, Substitution der Gerinnungsfaktoren, Bluttransfusionen).

Prophylaxe

Vermeidung von Brutplätzen in den Städten und Siedlungen (wassergefüllte Autoreifen und andere Abfälle). Moskitonetz, Repellents. Eine Impfung steht zurzeit noch nicht zur Verfügung.

Meldepflicht: Erregernachweis (Labormeldepflicht) sowie bei hämorrhagischem Verlauf auch das Krankheitsbild (Arztmeldepflicht) an das Gesundheitsamt.

Gelbfieber

Definition

Akut lebensbedrohliche, fieberhafte Erkrankung, hervorgerufen durch das von Aedes aegypti und anderen Aedesmücken übertragene Gelbfiebervirus (Flavivirus), die zu akutem Leber- und Nierenversagen führen kann.

Syn.: – *engl.:* yellow fever

Epidemiologie

- Endemisches Vorkommen in zurzeit 33 Ländern in Afrika im so gen. Gelbfiebergürtel zwischen 15° N und 10° S sowie in 10 Ländern der nördlichen Hälfte Südamerikas. In Asien und Australien gibt es kein Gelbfieber.
- Endemische Präsenz des Virus kann zu Epidemien führen, die im letzten Jahrzehnt zunehmend aufgetreten sind. Einzelne aus Endemiegebieten importierte Gelbfieber-Erkrankungen hat es in den letzten Jahren in Europa gegeben (Belgien, Deutschland, Niederlande).
- Zwei epidemiologische Formen: **Sylvatisches (Dschungel-) Gelbfieber:** Übertragung des Virus von Affen (Reservoir) durch Mücken auf den Menschen in Randgebieten des Dschungels.

- **Urbanes (Stadt-) Gelbfieber:** Übertragung des Virus durch Mücken von Mensch zu Mensch in Siedlungen. Dieser Transmissionszyklus kann zu Epidemien führen. Die Krankheitsbilder beider Formen sind identisch.

Ätiologie und Pathogenese

- Übertragung durch Stich infizierter *Aedes*-Mücken.
- Inkubationszeit: 3 – 6 Tage.
- Nach einer initialen Vermehrung in den Lymphknoten verbreitet sich das Virus zu seinen Hauptmanifestationsorganen, insbesondere Herz, Leber, Muskulatur, Niere (praktisch jedes Organ kann betroffen sein).
- Pathomorphologisch findet sich eine fettige Degeneration und ausgeprägte Nekrosen der Leber, die Nieren zeigen Glomerulus- und Tubulusnekrosen, am Herzmuskel sind degenerative Veränderungen festzustellen.

Symptomatik

Klinik mit unterschiedlichsten Ausprägungsformen. In Endemiegebieten verläuft die Erkrankung oft inapparent oder als milde fieberhafte Allgemeinerkrankung. Die schwere Verlaufsform ist gekennzeichnet durch:

- **Schlagartiger Beginn** mit Fieber (39 – 40 °C und Schüttelfrost, relativer Bradykardie, generalisierten und abdominellen Schmerzen, Erbrechen und Nasenbluten.
- **„Rote Phase":** Der Patient wird unruhig und delirant. Es kommt zu überwärmter erythematöser Haut, geröteter Zunge und fötidem Mundgeruch, Oligurie und Albuminurie.
- Am 3. – 4. Tag kann es zur Genesung oder aber nach einer kurzen Besserung zur **„gelben Phase"** kommen, die alle Zeichen eines Leber-Nieren-Versagens zeigt: gemäßigter Ikterus, kaffeesatzartiges Erbrechen („Vomito negro"), Meläna, petechiale Blutungen, Anurie und Koma. Es kommt zwischen dem 4. und 12. Tag zum Tod.

Diagnostisches Vorgehen

- Auch in Endemiegebieten ist die Diagnose schwierig.
- Der serologische Nachweis ist ab dem 5. Krankheitstag möglich (ELISA, KBR, Hämagglutinationshemmtest). Titeranstieg deutet auf frische Infektion hin.

- Virusdirektnachweis durch Anzucht auf speziellen Zellkulturen oder im Tierversuch. Nachweis von Viruspartikel mittels RT-PCR (nur in Speziallabors).
- Post mortem ist der Nachweis in Leberschnitten möglich.

Differenzialdiagnose (Tab. 4.**4**)

Tabelle 4.**4** Differenzialdiagnose des Gelbfiebers

Krankheiten	Bedeutung	Kommentar
Malaria tropica	+++	vor allem bei Krankheitsbeginn. Parasitennachweis im Blut
Virushepatitiden	+++	Serologie, weniger akuter Beginn
Rückfallfieber	+	typische Epidemiologie
Leptospirose	+	typische Epidemiologie
andere Arbovirosen	+	in Endemiegebieten schwer abgrenzbar, bei Gelbfiebergeimpften eher wahrscheinlich als Gelbfieber
akutes Leber- und Nierenversagen anderer Ursachen, z. B. Vergiftungen	+	Anamnese

Therapie

Symptomatische Therapie, gegebenenfalls unter Einsatz der erforderlichen intensivmedizinischen Maßnahmen.

Prognose

Die Mehrzahl der Infektionen verläuft inapparent oder führt nach längerer Rekonvaleszenzphase zur völligen Heilung. Die Letalität schwankt bei Erkrankten zwischen 10 und 50%.

Prophylaxe

- Die *Lebendimpfung* mit 17-D-Impfstoff ist hochwirksam und ist die entscheidende Prophylaxe, individuell und zur akuten Eindämmung von Epidemien (Tab. 2.**2**).
- Vektorbekämpfung mit Insektiziden und durch Beseitigung von Brutplätzen ist nur bei urbanem Gelbfieber erfolgreich.

- Tropenreisende in Endemiegebieten müssen unbedingt geimpft werden, selbst wenn die nationalen oder internationalen Impfvorschriften dies nicht nachdrücklich fordern.

Meldepflicht: Erregernachweis (Labormeldepflicht) sowie für den hämorrhagischen Verlauf auch Krankheitsverdacht, Erkrankung und Tod (Arztmeldepflicht) an das Gesundheitsamt.

Japanische Enzephalitis

Definition

Meist inapparente, selten enzephalitische Erkrankung mit JE-Virus (Flavivirus).

Syn.: Japanische B-Enzephalitis *engl.:* Japanese encephalitis

Epidemiologie

- Etwa 50000 Fälle werden jährlich gemeldet.
- Vorkommen in Ostasien, von Sibirien, Japan, den Philippinen, Indonesien, China, Korea, Nordthailand bis Indien, Sri Lanka sowie in der Pazifikregion in ländlichen, wasserreichen Regionen mit Agraranbau (z. B. Reisanbau).
- In gemäßigten Zonen erfolgt die Übertragung hauptsächlich von Spätsommer bis Frühherbst, in den Tropen während der Regenzeit.

Ätiologie und Pathogenese

- Reservoir: Schweine und Vögel; Menschen und Pferde sind akzidentelle Endwirte.
- Übertragung durch Stechmücken (Reisfeldbrüter), insbesondere *Culex*-Arten, aber auch *Anopheles*- und *Aedes*-Arten.
- Inkubationszeit: 5 – 15 Tage,
- kleine, hämorrhagische, perivaskuläre Nekrosen des Gehirns.

Symptomatik

- Meist inapparenter Verlauf.
- Bei schwerem Verlauf klassisches klinisches Bild der Meningoenzephalitis. Beginn mit Fieber, Kopfschmerzen und Erbrechen bei meningealer Reizung. Nachfolgend Bewusstseinsstörungen, Krampfneigung, Lähmungen bis Koma.

Diagnostisches Vorgehen

- Liquorpunktion: lymphozytäre Pleozytose, mäßig erhöhtes Protein,
- Serologie, KBR.
- Virusnachweis aus dem Liquor mittels Kultur oder PCR- Verfahren (nur in Speziallabors).

Differenzialdiagnose (Tab. 4.5)

Tabelle 4.5 Differenzialdiagnose der Japanischen Enzephalitis

Krankheiten	Bedeutung	Kommentar
zerebrale Malaria	+++	Blutausstrich, Dicker Tropfen
andere enzephalitische Arbovirosen	+++	seltener lokalisierte Paresen
bakterielle Meningitis	++	Liquorbefund: Glucose ↓, Protein und Lactat ↑, Leukozyten ↑

Therapie

Supportiv-symptomatische Behandlung, gegebenenfalls unter Einsatz der erforderlichen intensivmedizinischen Maßnahmen.

Prognose

Tödliche Verläufe in bis zu 30% der Fälle. Schwere neuro-psychiatrische Residuen bei Defektheilung in bis zu 30% der klinisch manifesten Fälle.

Prophylaxe

- Totimpfstoff für Menschen (in Deutschland nicht zugelassen, über internationale Apotheken zu beziehen, Fa. Biken, Japan).
- Mückenschutz, vor allem in der Nähe von Reisfeldern (u.U. auch in Stadtrandgebieten).

Rift-Tal-Fieber

Definition

Infektion mit dem von Culex- und Aedesarten übertragenen Rift-Valley-Virus, die auch durch Aerosol erfolgen kann.

Syn.: – *engl.:* Rift-Valley fever

Epidemiologie

- Vorkommen in weiten Teilen Süd-, Ost- und Zentralafrikas und der westlichen Sahelländer. Im Jahr 2000 erstmals außerhalb von Afrika (Yemen und Saudi-Arabien) aufgetreten.
- Primäre Zoonose. Hochpathogen für Rinder, Schafe und Ziegen, dort seuchenhaftes Auftreten.
- Infektion des Menschen meist im Rahmen von Tierepidemien.

Ätiologie und Pathogenese

- Erreger: Rift-Valley-Virus; Genus: Phleboviren; Familie: Bunyaviridae,
- Reservoir: verschiedene Säugetiere, besonders Schafe und Rinder, dort seuchenhaftes Auftreten,
- Übertragung bei Tieren durch Stich infizierter *Aedes*- und *Culex*-Mücken. Menschliche Infektionen häufiger durch Einatmen von tierischen Aerosolen oder Kontakt mit Tiermaterial. Direkte Mensch-zu-Mensch Übertragung nicht belegt.
- Inkubationszeit: 2 – 6 Tage.
- Pathophysiologie ähnlich wie bei Gelbfieber mit Leber-, Nieren- und Milzbeteiligung, Vaskulitis und generalisierten Hämorrhagien.

Symptomatik

In den meisten Fällen kurze, akute fieberhafte Erkrankung mit Restitution. Selten hämorrhagischer oder enzephalitischer Verlauf mit Herdsymptomen, auch Erblindung.

Diagnostisches Vorgehen

- Verdacht nur in Verbindung mit geographischer Anamnese.
- Serologie ab 4. Krankheitstag.
- Direkter Virusnachweis aus dem Blut durch Kultur oder RT-PCR (nur in Speziallabors).

Differenzialdiagnose (Tab. 4.6)

Tabelle 4.6 Differenzialdiagnose des Rift-Tal-Fiebers

Krankheiten	Bedeutung	Kommentar
Malaria	+++	Erregernachweis im Blut
andere Arbovirosen	++	epidemiologische Hinweise
Virushepatitiden	+	Antigen-Antikörper-Nachweis

Therapie

Symptomatische Therapie bei leichtem Krankheitsverlauf. Bei kompliziertem Krankheitsverlauf intensivmedizinische Maßnahmen. Virustatika (Ribavirin) und Immunseren wurden eingesetzt, sind aber nicht etabliert.

Prognose

Etwa 1% der Erkrankten entwickelt eine schwere Verlaufsform, mit bleibenden Augenschäden in der Hälfte der Fälle und einer Letalität von über 25%.

Prophylaxe

- Totimpfstoff, jedoch bislang nur für Tierhalter, Laborpersonal, bei Epidemien etc. indiziert.
- Kontrolle von Tierwanderungen, Impfung von Rindern und Schafen.

Bakterielle Infektionen

Pest

Definition

Nagetierseuche, hervorgerufen durch Yersinia pestis, gramnegative anaerobe Stäbchen, die durch Nagetier- und Menschenfloh oder bei Pestpneumonie durch Tröpfcheninfektion auf den Menschen übertragen werden. Klinisch tritt die Erkrankung als Lymphadenitis, Pneumonie oder Sepsis auf.

Syn.: – *engl.:* plague

Epidemiologie

- Sie kommt vorwiegend als *Naturpest* (Enzootie) vor mit kleineren epidemischen Ausbrüchen oder sporadischen Fällen.
- Derzeitige Herdgebiete: Afrika (Angola, Kongo, Madagaskar, Südafrika, Tansania), Amerika (Brasilien, Peru, USA) und Asien (China, Kasachstan, Mongolei, Myanmar, Vietnam, 1994 kurzer Ausbruch in Indien erstmals seit 40 Jahren).
- Jährlich werden 1000 – 3000 Erkrankungen gemeldet (bei wahrscheinlich hoher Dunkelziffer).
- Massenhaftes Nagetiersterben geht einer Pestepidemie häufig voraus.

Ätiologie und Pathogenese

- Die Pest besteht als Naturpest im natürlichen Reservoir der wildlebenden Nagetiere fort. Unter veränderten Umständen (z. B. nach Erdbeben oder Flut) werden auch semidomestizierte oder domestizierte Tiere infiziert (Ratten, Katzen), die an der Pest erkranken. Infizierte Flöhe verlassen den sterbenden Wirt und befallen u. U. den Menschen, der wiederum durch den Flohstich infiziert wird.
- Die Yersinien gelangen in die Lymphknoten, wo sie sich vermehren und Toxine bilden.
- Diese zerstören Lymph- und Blutgefäße und führen so zu Nekrosen in den Lymphknoten (nekrotisierende Lymphadenitis), die als *Bubonen* bezeichnet werden (*Beulenpest*, Bubonenpest).
- Durch hämatogene Ausbreitung kommt es zur Sepsis und zum Befall anderer Organe.
- Ist die Lunge befallen, kommt es zur *sekundären Pestpneumonie*, die dann eine aerogene Übertragung ermöglicht (Lungenpest).
- Nach Inhalation des Erregers kann es zur *primären Pestpneumonie* kommen, die einen fulminanten Verlauf nimmt und unbehandelt innerhalb von 24 Std. tödlich endet.
- Inkubationszeit der Bubonenpest: 2 – 8 Tage.
- Inkubationszeit der primären Lungenpest: (1)2 – 4 Tage.

Symptomatik

- **Bubonenpest:** Plötzlicher fieberhafter Beginn mit Kopfschmerzen, Übelkeit und Erbrechen. Schmerzhafte Schwellung meist femoraler oder inguinaler, selten auch axillärer Lymphknoten (Flohstiche im Einstromgebiet der LK) und lokaler Ödembildung.

Aus diesen Bubonen entleert sich nach einer Woche massenhaft blutiger Eiter.

- Septikämische Pest: entwickelt sich aus der Beulenpest, Tachykardie infolge Myokarditis, Hämorrhagien, Hepatosplenomegalie, distale Gangrän der Extremitäten („schwarze Pest"), Meningitis.
- **Lungenpest:** fulminanter Verlauf mit Schock und Lungenversagen.

Diagnostisches Vorgehen

- Blutkultur (20% positiv).
- Aspiration aus Bubonen: Ausstrich und Kultur.
- Sputum: Ausstrich und Kultur.
- Serologie: Indirekter Hämagglutinationstest, ELISA (serologische Methoden spielen in der Akutdiagnostik eine untergeordnete Rolle.).

Differenzialdiagnose (Tab. 4.7)

Tabelle 4.**7** Differenzialdiagnose der Pest

Krankheiten	Bedeutung	Kommentar
Malaria	+++	keine Lymphknotenschwellung, Blutausstrich
Typhus abdominalis	+++	keine Lymphknotenschwellung, keine Lungenbeteiligung, Blutkultur
bakterielle Sepsis	+++	Blutkultur
Rickettsiosen	+++	wenn Floh- und andere Insektenstiche vorhanden sind
Lymphogranuloma venereum	++	insbesondere bei inguinalen Lymphknoten; Direktnachweis bzw. Antigennachweis im Abstrich
Leistenhernien	+	insbesondere in Afrika häufige „Einweisungsdiagnose"
Meningokokken-meningitis	+	foudroyanter, hämorrhagischer Verlauf, Liquor

Therapie

- Bei ausreichend klinischem Verdacht Therapiebeginn noch vor Erregernachweis!!
- Streptomycin 15 mg/kg KG alle 12 Std. i.m. für 10 Tage.
- Alternativ Tetracyclin 0,5 – 1 g 4-mal täglich i.v. für 10 Tage.
- Bei meningitischen Verläufen: Chloramphenicol: Initialdosis 25 mg/kg KG, dann 4-mal tägl. 15 mg/kg KG für 10 Tage.
- Penicilline und Makrolide sind unwirksam.
- Gesamtletalität: 10%. Bei Pestpneumonie und bei septikämischer Pest unbehandelt annähernd 100%.

Prophylaxe

- Ratten- und Flohbekämpfung. Serologische Überwachung von Haustieren (z. B. Hunden), Meldung von Nagetiersterben.
- Isolierung der Patienten bis 3 Tage nach klinisch erfolgreichem Ansprechen der antibiotischen Therapie.
- Die Chemoprophylaxe mit Tetracyclin oder Doxycyclin ist indiziert bei unmittelbar betroffenem Pflegepersonal etc., alternativ: Fiebermonitoring (4 × tägl.) und sofortige Therapie bei Fieber.
- Totimpfstoff ist wegen der starken unerwünschten Wirkungen nur bei hohem Risiko (z. B. Labor) indiziert. In Deutschland ist er nicht erhältlich.

Meldepflicht: Erregernachweis (Labormeldepflicht) sowie Krankheitsverdacht, Erkrankung und Tod (Arztmeldepflicht) an das Gesundheitsamt.

Tropische Borreliosen

Definition

Akute, fieberhafte, durch Läuse übertragene Infektion mit Borrelia recurrentis, durch Zecken übertragene Infektion mit Borrelia duttoni und anderen Borrelienarten, die die Endothelzellen der Kapillaren befallen und zu entsprechenden Organläsionen führen (Tab. 4.**8**). Lyme-Borreliose tritt in den Tropen nicht auf.

Syn.: Rückfallfieber, Febris recurrens

engl.: louse-borne/tick-borne relapsing fever

Tabelle 4.8 Tropische Borreliosen

	Epidemisches Läuserückfallfieber	Endemisches Zeckenrückfallfieber
Epidemiologie	weltweit, in kühleren Regionen, kühl-tropische Höhenlagen (Anden, Äthiopien)	in tropischen und subtropischen Regionen, gebunden an Zeckenbiotop
Erreger	*Borrelia recurrentis*	*Borrelia duttoni* und 15 weitere Borrelia-Spezies
Reservoir	Mensch → Laus → Mensch	Nagetiere, Kaninchen, Lederzecke (durch transovarielle Übertragung)
Überträger	*Pediculus humanus* var. *corporis* (Kleiderlaus)	*Ornithodorus* (15 Spezies) (Lederzecke, Hauszecke)
Übertragung	erregerhaltige Körperflüssigkeit zerdrückter Läuse wird beim Kratzen nach Stich eingerieben	Erreger wird bei Blutmahlzeit der Zecke inokuliert, Kontakt in befallenen Hütten
Ätiologie, Pathogenese	nach Durchdringung der Haut hämatogene und lymphogene Verteilung in innere Organe. Vermehrung in den Kapillaren und Blutsinus, extrazelluläre Nekrose von Endothelzellen	
Symptomatik	Inkubationszeit 2 – 14 Tage Klinik beider Erkrankungen ähnlich, das Läuserückfallfieber verläuft tendenziell schwerer. Akuter Fieberanfall für 5 – 7 Tage, kritischer Abfall mit Kollapsneigung. Fieberfreies Intervall. Erneuter Fieberschub nach 5 – 9 Tagen (*B. reccurentis* 1 – 4-mal, *B. duttoni* bis 10-mal und mehr). Ausgeprägtes Krankheitsgefühl, kleinfleckiges Hautexanthem, petechiale Blutungen, Hämorrhagien, Nephritis, Meningoenzephalitis, Myokarditis	
Diagnostisches Vorgehen	Läusebefall, Zeckenbisse, geographische Anamnese, Blutausstrich, Dicker Tropfen, Borrelien zwischen den Erythrozyten 5 – 20 µm lang, lange Windungen, evtl. Dunkelfeldmikroskop, Serologie	
	Malaria +++	Blutausstrich, Dicker Tropfen
	Läuse- u. Zeckenfleckfieber ++	Serologie

Fortsetzung ▶

Tabelle 4.**8** (Fortsetzung)

Differenzial-diagnose	Krankheiten	Bedeutung	Kommentar
Diagnostisches Vorgehen	hämorrhagisches Fieber	+	per exclusionem
	Dengue-Fieber und andere Arbovirosen	+	per exclusionem
Therapie	Tetracycline, Erythromycin 500 mg Einmaldosis UW: Jarisch-Herxheimer-Reaktion Antipyretika, Kreislaufunterstützung, Antihistaminika		
Prognose	Wenn der erste Anfall rechtzeitig erkannt und behandelt ist, gut, ansonsten 2 – 10 % Letalität. Rückfälle sistieren bei leichterem Verlauf nach dem 10. Anfall. Spätrezidive sind möglich		
Prophylaxe	Läuse- und Zeckenbekämpfung in Häusern und bei Haustieren		

Rickettsiosen

Definition

Infektion mit Rickettsien, gramnegativen intrazellulären Bakterien, die alle mit Fieber und (abgesehen vom Q-Fieber) Exanthem einhergehen. Sie werden von Läusen, Flöhen, Zecken oder Milben übertragen.

Syn.: Fleckfieber, Flecktyphus

engl.: rickettsial diseases, typhus fevers

Epidemiologie

- Vorkommen teils ubiquitär, teils regional begrenzt, endemisch oder epidemisch, insgesamt abnehmende Inzidenz (Tab. 4.**9**).
- Epidemien vor allem des Läusefleckfiebers stehen häufig im Zusammenhang mit sozialen Notlagen und Menschenansammlungen (z. B. infolge von Kriegen).

Ätiologie und Pathogenese

- Übertragung erfolgt durch Arthropoden. Bei Milben, Milbenlarven und Zecken durch den Speichel beim Saugakt. Hier entwickelt sich ein Schorf an der Bissstelle, der schwarzer Fleck „tache noir“

Tabelle 4.9 Rickettsiosen des Menschen

Rickettsiose	Vorkommen	Erreger	Vektor	Reservoir	Klinische Merkmale
Läuse					
Typhus exanthematicus (epidemisches o. klassisches Fleckfieber, spotted fever)	Süd-Mittelamerika, Afrika, Asien, Epidemien in Kriegen, Flüchtlingslager	*R. prowazeki*	Kleiderlaus	Mensch	Inkubationszeit 1 – 2 Wochen; hohes kontinuierliches Fieber; makulöses o. petechiales Exanthem ab 4. – 5. Tag vor allem am Stamm. Enzephalitis, Myokarditis. Letalität unbehandelt 20 %
Brill-Zinsser-Krankheit	s. o. sporadisch	endogene Reaktivierung			Rückfall oft Jahre nach Erstinfektion, Verlauf benigne, evtl. bedeutsam für die interepidemische Persistenz des Erregers
Fünftagefieber (Wolhynisches Fieber, febris quintana, trench fever)	Afrika, (Ost-) Europa, Nord- u. Südamerika	*Bartonella quintana* (früher *Rickettsia* bzw. *Rochalimaea quintana*)	Kleiderlaus	Mensch	Periodisch-rezidiverende Fieberanfälle alle 4 – 5 Tage. Meist benigner Verlauf. Selten Endokarditis
Flöhe					
Typhus murinus (murines o. endemisches Fleckfieber)	Tropen u. Subtropen	*R. typhi* (Syn. *R. mooseri*)	Rattenfloh	Ratte	wie klass. Fleckfieber, jedoch milder. Letalität unbehandelt < 5 %

Tabelle 4.**9** (Fortsetzung)

Rickettsiose	Vorkommen	Erreger	Vektor	Reservoir	Klinische Merkmale
Zecken					
Rocky Mountains spotted fever (Gebirgsfleckfieber, Neue-Welt-Fleckfieber)	Nord- u. Südamerika	*R. rickettsi*	Schildzecke	wilde Nager, Hund	Inkubationszeit 3 – 14 Tage. Symptome ähnlich dem klass. Fleckfieber. Hämorrhagisches Exanthem, Ikterus, Enzephalitis. Komplikationen: Herz- und Nierenversagen. Letalität unbehandelt 20 – 30 %
Fièvre boutonneuse, u. a. Alte-Welt-Fleckfieber	Mittelmeerraum, Afrika, Asien	*R. conori, R. var. pijperi*	Zecken	wilde Nager	Inkubationszeit 1 Woche, Exanthem auch im Gesicht, an Handflächen und Fußsohlen (Untersch. zu klass. Fleckf.), dunkler Schorf an Bissstelle (tache noire), Augenbeteiligung
Queensland-Zeckenfieber	Australien	*R. australis*	Zecken	Beuteltier, wilde Nager	s. o.
Nordasiatisches Zeckenfieber	Sibirien, Mongolei	*R. sibirica*	Zecken	wilde Nager	s. o.

Fortsetzung ▼

Tabelle 4.**9** (Fortsetzung)

Rickettsiose	**Vorkommen**	**Erreger**	**Vektor**	**Reservoir**	**Klinische Merkmale**
Zecken					-
Q-Fieber (query fever, Schlachthausfieber)	weltweit, Europa, Ausbrüche auch in Deutschland	*Coxiella burneti*	Wald- und Rinderzecke, Übertragung auf den Menschen aerogen!	Schaf, Ziege, Rind, Nagetiere	Inkubationszeit 1–4 Wochen. Häufig asymptomatische oder subklinische Verläufe. Initial hochfieberhaftes, grippeähnliches Krankheitsbild, Exanthem fehlt. Fieber kann bis zu 3 Monaten dauern. Atypische Pneumonie, Endo-Myokarditis, Hepatitis, Darmbluten und andere Komplikationen
Milben					
Rickettsienpocken (fièvre vésiculeuse, rickettsial pox)	Nordamerika, Afrika, Asien	*R. akari*	Mäusemilbe	Hausmaus, Ratte	Inkubationszeit 8–14 Tage. Fieber, windpockenähnliches Exanthem nicht an Handflächen und Fußsohlen. Meist milde und komplikationslos
Tsutsugamushi-Fieber (scrub typhus)	Asien, Australien, Pazifikinseln	*R. orientalis* (Syn. *Orienta tsutsugamushi*)	Milbenlarven	Nager, Vögel	wie klass. Fleckf. Zusätzlich Schwellung regionaler Lymphknoten

oder „Eschar“ genannt wird. Läuse und Flöhe scheiden beim Saugakt erregerhaltige Fäzes aus. Durch Kratzen werden die Erreger dann in die Bissläsion eingerieben.

- Ausnahme: Q-Fieber (Zoonose): Infektion auf den Menschen erfolgt aerogen.
- Die Basisläsion entsteht durch Befall der Endothelzellen der kleinen Blutgefäße. Diese werden zerstört, wobei weitere Rickettsien frei werden und sich in Zellen des RES entwickeln. Vor allem an der Haut, am Myokard, an den viszeralen Organen und im Gehirn bilden sich lokale Entzündungen und Nekrosen, die das klinischen Bild bestimmen.

Symptomatik

Akuter Beginn mit hohem Fieber (Kontinua), starken Kopf- und Gliederschmerzen. Je nach Schwere der Infektion petechial exanthemische oder enzephalitische Symptome im Vordergrund. Das Exanthem tritt in der Regel innerhalb der ersten Krankheitswoche auf (Farbtafel II, Abb. **1**). (Unterschiede zwischen den einzelnen Krankheiten s. Tab. 4.*9.)*

Diagnostisches Vorgehen

- Expositionsanamnese (Zecken-, Floh-, Läusestich),
- klinischer Verdacht bei Fieber und Exanthem oder Zeckenstichreaktion,
- Antikörpernachweis im Serum: Weil-Felix-Reaktion (je nach Erreger teilweise unterschiedliche Kreuzreaktion mit Proteus /- 222 O-Antigenen OX -2, OX -19 und OX -K), ELISA, indirekte Immunfluoreszenz-Verfahren mit Nachweis spezifischer IgM- und IgG-Antikörper. Einen immer größeren Stellenwert hat der Nachweis der bakteriellen DNS durch Polymerase-Kettenreaktion (PCR).

Differenzialdiagnose (Tab. 4.**10**)

Tabelle 4.**10** Differenzialdiagnose der Rickettsiose

Krankheiten	Bedeutung	Kommentar
Typhus abdominalis	+++	ähnliches klinisches Bild (typhoid)
Malaria	+++	kein Exanthem, Blutausstrich, Dicker Tropfen
Masern	+++	rasch konfluierende Exantheme (Kinder)

Fortsetzung ▶

Tabelle 4.**10** (Fortsetzung)

Krankheiten	Bedeutung	Kommentar
Meningitis mit Purpura	+++	Rötung entwickelt sich schnell und früh
hämorrhagische Fiebererkrankungen	++	
Influenza	+	kein Exanthem

Therapie

Tetracyclin 4 × 500 mg/Tag, Doxycyclin 2 × 100 mg/Tag oder Chloramphenicol 4 × 500 mg/Tag für 7 Tage. Bei Kindern alternativ Makrolide in üblicher Dosierung, Fluochinolon-Präparate sind ebenfalls wirksam.

Prognose

Durch Antibiotikabehandlung Letalität < 2% (unbehandelt s. Tab. 4.**9**). Bisweilen monatelange Rekonvaleszenz. Rückfälle bei ungenügender Therapie möglich.

Prophylaxe

- Repellents
- Kontaktinsektizide
- Inspizieren des Körpers auf Zecken und vorsichtiges Entfernen
- Impfstoffe gegen *Rickettsia prowazeki, R. typhi murium* (*R. mooseri*), *R. typhi muium, R. conori, R. rickettsi und C. burneti* stehen für Laborpersonal und ähnliche Risikoberufe zur Verfügung.

Ehrlichiosen

Definition

Die Gattung der Ehrlichiosen gehört zur Familie der Rickettsiosen und ist mit den Rickettsien eng verwandt. Infektion mit Ehrlichia-Spezies, obligat intrazellulären Bakterien, die eine grippeähnliche Krankheit hervorruft. Die Übertragung einiger Arten erfolgt durch den Stich von Zecken.

Syn.: sennetsu fever *engl.:* ehrlichiosis

Epidemiologie

- Ehrlichiosen des Menschen sind insgesamt selten. Sie haben eine erhebliche veterinärmedizinische Bedeutung.
- Beim Menschen sind bisher drei Ehrlichia Genogruppen identifiziert worden: *Ehrlichia-sennetsu-Genogruppe* (*E. sennetsu*), Vorkommen in Japan und Südostasien. Ein Vektor wurde bisher nicht ermittelt. *Ehrlichia-canis-Genogruppe* (*E. chaffensis, E. ewingii*), Erreger der humanen monozytären Ehrlichiose (HME), sowie *Ehrlichia-phagocytophilia-Genogruppe* (*E. equi und E. phagocytophilia*), Erreger der humanen granulozytären Ehrlichiose (HGE). Die Übertragung dieser Krankheiten erfolgt durch Zecken. Ihre Verbreitung (Afrika, Europa, Nordamerika) und auch ihre Bedeutung sind noch nicht genau bestimmt.

Ätiologie und Pathogenese

- Intrazelluläre Erreger, befallen bevorzugt Granulozyten und Monozyten/Makrophagen.
- In mononukleären Leukozyten haufenartige Vermehrung in Zytoplasma-Vakuolen, so gen. Morulae
- Genaue Pathogenese ist noch unklar.
- Inkubationszeit: 5 – 10 Tage

Symptomatik

- E. sennetsu: Fieber, Kopfschmerzen, Muskel- und Gelenkschmerzen, generalisierte Lymphadenopathie und evtl. Hepatosplenomegalie. Selbstlimitierend.
- HME und HGE: wie oben und Hautausschlag (25%), Pneumonie, Panzytopenie. Komplikationen in 15% der Fälle: Enzephalopathie, Lungen- und Nierenversagen.

Diagnostisches Vorgehen

- Klinik, Anamnese des Zeckenbisses.
- Blutausstrich und Mikroskopie (evtl. „buffy coat" zur Anreicherung) zum Nachweis von intrazytoplasmatischen Einschlusskörperchen in Leukozyten (Morulae).
- Serologie: indirekte Immunfluoreszenz-Verfahren mit Nachweis spezifischer IgM- und IgG-Antikörper. Polymerase-Kettenreaktion (PCR) zum Nachweis bakterieller DNS (nur in Speziallabors)

Therapie

Tetracyclin 4 × 500 mg/Tag, Doxycyclin 2 × 100 mg/Tag über 10–14 Tage. Bei Kindern alternativ Makrolide in üblicher Dosierung, Fluochinolon-Präparate sind ebenfalls wirksam.

Prophylaxe

- Repellents. Vorsichtiges Zeckenentfernen.
- Es steht kein Impfstoff zur Verfügung.

Protozoonosen

Malaria

Definition

Sie ist die wichtigste Tropenkrankheit in den Endemiegebieten der Tropen und die wichtigste importierte Tropenkrankheit in Europa. Es kommt zu einem fieberhaften Krankheitsbild durch erythrozytären Befall mit Protozoen der Gattung Plasmodium:
P. falciparum – Erreger der lebensbedrohlichen Malaria tropica *P. vivax und P. ovale* – Erreger der Malaria tertiana *P. malariae* – Erreger der Malaria quartana

Syn.: Wechselfieber *engl.:* malaria

Epidemiologie

- Hauptverbreitungsgebiete: Afrika, insbesondere südlich der Sahara, Süd- und Mittelamerika, Pazifikregion sowie Süd- und Südostasien.
- Die Therapieresistenz der *Malaria tropica* in Südamerika, Südostasien und Afrika nimmt zu.
- 40 % (2,4 Mrd.) der Weltbevölkerung leben in Malariaregionen.
- 300–500 Mill. Erkrankungen/Jahr geschätzt, davon 90 % in Afrika.
- Ca. 1,5–3 Mill. Tote/Jahr, davon ca. 1 Mill. Kinder unter 5 Jahren.
- In Deutschland werden mit steigender Tendenz jährlich etwa 800–1000 Fälle gemeldet, davon 65 % *M. tropica* (s. auch S. 28).

Ätiologie und Pathogenese

Plasmodien sind intrazelluläre Protozoen. Vier menschenpathogene Formen sind bekannt, die drei verschiedene Krankheitsbilder verursachen (Tab. 4.**11**).

Tabelle 4.**11** Parasitologische und klinische Merkmale der Malaria

Krankheit	Erreger	Exoerythrozytäre Phase ≅ Inkubationszeit	Erythrozytäre Phase	Klinische Merkmale
Malaria tropica	*P. falciparum*	7 – 15 Tage bildet *keine* Leberhypnozoiten	48 Std., periodisches Fieber jedoch selten	potenziell tödlicher Verlauf, Therapieresistenz verbreitet. I. d. R. keine Rezidive nach erfolgter Abheilung
Malaria tertiana	*P. vivax*	12 – 18 Tage bildet Leberhypnozoiten	48 Std.	benigne Verlaufsform. Rezidive bis 2 J. nach Infektion. Seltene Komplikation: Milzruptur
	P. ovale			benigne Verlaufsform. Rezidive bis 5 J.
Malaria quartana	*P. malariae*	18 – 40 Tage bildet *keine* Leberhypnozoiten	72 Std.	benigne Verlaufsform. Rückfälle hier „Rekrudeszenz“ genannt, bis 50 Jahre nach Infektion möglich

Infektionszyklus (Abb. 4.**1**): Hauptwirt und Überträger der Malaria sind weibliche Stechmücken (60 Arten der Gattung *Anopheles*), die zur Eireifung menschliches Blut benötigen. Deren typisches Biotop bestimmt die Verbreitung der Malaria.

1. Während des Mückenstichs gelangen Sporozoiten mit dem Speichel der Mücke in die menschliche Blutbahn.
2. 30 Min. nach Inokulation dringen die Sporozoiten in die Leberparenchymzelle ein und entwickeln sich durch 48- bzw. 72-stündliche Teilung zu einem die Leberzelle ausfüllenden Gewebsschizonten (exoerythrozytäre Phase).
3. Es kommt zur Ruptur der befallenen Zellen, und die frei gewordenen Merozoiten haften sich über spezifische Rezeptorproteine an

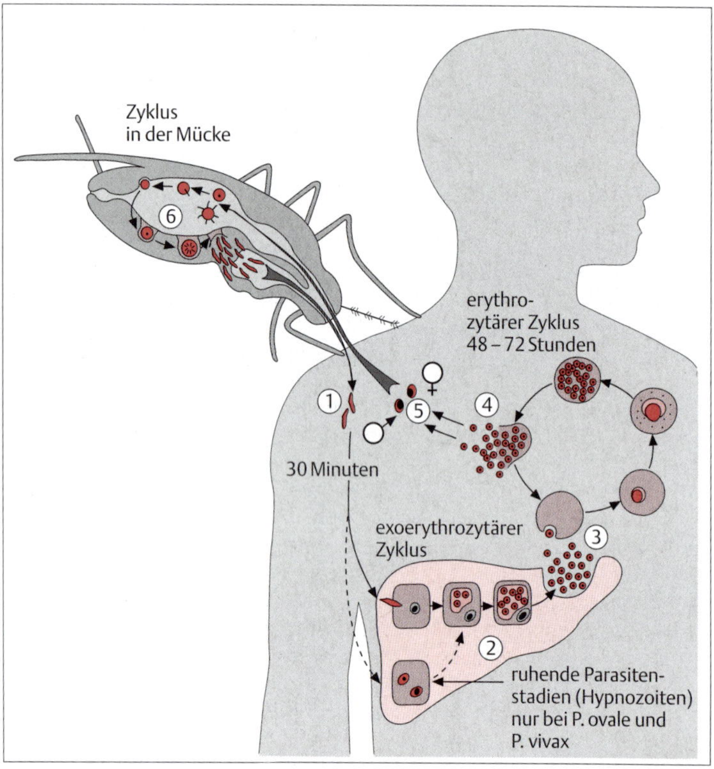

Abb. 4.**1** Entwicklungszyklus der Malariaplasmodien in Mücke und Mensch.

der Erythrozytenmembran an, stülpen diese ein und entwickeln sich in einer so geschaffenen parasitophoren Vakuole über ein „Ringstadium" zu reifen Blutschizonten (erythrozytäre Phase).

4. Deren Teilungsformen dringen nach Ruptur der befallenen Erythrozyten sofort in benachbarte freie Erythrozyten ein, und der erythrozytäre Zyklus beginnt von neuem.
5. Einige Merozoiten entwickeln sich zu männlichen (Mikrogametozyten) und weiblichen (Makrogametozyten) Geschlechtsformen und werden als solche beim Saugakt von der Mücke aufgenommen.
6. Im Mückenmagen findet die Befruchtung der weiblichen Gameten durch die männlichen Gameten statt. Die dadurch entstandene Zygote entwickelt sich zu einem Ookineten, der die Magenwand durchdringt und zur Oozyste wird. Diese enthält massenhaft Sporozoiten, die nach Freiwerden in die Speicheldrüse der Mücke gelangen.
7. Bei *P. vixax* und *P. ovale* verbleiben einige Leberschizonten als einzellige Hypnozoiten in einer Ruhephase. Diese Phase kann Monate bis Jahre dauern. Durch bislang kaum bekannte Faktoren (Stress, Operationen, Ko-Infektionen?) wird die weitere Entwicklung zu reifen Gewebsschizonten angeregt und Merozoiten entstehen, die erneut Erythrozyten befallen, so dass es zu den bekannten Rezidiven kommt.
8. Bei *P. malariae* nimmt man an, dass die Rezidive von Blutschizonten ausgehen, die in sehr geringer Zahl im Blutkreislauf persistieren. Das Wiederaufflammen der Infektion wird „Rekrudeszenz" genannt.
9. Bei *P. falciparum* gibt es keine Rezidive oder Rekrudeszenz.

Pathophysiologie: Das klinische Bild der Malaria wird durch den Befall bzw. den Zerfall der Erythrozyten bestimmt. Für die Malaria tropica werden folgende Mechanismen diskutiert:

- Hohe Parasitendichte durch Befall von Erythrozyten aller Altersstufen.
- Gesteigerter Glucosebedarf und anaerobe Glykolyse der Parasiten im befallenen Erythrozyten, dadurch Hypoglykämie und Lactatazidose.
- Zerplatzen der Erythrozyten führt zur hämolytischen Anämie und Aktivierung von Monozyten/Makrophagen.
- Nach Aktivierung von Monozyten/Makrophagen Synthese von proinflammatorischen Zytokinen wie Tumornekrosefaktor (TNF) und Interleukin-1 (IL-1), dadurch Fieber, Leukozytenaktivierung, Dyserythropoese, Permeabilitätssteigerung alveokapillarer Membranen.

- Parasiteninduzierte Proteine (z.B. PfEMP1, Rosettine) bilden knopfähnliche Vorwölbungen („knobs“) an der Oberfläche der Erythrozytenmembran. Dadurch kommt es zur Adhärenz und Sequestration der befallenen Erythrozyten im peripheren Gefäßbett. Kapillaren und postkapillare Venolen werden verstopft. Folge dieses „sludge“-Phänomens ist die Störung der Perfusion, Nutrition und Oxygenierung. Die entstehende Hypoglykämie, Hypoxie und Lactatazidose betrifft alle Organe, insbesondere das Gehirn.
- Bewohner in Endemiegebieten erwerben im Verlauf mehrerer Jahre eine Teilimmunität, die ein abgeschwächtes Krankheitsbild bewirkt, nicht jedoch die Infektion verhindert.
- Angeborene Schutzfaktoren:
  - Genetisch bedingte Hämoglobinopathien (z.B. Glucose-6-Phosphatdehydrogenase-Mangel, Thalassämie, Heterozygotie des Sichelzellgens) schützen durch verminderte Erythrozytenresistenz gegenüber oxidativem Stress vor massiven Parasitämien und bewirken verminderte Letalität.
  - Fehlendes Duffy-Blutgruppenantigen (gegen *P. vivax*).

Symptomatik

Malaria tropica: Die Symptomatik ist insgesamt uncharakteristisch. Viele der unten genannten Symptome können fehlen:

- Uncharakteristischer, oft ansteigender Fieberverlauf (über 38,5 °C), meist ohne erkennbaren Rhythmus. **cave:** Die immer wieder beschriebene Fieberperiodik alle 48 Stunden („Wechselfieber“) und die so gen. Malariaanfälle mit Wechsel von Schüttelfrost beim Fieberanstieg und Schweißausbruch bei Fieberabfall findet man bei Malaria tropica selten, insbesondere nicht im so entscheidenden Anfangsstadium.
- Kopf- und Gliederschmerzen, Abgeschlagenheit,
- Schüttelfrost, Schweißausbruch,
- Schwindel, Bewusstseinsstörung,
- Tachykardie,
- Erbrechen, Abdominalschmerzen, Diarrhö,
- Husten, Dyspnoe,
- abnehmende Urinausscheidung,
- Hepatosplenomegalie.

Malaria tertiana und quartana: Die Symptomatik ist insgesamt schwächer. Das Fieber neigt zu rhythmischem Verlauf (48 bzw. 72 Std.).

Komplikationen nur bei Malaria tropica (eines oder mehrere der folgenden Zeichen):

- Bewusstseinsstörungen bis Koma (zerebrale Malaria, nach Ausschluss anderer Ursachen),
- ausgeprägte Schwäche,
- wiederholte generalisierte Krampfanfälle,
- schwere normozytäre Anämie (Hb < 5 g/dl = 3,1 mmol/l und/oder HKT < 15%),
- Nierenversagen (Kreatinin > 3 mg/dl bzw. > 265 µmol/l, Ausscheidung < 400 ml/24 Std. bzw. < 12 ml/kg KG/24 Std. bei Kindern),
- Lungenödem,
- Hypoglykämie (BZ < 40 mg/dl = 2,2 mmol/l),
- Kreislaufkollaps, Schock (Blutdruck systolisch < 70 mm/Hg),
- Spontanblutungen,
- disseminierte intravasale Gerinnungsstörung (DIC),
- Hämoglobinurie,
- Azidose (arterielle pH < 7,25, Bikarbonat < 15 mmol/l),
- Ikterus (Bilirubin > 3,0 mg/dl = 50 µmol/l),
- Hyperpyrexie (> 40 °C rektal),
- Hyperparasitämie (> 5% der Erythrozyten von Plasmodien befallen); cave: paradox niedrige Parasitämie durch Sequestrierung der befallenen Erythrozyten im Kapillarstromgebiet.
- Thrombozytopenie nahezu pathognomonisch, aber kein Kriterium der komplizierten Malaria tropica.

Malaria in der Schwangerschaft:

- Schwangere haben häufig einen komplizierten Krankheitsverlauf. Es kann zu lebensbedrohlichen Anämien kommen.
- Malaria führt zu verringertem Geburtsgewicht, Gefahr der Früh- und Fehlgeburt.
- Eine transplazentare Übertragung der Malaria ist möglich, aber selten.

Malaria bei Kindern:

- Geht häufig einher mit Husten, Gastroenteritis und febrilen Konvulsionen.
- Bei Malaria tropica häufig komplizierte Malaria.
- Bei Malaria tertiana häufig febrile Kachexie.
- Bei Malaria quartana kann ein nephrotisches Syndrom auftreten.

Diagnostisches Vorgehen

- Daran denken: Tropenanamnese! Malaria ist die wichtigste akut lebensbedrohliche importierte Tropenkrankheit in Europa. Bei jedem fieberhaften Patienten nach einem Aufenthalt in für Malaria endemischen Gebieten muss, unabhängig von der weiteren Symptomatik, grundsätzlich an eine Malaria gedacht werden.
- Einnahme von Malariaprophylaxe oder nur kurzer Aufenthalt in einem Endemiegebiet schließen die Möglichkeit einer Malaria **keineswegs** aus.
- Der direkte lichtmikroskopische Nachweis der Plasmodien im Blut ist die Methode der Wahl (Goldstandard). Die Beurteilung der Blutausstriche gehört in die Hände von erfahrenen Spezialisten.
- Dicker Tropfen (Bluttropfen zirkulär auf dem Objektträger ausstreichen und antrocknen lassen, Giemsa-Anfärbung) bewirkt gegenüber dem Ausstrich eine Anreicherung um den Faktor 20 – 40 und ist zur Diagnose bei niedriger Parasitämie (0,1‰) unverzichtbar.
- Blutausstrich (insbesondere zur Differenzierung der unterschiedlichen Plasmodien) (Farbtafel I).
- Cave: bei schwerer Malaria tropica kann es durch kapillare Stase zu niedriger peripherer Parasitämie kommen, die nach Therapiebeginn zunächst ansteigen kann.
- QBC (quantitative buffy coat) hat ähnliche Sensibilität wie Dicker Tropfen, rascheres Ergebnis, jedoch teuer.
- Nachweis von plasmodienspezifischer DNS mittels PCR hat hohe Sensitivität, wird aber nicht in der Routinediagnostik eingesetzt.
- Immuno-chromatographische Schnelltests mit Teststreifen zum Nachweis von plasmodienspezifischen Antigenen (z. B. Parasight F®, MalaQuick®, ICT Malaria P.f.®) sind eine Ergänzung des diagnostischen Spektrums. Der mikroskopische Erregernachweis wird dadurch nicht ersetzt.
- Die Serologie (IFAT, ELISA) spielt in der Diagnostik der akuten Infektion keine Rolle. Sie hat anamnestische und epidemiologische Bedeutung.

Praxistipp

Jedes Fieber nach Tropenaufenthalt ist malariaverdächtig und damit bis zum Ausschluss ein internistischer **Notfall**. Die frühe Diagnose ist daher entscheidend für das Leben des Patienten. Dicke Tropfen und Ausstriche sollten unverzüglich und bei zunächst negativem Befund wiederholt angefertigt werden (alle 6 – 12 Std.). Nicht erst auf den nächsten Fieberschub warten, denn der Direktnachweis im Blut ist nicht nur im Fieberschub positiv, wenngleich er dann am deutlichsten ist. Findet der Ungeübte nach wenigen Minuten Plasmodien, bedeutet dies meist eine lebensgefährlich hohe Parasitendichte.

Differenzialdiagnose (Tab. 4.**12**)

Tabelle 4.**12** Differenzialdiagnose der Malaria

Krankheiten	Bedeutung	Kommentar
grippaler Infekt	++++	mit leichten Formen bzw. beginnender Malaria zu verwechseln, vor allem nach Rückkehr aus den Tropen
Typhus abdominalis	+++	oft sehr ähnlich, Blutkultur, Ausschluss Malaria
bakterielle Sepsis	++	Herd?, Blutkultur
Hitzschlag	++	Anamnese, Malariaausschluss
Meningitis, Meningoenzephalitis	++	Liquorpunktion
fulminante Hepatitiden	+	Lebertransaminasen, Serologie
Koma anderer Genese	+	z. B. hypoglykämischer Schock, intrakranielle Blutung, zerebraler Infarkt

Therapie

Malaria tropica: Durch Ausbildung von Medikamentenresistenzen des *Plasmodium falciparum* wird die Therapie zunehmend erschwert. Zur Wahl des Therapeutikums s. Tab. 4.**13. Sie richtet sich nach dem Infektionsgebiet und der dort vorherrschenden Resistenzsituation, dem Schweregrad der Erkrankung sowie nach einer evtl. vorausgegangenen Chemoprophylaxe (Abb. 4.2**). Die Therapie sollte stets stationär erfolgen, eine intensivmedizinische Betreuung sollte gewährleistet sein. Der supportiven Therapie, die sämtliche intensivmedizinischen Maßnahmen bis hin zur Austauschtransfusion beinhalten kann, kommt bei der komplizierten Malaria tropica eine oft lebensrettende Bedeutung zu.

Malaria tertiana und quartana: *Plasmodium ovale* und *P. malariae* sind chloroquinempfindlich. Nur vereinzelt werden Resistenzen bei P. vivax beobachtet (Südostasien und Pazifikregion). Malaria tertiana und quartana lassen sich in der Regel gut mit Chloroquin behandeln. Nur

Tabelle 4.**13** Malariatherapeutika

Medikament	Indikation	Plasmodium-falciparum-Resistenz	Therapeutische Dosierung	Unerwünschte Wirkungen (UW), Wechselwirkungen (WW), Kontraindikation (KI)
Chloroquin (Weimerquin®, Resochin®)	Therapie unkomplizierter Malaria tropica ohne Verdacht auf Resistenz sowie M. tertiana u. quartana Prophylaxe allein oder in Kombination mit Proguanil	Süd- u. Südostasien, Afrika, Amazonasbecken	1. initial 600 mg Base (10 mg/kg KG) 2. nach 6 Std. 300 mg (5 mg/kg KG) 3. am 2. und 3. Tag je 300 mg	UW: Kopfschmerzen, Schwindel, Hypotonie, Übelkeit, Magenschmerzen KI: G6PD-Mangel, Porphyrie, Psoriasis, Retinopathien
Chinin (Chininum®)	Therapie der komplizierten und ggf. der unkomplizierten Malaria tropica (wenn orale Therapie mit Atovaquon/Proguanil oder Mefloquin nicht möglich). Kein Prophylaktikum	Südostasien, insb. Thailand	1. 20 mg/kg KG über 4 Std. in 5% Glucose (Aufladedosis), nach 8 Stunden 2. 10 mg/kg KG über 4 Std. alle 8 Std. 3. frühstmögl. Umstellung auf orale Therapie (Chininsulfat) Gesamtdauer der Therapie 7 – 10 Tage	UW: Hypotonie, Hypoglykämie, Tinnitus, Seh- u. Hörstörungen, myokardiale Überleitungsstörung, vorzeitige Wehen WW: Mefloquin u. Halofantrin, Digitalis

Tabelle 4.**13** (Fortsetzung)

Medikament	Indikation	Plasmodium-falciparum-Resistenz	Therapeutische Dosierung	Unerwünschte Wirkungen (UW), Wechselwirkungen (WW), Kontraindikation (KI)
Atovaquon/ Proguanil (Malarone®)	Therapie der unkomplizierten Malaria, Prophylaktikum	Zur Zeit keine bekannt (Stand Feb. 2002)	250 mg/100 mg = 1 Tbl., 4 Tbl. (1000 mg/400 mg) als Einmaldosis an drei aufeinanderfolgenden Tagen bei KG > 40 kg. Kinder: 11 – 20 kg KG = 1 Tbl., 21 – 30 kg KG = 2 Tbl., 31 – 40 kg KG = 3 Tbl. jeweils über 3 Tage	UW: Kopfschmerzen, Magenschmerzen, Übelkeit, Erbrechen, Durchfall WW: bei gleichzeitiger Behandlung mit Metoclopramid, Tetracyclin, Rifampicin oder Rifabutin KI: schwere Lebererkrankung, Niereninsuffizienz (Clearance < 30 ml/min)
Mefloquin (Lariam®)	Therapie der unkomplizierten M. tropica ohne Organbeteiligung, wenn orale Medikation möglich und keine vorangegangene Prophylaxe o. Therapie mit Mefloquin o. Halofantrin erfolgt ist	Südostasien: Grenzgebiete Thailands zu Burma, Kambodscha und Laos, Afrika, Tansania	1. initial 750 mg 2. nach 8 Std. 500 mg 3. nach weiteren 8 Std. 250 mg (letzte Gabe entfällt bei KG < 60 kg) Kinder ab 5 kg/KG 25 mg/kg KG als Einzeldosis	UW: Übelkeit, Erbrechen, Schwindel, Konvulsionen, psychopathologische Erscheinungen, Bradykardie KI: Epilepsie Schwangerschaft 1. Trimenon, Kinder KG < 5 kg und vor dem 3. Lebensmonat WW: Ca-Antagonisten, β-Blocker, Chinin, Halofantrin ($T^1/_2$ Mefloquin ≅ 21 Tage)

Fortsetzung ▼

Tabelle 4.**13** (Fortsetzung)

Medikament	Indikation	Plasmodium-falciparum-Resistenz	Therapeutische Dosierung	Unerwünschte Wirkungen (UW), Wechselwirkungen (WW), Kontraindikation (KI)
Artemether/ Lumefantrin (Riamet®)	Therapie der unkomplizierten M. tropica einschließlich notfallmäßiger Selbstbehandlung. Kein Prophylaktikum		1 Tbl. = 20 mg/120 mg 1. Initial 4 Tbl. 2. nach 8 Std. weitere 4 Tbl. 3. 2 × tägl. je 4 Tbl. an Tag 2 und 3 Entspricht insgesamt 24 Tbl.	UW: Kopfschmerzen, Schwindel, Verdauungsstörungen KI: Herzerkrankungen Anwendung beschränkt auf Personen von mindestens 12 Jahren und > 35 kgKG
Halofantrin (Halfan®)	Therapie der unkomplizierten M. tropica. Äußerst restriktive Indikation. Therapie nur unter klinischer Überwachung. Nicht zur Prophylaxe oder notfallmäßigen Selbstbehandlung einsetzbar	Afrika, Thailand	Bei KG > 40 kg: 1. 3mal 2 Tbl. (à 250 mg) jeweils im Abstand von 6 Std. als Eintagesdosis (= 1500 mg) 2. bei Nichtimmunen Wiederholung nach 1 Woche	UW: lebensbedrohliche ventrikuläre Rhythmusstörungen, Übelkeit, Schwindel, Juckreiz KI: Schwangerschaft; vorhandene QT-Zeit-Verlängerung sowie Medikamente, die diese verlängernd beeinflussen
Sulfadoxin-Pyrimethamin (Fansidar®)	in Deutschland nicht mehr zugelassen. In Endemiegebieten häufig zur Therapie der M. tropica eingesetzt nicht zur Prophylaxe	Südamerika, Afrika	Erwachsene: einmalig 3 Tbl. (1 Tbl. enthält 500 mg Sulfadoxin und 25 mg Pyrimethamin)	UW: Lyell-Syndrom, Stevens-Johnson-Syndrom, Agranulozytose KI: Schwangerschaft, Sulfonamidunverträglichkeit, Folsäuremangel

Tabelle 4.**13** (Fortsetzung)

Medikament	Indikation	Plasmodium-falciparum-Resistenz	Therapeutische Dosierung	Unerwünschte Wirkungen (UW), Wechselwirkungen (WW), Kontraindikation (KI)
Primaquin (Nur über intern. Apotheke erhältlich)	Rezidivprophylaxe nach Therapie einer Malaria tertiana	nicht zur Therapie von P. falciparum	15 mg/Tag für 14 Tage	UW: gastrointestinale Beschwerden KI: Glucose-6-Phosphatdehydrogenase-Mangel (Gefahr der Methämoglobinbildung und Hämolyse)
Proguanil (Paludrine®)	Prophylaxe in Regionen mit Chloroquinresistenz, nur in Kombination mit Chloroquin wirksam		nicht zur Therapie	UW: Magen-Darm-Beschwerden, Haarausfall
Doxycyclin	Therapie der komplizierten M. tropica in Kombination mit Chinin. Zur Prophylaxe in Gebieten mit Mefloquinresistenzen als Alternative zu Atovaquon/Proguanil (für diese Indikation in Deutschland nicht zugelassen)		200 mg tägl. zusätzlich zur Chinintherapie	UW: phototoxische Wirkung, Störung der Zahnentwicklung, Fetopathien KI: Schwangerschaft, Kinder < 8 Jahre

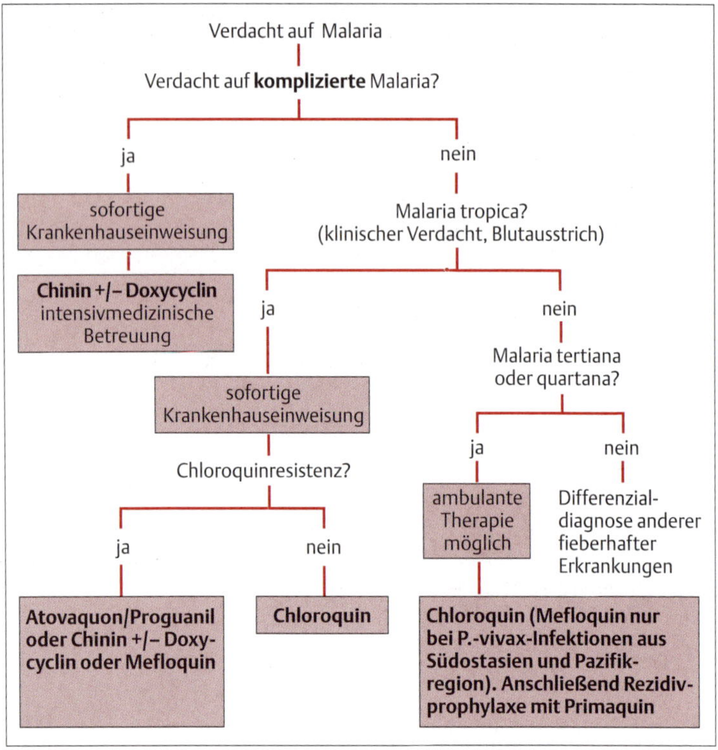

Abb. 4.**2** Therapeutisches Vorgehen bei Malariaverdacht.

bei einer P.-vivax-Infektion aus Südostasien oder der Pazifikregion kann die Therapie bei Chloroquinresistenz auch mit Mefloquin erfolgen. Bei Malaria tertiana sollte zur Abtötung der Hypnozoiten (Schläferform) in der Leber nach der Akuttherapie eine zweiwöchige Nachbehandlung mit Primaquin erfolgen (Rezidivprophylaxe). Dies ist bei der Malaria quartana nicht erforderlich, da hier keine Hypnozoiten vorhanden sind.

Die Behandlung der Malaria tertiana und quartana kann in Abhängigkeit vom klinischen Bild auch ambulant erfolgen.

Neuere Medikament-Entwicklungen: Atovaquon/Proguanil (Malarone®) erwies sich in verschiedenen Studien als effektiv in der Prophylaxe und Therapie der unkomplizierten Malaria tropica und ist seit 2001 in Deutschland für diese Indikationen zugelassen. Ein neues Kombinationspräparat aus dem Artemesinin-Derivat Artemether und

Lumefantrin (Riamet®) ist seit März 2001 zur Therapie der unkomplizierten Malaria tropica einschließlich der notfallmäßigen Selbstbehandlung einsetzbar. Zur Prophylaxe ist das Medikament bisher nicht zugelassen.

Prognose

Beim nichtimmunen Patienten ist die Malaria tropica oft eine uncharakteristische, schnell progrediente Erkrankung, die bei zu spät einsetzender Therapie tödlich verlaufen kann. Bei einer Parasitämie von > 5%: Beginn eines lebensgefährlichen Verlaufs!

Malaria tertiana und quartana enden auch unbehandelt selten tödlich und heilen, allerdings nach einigen Rückfällen, spontan aus. Dies mindert nicht die teils erhebliche Morbidität der Erkrankungen.

Prophylaxe

Vermeidung von Insektenstichen (Expositionsprophylaxe)

Die konsequente Anwendung der Maßnahmen zur Vermeidung von Insektenstichen kann das Risiko einer Malaria, aber auch von anderen durch Insekten übertragenen Erkrankungen (z. B. Dengue-Fieber) erheblich verringern:

- Anwendung von Moskitonetzen
- Einreiben unbedeckter Hautstellen mit mückenabweisenden Mitteln (Repellents)
- Tragen von hautbedeckender, heller Kleidung
- Aufenthalt in mückensicheren Räumen (Klimaanlage, Fliegengitter)

Die zusätzliche Verwendung von Insektenvertilgungsmitteln (Insektiziden) in Aerosolen, Verdampfern, Räucherspiralen („mosquito coils") u.ä. sowie zur Imprägnierung von Moskitonetzen bietet einen zusätzlichen Schutz.

Die Expositionsprophylaxe gegen die vorwiegend nacht- und dämmerungsaktiven Anophelesmücken ist angesichts der Resistenzentwicklung bei der Chemoprophylaxe besonders wichtig. Vor allem bei Säuglingen und Kleinkindern ist sie sehr effektiv durchzuführen (z. B. Moskitonetz über dem Bett).

Bekämpfung: Groß angelegte Malariabekämpfungsmaßnahmen nach dem Zweiten Weltkrieg sind in den Tropen weitgehend gescheitert; Devise der WHO ist daher nicht mehr die Ausrottung, sondern die Kontrolle der Malaria. Dazu gehören u. a. folgende Maßnahmen:

- Mückenbekämpfung durch Sprayen von Kontaktinsektiziden in Häusern,
- permethrinimprägnierte Moskitonetze,
- Bekämpfung von Mückenbrutplätzen mit chemischen und biologischen Larviziden (BTI),
- Besprühen der Hausinnenwände mit Insektiziden,
- Massenbehandlung des menschlichen Reservoirs mit gametoziden Mitteln (wenig erfolgreich).

Individuelle Prophylaxe: Zur breiten Anwendung geeignete Impfstoffe dürften in absehbarer Zeit nicht zur Verfügung stehen. Der in Kolumbien entwickelte Impfstoff Spf66 ergab in kontrollierten klinischen Studien bei Kindern in Tansania 1994 und in Gambia und Thailand 1995 keine oder nur unzureichende Wirksamkeit.

Die individuelle Malariaprophylaxe besteht aus der *Expositionsprophylaxe* (s. S. 83), der *Chemoprophylaxe* sowie der Mitnahme einer *Therapiereserve* („stand-by"). Letztere ist keine Prophylaxe im eigentlichen Sinne; Reisende sollten sie dann einsetzen, wenn Fieber oder andere malariaähnliche Symptome auftreten und ärztliche Hilfe nicht unmittelbar erreichbar ist. Eine ärztliche Untersuchung ist jedoch auch dann anzustreben. Die Notwendigkeit einer Chemoprophylaxe sowie die Wahl des Chemoprophylaktikums hängen vom individuellen und regionalen Infektionsrisiko sowie von Aufenthaltsdauer, Verträglichkeit etc. ab (s. Tab. 4.**14**). Die Empfehlungen zur Malariaprophylaxe unterliegen jedoch Änderungen und müssen auch innerhalb eines Landes unterschiedliche epidemiologische Bedingungen berücksichtigen. Aktuelle Informationen speziell für Kinder und Langzeitaufenthalte sollten bei den Tropeninstituten, entsprechenden Beratungsstellen oder der Deutschen Tropenmedizinischen Gesellschaft eingeholt werden. Die Empfehlungen der Gesellschaft (Stand Juli 2002) sind in Tab. 4.**14** und in der Abb. 4.**3** dargestellt. Konkrete Empfehlungen zu Hautrepellents werden auf S. 24 genannt.

Meldepflicht: Erregernachweis (Labormeldepflicht) ist an das Robert Koch-Institut zu melden.

Abb. 4.**3** DTG: Angepasst nach WHO International Travel and Health 2002 und „Schweizer Arbeitsgruppe Reisemedizin" (SAR). ▶

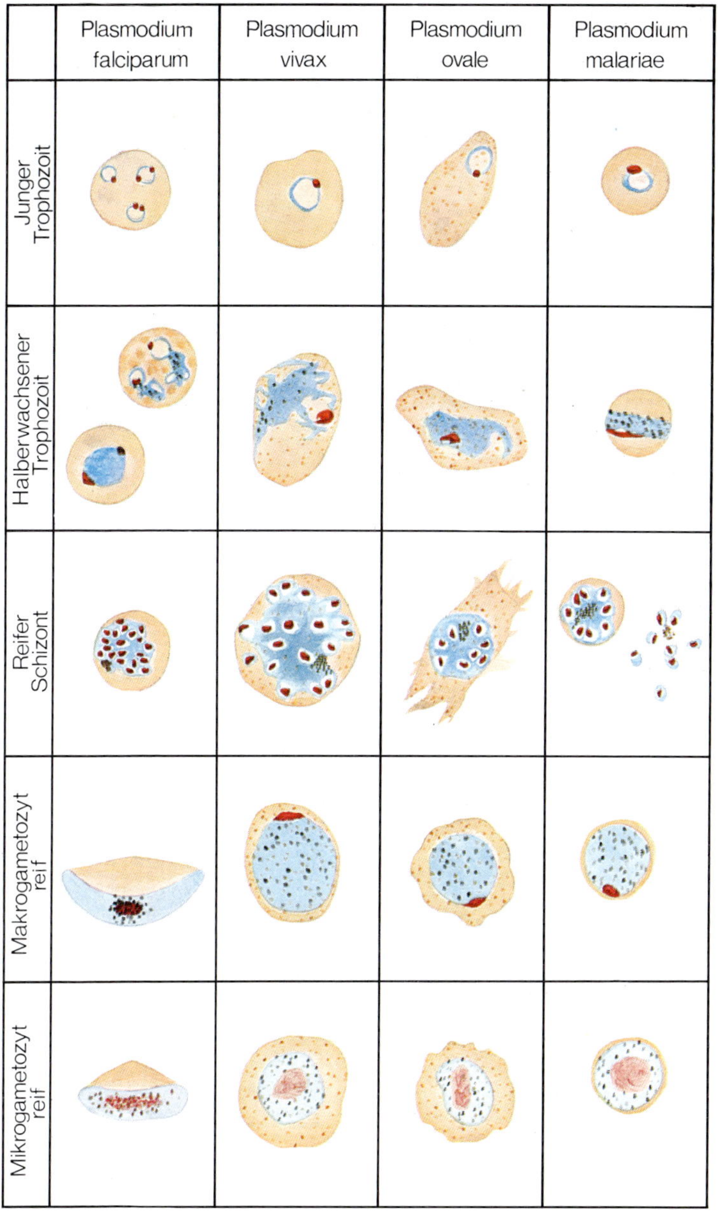

Differentialdiagnose der Malariaplasmodien im Blutausstrich (aus Kayser, F. H., K. A. Bienz, J. Eckert, J. Lindemann: Medizinische Mikrobiologie, 8. Aufl. Thieme, Stuttgart 1993).

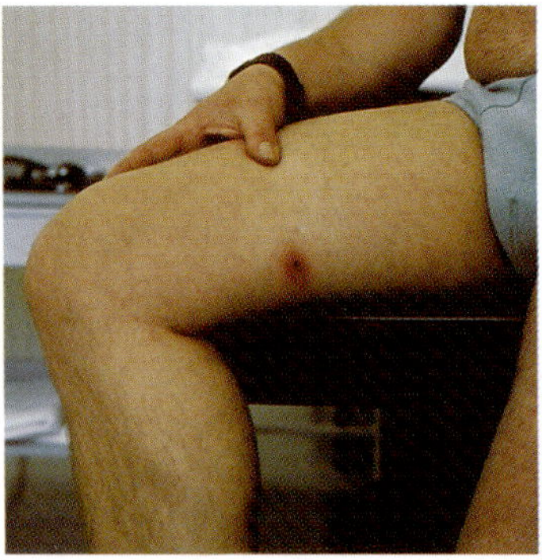

Abb. **1** Zeckenfleckfieber.

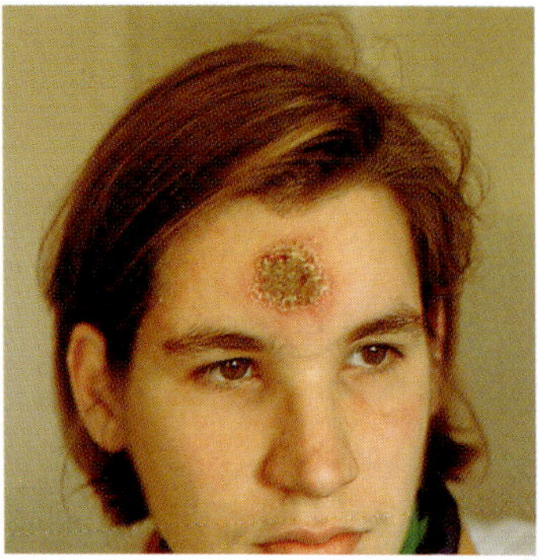

Abb. **2** Kutane Leishmaniase (alte Welt).

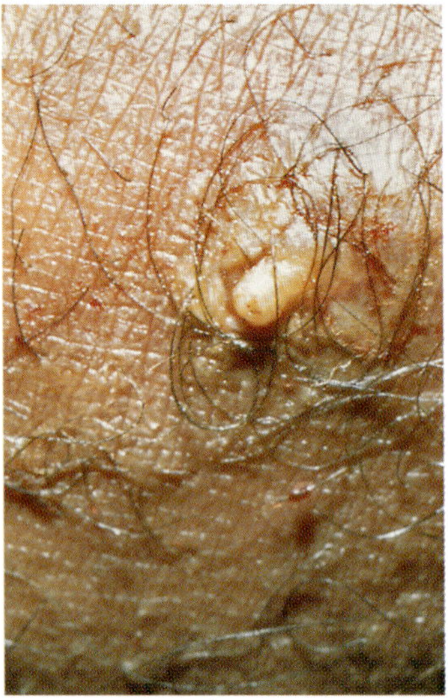

Abb. **3** Myiasis.

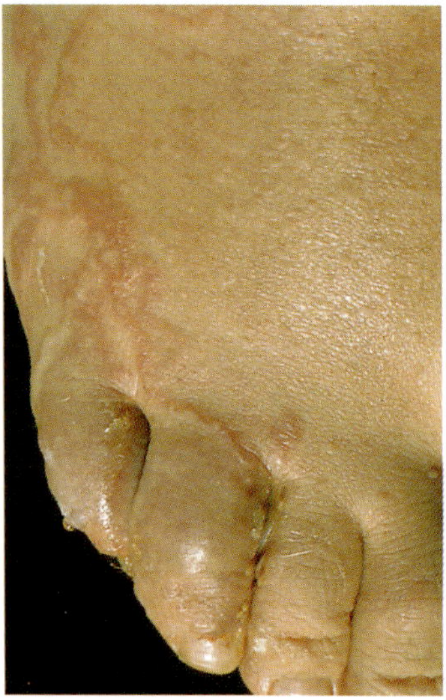

Abb. **4** Larva migrans cutanea.

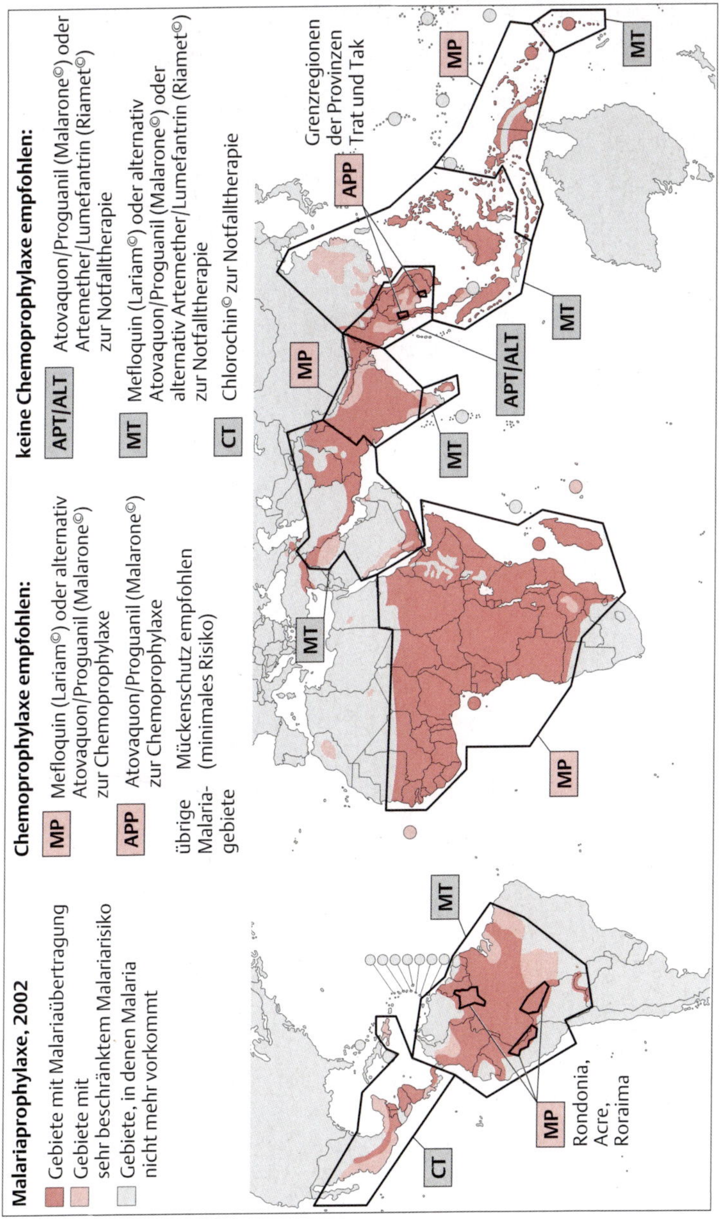
Malariaprophylaxe, 2002
Gebiete mit Malariaübertragung
Gebiete mit sehr beschränktem Malariarisiko
Gebiete, in denen Malaria nicht mehr vorkommt
Chemoprophylaxe empfohlen:
MP Mefloquin (Lariam©) oder alternativ Atovaquon/Proguanil (Malarone©) zur Chemoprophylaxe
APP Atovaquon/Proguanil (Malarone©) zur Chemoprophylaxe
übrige Malaria-gebiete Mückenschutz empfohlen (minimales Risiko)
keine Chemoprophylaxe empfohlen:
APT/ALT Atovaquon/Proguanil (Malarone©) oder Artemether/Lumefantrin (Riamet©) zur Notfalltherapie
MT Mefloquin (Lariam©) oder alternativ Atovaquon/Proguanil (Malarone©) oder alternativ Artemether/Lumefantrin (Riamet©) zur Notfalltherapie
CT Chlorochin© zur Notfalltherapie
CT
MP
Rondonia, Acre, Roraima
MT
MP
MT
MT
MP
MT
APT/ALT
APP
Grenzregionen der Provinzen Trat und Tak
MT
MP
MT

Tabelle 4.**14** Malariaprophylaxe für Reisende

Medikament	Prophylaxe	Notfallmäßige Selbstbehandlung
Artemether/Lumefantrin (Riamet)	nicht zugelassen	Initial 80 mg//480 mg = 4 Tabletten nach 8 h weitere 4 Tabletten dann zweimal tgl. je 4 Tabletten an Tag 2 und 3 (entspricht insgesamt 24 Tabletten)
Atovaquon/Proguanil (Malarone)	250 mg//100 mg = 1 Tablette 1 – 2 Tage vor bis 7 Tage nach Aufenthalt im Malariagebiet (Erwachsene mit KG > 40 kg; max. Aufenthaltsdauer: 28 Tage)	1000 mg//400 mg = 4 Tabletten Einmaldosis an drei aufeinander folgenden Tagen bei KG > 40 kg. Kinder: 10 – 20 kg KG = 1 Tablette/ 20 – 30 kg KG = 2 Tabletten/ 30 – 40 kg KG = 3 Tabletten/jeweils über 3 Tage
Chloroquin (Resochin, Weimerquin, Chlorochin)	300 mg Chloroquin-Base = 2 Tabletten Resochin pro Woche; bei über 75 kg 450 mg pro Woche (Kinder 5 mg/kg pro Woche) 1 Woche vor bis 4 Wochen nach Aufenthalt im Malariagebiet	600 mg Base = 4 Tabletten Resochin (Kinder 10 mg/kg), nach 6 Stunden und am 2. und 3. Tag je 300 mg (Kinder je 5 mg/kg)
Doxycyclin (z. B. Vibramycin)	100 mg pro Tag (nicht für Kinder unter 8 J.), 1 – 2 Tage vor bis 4 Wochen nach Aufenthalt im Malariagebiet	nicht geeignet

Tabelle 4.**14** (Fortsetzung)

Medikament	Prophylaxe	Notfallmäßige Selbstbehandlung
Mefloquin (Lariam)	250 mg = 1 Tablette pro Woche Kinder ab 3. Lebensmonat über 5 kg KG: 5 mg/kg KG pro Woche 1 Woche vor bis 4 Wochen nach Aufenthalt im Malariagebiet	initial 750 mg = 3 Tabletten; nach 6 – 8 h weitere 500 mg = 2 Tabletten; falls KG über 60 kg: nach weiteren 6 – 8 Stunden weitere 250 mg = 1. Tbl (Kinder ab 3. Lebensmonat > 5 kg KG: 25 mg/kg KG als Einzeldosis)
Proguanil (Paludrine) Nur in Kombination mit Chloroquin empfohlen	200 mg pro Tag (2 × 1 Tablette/Tag) (Kinder 3 mg/kg KG pro Tag)	nicht geeignet

(KG = kg Körpergewicht)

Leishmaniosen

Definition

Durch Leishmanien hervorgerufene Protozoenerkrankung, die sich als Haut- oder Schleimhaut- bzw. viszerale Leishmaniose äußert.

Syn.: Tab. 4.**15** *engl.:* leishmaniasis

Epidemiologie

- Viszerale Leishmaniose 400 000, kutane und mukokutane Leishmaniose 11 – 12 Millionen neue Fälle pro Jahr weltweit geschätzt. Eine zunehmende Bedeutung hat die Leishmaniose bei HIV-infizierten Patienten. Auf Grund der eingeschränkten zellulären Immunität kann der Erreger nicht endgültig eliminiert werden. Es kommt zu Rückfällen (50 %), ausgedehntem Befall mit teils ungewöhnlicher klinischer Manifestation und Parasitämie (Reservoir für Mücken). Die Leishmaniose wird zu den HIV-bedingten opportunistischen Infektionen gezählt.
- Regionen: s. Tab. 4.**15**

Ätiologie und Pathogenese

Die Leishmanien werden von Sandmücken *(Phlebotomus, Lutzomyia)* in die Haut inokuliert und von Makrophagen aufgenommen. Je nach Leishmanienspezies und Wirtsimmunität verursachen sie regionale Hautläsionen (Farbtafel 2, Abb. 2), befallen die Schleimhäute oder innere Organe. Nach Vorkommen werden die Leishmaniosen der so genannten „Neuen Welt“ in Mittel- u. Südamerika von denen der „Alten Welt“ in Asien, Afrika und Europa getrennt, da sie sich regional bezüglich des Reservoirs und auch im klinischen Bild unterscheiden. Inkubationszeit:

Viszerale Leishmaniose: 2 – 6 Monate
Kutane Leishmaniose: 2 – 8 Wochen

Tabelle 4.**15** Krankheitsbilder der Leishmaniosen

Krankheitsbild (Abkürzung)	Symptomatik	Regionale Bezeichnung
kutane Leishmaniose (KL)	meist ulzerierende, z. T. nekrotisierende Hautläsion mit schlechter o. später Spontanheilung	Orientbeule, Aleppobeule, Chiclero-Ulkus, Uta
mukokutane Leishmaniose (MKL)	oft massiv entstellende, z. T. lebensbedrohliche Affektion der Haut- und Schleimhautregionen des Gesichts	Espundia
diffuse kutane Leishmaniose (DKL)	bei immungeschwächten Patienten lepromatoide, sich ausbreitende Hautläsion mit schlechter Prognose	
viszerale Leishmaniose (VL)	schwere Allgemeinerkrankung mit rezidivierendem Fieber, Gewichtsverlust bis Kachexie, Hepatosplenomegalie und Panzytopenie, Hyperpigmentierung	Kala-Azar („schwarze Krankheit")
Post-Kala-Azar dermales Leishmanoid (PKDL)	diffuse erythematöse, später noduläre Hautläsionen, meist nach vorangegangener viszeraler Leishmaniase (Infektionsquelle für Überträgermücke)	

Fortsetzung ▼

Tabelle 4.15 (Fortsetzung)

	Viszerale Leishmaniose	Kutane Leishmaniose	Mukokutane Leishmaniose
Verbreitung	AW: Indien, Pakistan, China, Vorderer Orient, Mittelmeerraum (u. a. Portugal, Spanien), Ostafrika NW: Mittel- u. Südamerika	AW: Asien, Vorderer Orient, Ostafrika, Mittelmeerraum, NW: Mittel- u. Südamerika	Mittel- u. Südamerika
Krankheitsbilder	VL, PKDL, (KL)	KL, DKL	KL, MKL
Erreger	AW: *L. donovani, infantum* NW: *L. chagasi*	AW: *L. tropica, aethiopica, major* NW: *L.-mexicana*-Komplex	*L.-brasiliensis*-Komplex
Reservoir	Hunde, Nagetiere, Menschen	Hunde, Nagetiere, Menschen	Nagetiere
Diagnose	Knochenmarksaspirat, ggf. Leber-Milzpunktat, Kulturverfahren Polymerase-Kettenreaktion (PCR), Serologie	Biopsie o. Punktat aus Wundrand. Oft nur klinisch möglich.	Biopsie o. Punktat aus Wundrand, PCR; Serologie teilw. positiv
Therapie	Liposomales Amphotericin B (AmBisome®), 3 mg/kg KG i. v. Tag 1 – 6 sowie Tag 14 und 21. Gesamtdosis 20 – 30 mg/kg KG Alternativ: 5-wertige Antimonpräparate (Pentostam®, Glucantime®), 20 mg Sb/kg KG i. v. (weniger schmerzhaft) oder i. m. für 28 Tage	Bei KL der AW oft keine Therapie. Bei Gesichtsläsionen oder KL der NW: Antimonpräp. periläsional unterspritzt 1 – 2 pro Woche oder lokal Salbenbehandlung mit 15 % Aminosidin (Paromomycin®) in 10 % Harnstoff. Bei DKL verlängerte systemische Antimontherapie	fünfwertige Antimonpräparate, 20 mg Sb/kg KG für mind. 30 Tage systemisch (s. VL) Ketoconazol 600 mg/Tag 28 Tage

AW = Alte Welt; NW = Neue Welt.

Differenzialdiagnose (Tab. 4.16)

Tabelle 4.16 Differenzialdiagnose der Leishmaniosen

Krankheiten	Bedeutung	Kommentar
Viszerale Leishmaniose		
Tuberkulose	+++	Sputum, Thoraxröntgenaufnahme
Malaria	++	vor allem in Endemieregionen, Erregernachweis im Blut
Brucellose	+	Berufsanamnese, Blutkultur
Kutane u. mukokutane Leishmaniose		
Frambösie – Syphilis	+++	Wundabstrich, KBR, Immunfluoreszenztest
tropisches Ulkus	+++	Wundabstrich (bakterielle Untersuchung), Biopsie
Mykosen	++	Wundabstrich (nativ, Anreicherungskulturen)
Lepra – Tuberkulose	+	vor allem bei DKL

Praxistipp

Kutane Leishmaniose im Gesicht oder an den Händen/Armen kommt bei europäischen Reisenden nicht selten vor. Die Läsion ist durch chronische, jedoch meist benigne Verläufe gekennzeichnet.

Trypanosomiasis

Definition

Erkrankungen, hervorgerufen durch begeißelte Protozoen (Trypanosomen), die morphologisch ähnlich sind, jedoch völlig verschiedene Krankheitsbilder verursachen: Man unterscheidet eine südamerikanische Trypanosomiasis (Chagas-Krankheit) von zwei hiervon sehr verschiedenen, unter sich jedoch ähnlichen afrikanischen Trypanosomiasen (Schlafkrankheit) (Tab. 4.**17**, 4.**18**).

Syn.: Schlafkrankheit (für afrikanische Formen)

engl.: trypanosomiasis, sleeping sickness (für afrikanische Formen)

Tabelle 4.**17** Afrikanische Trypanosomiasis

	Westafrikanische Schlafkrankheit	**Ostafrikanische Schlafkrankheit**
Epidemiologie	20 000 – 30 000 Neuerkrankungen/Jahr	
Vorkommen	herdförmig in West- u. Zentralafrika (an Flußufern)	herdförmig in Ost- u. Südafrika (in Savannen)
Erreger	*Trypanosoma brucei gambiense*	*Trypanosoma brucei rhodesiense*
Vektor	*Glossina-palpalis*-Gruppe (Tsetsefliege)	*Glossina-morsitans*-Gruppe
Reservoir	hauptsächlich Mensch, Hausschwein, Hund	Antilopen, Rind, Mensch
Klinisches Bild	Trypanosomenschanker: schmerzhafte Primärläsion an der Inokulationsstelle (2 – 3 Wochen) mit Schwellung der regionalen Lymphknoten I. hämolymphatisches Stadium: periodische fieberhafte Phasen (Dauer ca. 1 Woche) mit starken Kopf- und Gliederschmerzen; generalisierte Lymphadenopathie (schmerzlos); flüchtige Ödeme, Aszites II: meningoenzephalitisches Stadium: gestörter (paradoxer) Schlafrhythmus, Somnolenz; Verhaltensstörung, Reizbarkeit; Meningoenzephalitis, Rigor, Tremor, Ataxie; Koma	
Besonderheiten	Trypanosomenschanker selten langsam progredienter Verlauf Stadium II erst nach 4 – 6 Monaten, häufig Tod infolge Mangelernährung u. Sekundärinfektionen	schneller Verlauf, akut, fieberhaft, Primärläsion in 80 % der Fälle häufig Herztod noch vor Stadium II Stadium II nach einigen Wochen
Diagnose	Parasitennachweis im Punktat des Primärschankers, aus Lymphknotenaspirat oder Liquor sowie im Blutausstrich oder Dicken Tropfen (Giemsa- oder Romanowski-Färbung) ggf. nach Anreicherungsverfahren (Zentrifugation, „buffy coat“). Serologie: spez. IgM und IgG (ELISA, IFAT), CATT (card agglutination trypanosomiasis test). Polymerase-Kettenreaktion (PCR)	

Tabelle 4.**17** (Fortsetzung)

	Westafrikanische Schlafkrankheit	**Ostafrikanische Schlafkrankheit**
Therapie	erst wenn Diagnose gesichert (hohe Toxizität der Therapeutika!): Stadium I: Suramin einschleichend Tag 1 (5 mg/kg) und Tag 3 (10 mg/kg) dann 20 mg/kg KG i. v. an Tag 7, 14, 21 oder (nur T. gambiense) Pentamidin 4 mg/kg KG/Tag i. m., 7 – 10 Tage Stadium II (Liquor positiv): Vorbehandlung mit Pentamidin bzw. Suramin, dann Melarsoprol i. v. in ansteigender Dosierung. Alternativ (bei T. gambiense): Nifurtimox oder Eflornithin	
Prognose	Unbehandelt immer tödlich. Bei frühzeitiger Behandlung im Stadium II: 90 % Heilung, z. T. Defektheilung. Melarsoproltherapie in 2 – 5 % tödlich!	
Kontrolle	Vektorbekämpfung (Insektizide, Tsetsefallen), aktive Fallsuche, Chemoprophylaxe mit Pentamidin nur noch selten indiziert	

Tabelle 4.**18** Amerikanische Trypanosomiasis

Epidemiologie	16 – 18 Millionen infiziert, ca. 2 Mill. erkrankt
Vorkommen	Mittel- u. Südamerika, vor allem in Slumregionen
Erreger	*Trypanosoma cruzi*
Vektor	Raubwanze *(Triatoma)*, vor allem in Lehmhütten
Reservoir	Mensch, Haustier, Opossum, Gürteltier
Klinisches Bild	Übertragung durch den Kot der Raubwanze, Blutspenden, Organtransplantate und kongenital. Befällt intrazellulär die glatte Muskulatur. Chagom an Inokulationsstelle. *Akute Phase:* 2 – 4 Wochen nach Infektion Fieber, Atemnot, Kardiomegalie, tritt meist im Kindesalter auf *Chronische Phase:* oft jahrzehntelange Latenz, chron. Myokarditis, Megakolon, Megaösophagus, Meningoenzephalitis

Fortsetzung ▶

Tabelle 4.**18** (Fortsetzung)

Diagnose	Akute Phase: Blutausstrich, Dicker Tropfen und andere Anreicherungen, Blutkultur, Xenodiagnose (Laborwanzen auf die Haut ansetzen und Blut saugen lassen), Herzmuskelbiopsie, ELISA, KBR, Immunfluoreszenztest und PCR (Speziallabors)
Therapie	Nifurtimox 8 – 16 mg/kg/Tag p. o. für 60 – 120 Tage oder Benznidazol 5 – 8 mg/kg/Tag p. o. für 30 – 60 Tage. Medikamente sind toxisch, anfänglich stationäre Überwachung notwendig
Prognose	Tod durch Herzversagen (bereits vorhandene Organschäden werden von Therapie nicht beeinflusst)
Kontrolle	Verbesserung der Wohnverhältnisse. Vektorbekämpfung mit Insektiziden. Screening von Blutspendern und Spenderorganen

Helminthosen (Filariosen)

Definition

Befall mit Fadenwürmern (Nematoden) der Gattung Filarioidea, die das lymphatische System, das oberflächliche oder tiefe Bindegewebe parasitieren.

Syn.: – *engl.:* filariasis

Epidemiologie (Tab. 4.**19**)

Ätiologie und Pathogenese

Die fadenförmigen adulten Würmer sind getrenntgeschlechtlich; die Weibchen gebären Larven (Mikrofilarien), die von verschiedenen blutsaugenden Insekten, welche gleichzeitig als Zwischenwirte dienen, übertragen werden. Die Mikrofilarien einiger Arten zirkulieren z. T. synchron mit dem zirkadianen Zyklus des Wirtes zwischen Lungenarteriolen und peripherer Strombahn (Tab. 4.**19**). Andere Mikrofilarienarten treten in der Haut auf. Die Krankheitserscheinungen sind zum einen durch die mechanische Verlegung der Lymphbahnen und zum anderen durch die Entzündungsreaktion des Wirtes auf die Würmer bedingt. Diese Entzündungsreaktion ist besonders stark, wenn die Würmer absterben, z. B. infolge einer Therapie (Mazotti-Reaktion). Aus diesem Grunde muss die Therapie einschleichend und unter Antihistamin-, ggf. Corticosteroidschutz erfolgen.

Tabelle 4.19 Filariosen des Menschen

Erreger	*Wuchereria bancrofti*	*Brugia malayi*	*Brugia timori*	*Loa loa*	*Onchocerca volvulus*	*Mansonella streptocera*	*Mansonella perstans*	*Mansonella ozzardi*
Vorkommen	Asien, Pazifik, Afrika, Mittel- u. Südamerika	Süd- Südost- u. Ostasien	Indonesien	afrikanischer Regenwald	Afrika, Mittel- u. Südamerika (ca. 20 Millionen Erkrankte)	Afrika	Mittel- u. Südamerika	Afrika, Südamerika
Krankheitsbezeichnung	lymphatische Filariosis, Elephantiasis			Loiasis, Augenwurm	Onchozerkose, Flussblindheit	keine, da keine spezifischen Symptome und Beschwerden		
Überträger	Mücken: *Culex, Aedes, Anopheles*	Mücken: *Anopheles, Aedes, Mansonia*	*Anopheles*	Fliegen: *Chrysops*	Kriebelmücken: *Simulium*	Mücken: *Culicoides*		
Lokalisation des Wurmes	Lymphsystem			(sub)kutanes Bindegewebe			Perikard, peritoneales Bindegewebe	
Auftreten der Mikrofilarien	Blut (zumeist nachtperiodisch)			Blut (tagperiodisch)	Haut (aperiodisch)		Blut (aperiodisch)	
Inkubationszeit	3 – 16 Monate	8 – 16 Monate		> 6 Monate	> 1 Jahr			
klinisches Bild	Lymphangitis, Lymphadenitis, remittierendes Fieber, Funikulitis, Orchitis, Chylurie, Hydrozele, Elephantiasis			oft symptomlos, juckende entzündliche Calabarschwellungen, flüchtige Filarie in der Konjunktiva	Hautknoten (Onchozerkom), umschriebener Pruritus, Dermatitis, Lymphadenopathie (Adenolymphozelen), Augenbefall		oft symptomlos subkutane Ödeme, Pruritus, Arthralgien, abdominelle Beschwerden	
		meist auf untere Extremitäten beschränkt			mit Erblindung	milder Verlauf, eher Thorax u. Oberarme		

Fortsetzung ▼

Tabelle 4.**19** (Fortsetzung)

Erreger	*Wuchereria bancrofti*	*Brugia malayi*	*Brugia timori*	*Loa loa*	*Onchocerca volvulus*	*Mansonella streptocera*	*Mansonella perstans*	*Mansonella ozzardi*
Diagnose	klinisches Bild, bei Hautveränderungen, Eosinophilie, Serologie (unspezifisch), Nachweis im Blut nach Mazotti-Reaktion (Provokation mit Diethylcarbamazin,cave: insbesondere bei hoher Filariendichte (Onchocerca volvulus) gefährliche Reaktionen inkl. Schock und Tod möglich!)							
	Punktion der Lymphvarizen oder der Hydrozele				Hautprobe („skin snip“) Nodulektomie			
Therapie	Diethylcarbamazin: einschleichend (1. Tag: 1 × 50 mg; 2. Tag: 3 × 50 mg; 3. Tag 3 × 100 mg; ab 4. Tag 3 × 150 mg bis Gesamtdosis erreicht) zusätzlich 2 Tage vor Therapie Beginn mit Betamethason (1 – 2 mg 3 mal tägl., nach einer Woche schrittweise reduzieren) lymphatische Filariosen; hauptsächlich Mikrofilarizid, Loa loa auch Makrofilarizid Therapie der Loa loa: bei hoher Mikrofilariämie Gefahr allergischer Enzephalitis Gesamtdosis des Diethylcarbamazin:				Ivermectin: p.o. 100 – 200 µg/kg KG einmalig. Jährliche Wiederholung!	Diethylcarbamazin (s. Loa loa) Dosierung:		Diethylcarbamazin wirkungslos; evtl. Ivermectin
	72 mg/kg	36 mg/kg	36 mg/kg	126 mg/kg		126 mg/kg	75 mg/kg	

Diagnostisches Vorgehen

- Geographische Anamnese, Klinik,
- Eosinophilie,
- Serologie (speziesunspezifisch),
- Parasitennachweis im Blut nach Anreicherung oder Provokation mit Diethylcarbamazin (wegen schwerer allergischer Reaktion nicht generell zu empfehlen), unbedenklicher ist ein Test mit topischer Anwendung einer DEC-haltigen (10%) Lotion zur Hautprovokation,
- Hautbiopsie (Onchocerca volvulus).

Differenzialdiagnose (Tab. 4.**20**)

Tabelle 4.**20** Differenzialdiagnose der Filariosen

Krankheiten	Bedeutung	Kommentar
andere Parasitosen mit Eosinophilie	+++	parasitologische Stuhluntersuchungen
Pruritus anderer Ursachen	++	z. B. Allergensuche
Lymphödeme anderer Ursachen	+	

Therapie

- *Wuchereria, Brugia* und *Loa loa:* Diethylcarbamazin, einschleichende Dosierung unter Corticoidschutz,
- Onchozerkose: Ivermectin, Einmaldosis, jährlich wiederholen.

Prophylaxe

Die Bekämpfung der Flussblindheit (Onchozerkose) hat durch konsequente Insektizidapplikation in Flüssen beachtliche Erfolge erzielt. Daneben wird durch jährliche Behandlung der betroffenen Bevölkerung mit Ivermectin das menschliche Reservoir an Mikrofilarien reduziert. Die Expositionsprophylaxe besteht aus bedeckender Kleidung und Repellentien (je nach Region auch tagsüber).

Praxistipp

Bei europäischen Reisenden kommen gelegentlich flüchtige Schwellungen der Haut vor. Eine Reise in Endemiegebiete liegt oft 9 – 12 Monate zurück. Typische Anamnese und Symptome müssen an Loiasis denken lassen.

Oral erworbene Infektionskrankheiten

Oral erworbene Infektionskrankheiten sind in der Regel mit niedrigem Standard der Wasserversorgung, Lebensmittelhygiene und Abwasserbeseitigung assoziiert und werden somit mittelbar oder unmittelbar fäkooral übertragen. Die meisten sind weltweit verbreitet. Hier werden exemplarisch nur die wichtigsten vor allem außerhalb Europas vorkommenden bzw. erworbenen besprochen (Tab. 4.**21**).

Tabelle 4.**21** Systematische Übersicht oral übertragener Infektionskrankheiten

Viren	Bakterien	Protozoen	Helminthen
Poliomyelitis Hepatitiden Enterovirosen (z. B. Rotavirus, norwalkähnliches Virus)	Salmonellosen Shigellosen Cholera Campylobacterenteritis Escherichia-coli-Kolitis	Amöbiasis Lambliasis Kokzidiosen Toxoplasmose	Nematodiasen (Ascaris, Trichuris, Oxyuren, Toxocara, Dracunculus u. a.) Zestodiasen (Taenia, Echinococcus u. a.) Trematodiasen (Opisthorchis, Paragonimus u. a.)

Virale Infektionen

Poliomyelitis

Definition

Das Poliovirus ist ein Picornavirus und ist der Erreger der Kinderlähmung.

Syn.: Kinderlähmung *engl.:* poliomyelitis

Epidemiologie

- Seit 1988 strebt die Weltgesundheitsorganisation die globale Eradikation der Kinderlähmung an.

- Poliomyelitis ist in den Industrieländern im Prinzip ausgerottet; so ist in Europa seit 1999 kein autochthoner Fall mehr gemeldet worden. Für Süd- und Mittelamerika gilt dies seit 1996.
- Poliomyelitis ist jedoch weiterhin endemisch in Afrika und Asien.

Ätiologie und Pathogenese

Nach oraler Infektion vermehren sich die Viren im Gastrointestinaltrakt und passieren nach einer Virämie die Blut-Hirn-Schranke. Im ZNS werden vorwiegend die Vorderhornzellen geschädigt und bewirken so die bekannten Lähmungserscheinungen. Daneben kann es zur aseptischen Meningitis kommen.

Symptomatik

Über 90% der Infektionen verlaufen inapparent („stille Feiung"). Sichtbare Krankheitszeichen treten nach einer Inkubationszeit von 1–2 Wochen auf. Es werden drei Krankheitsbilder unterschieden:

Abortive Poliomyelitis: 2–3-tägige, unspezifische, fieberhafte Grippesymptomatik mit Spontanheilung. Nach kurzzeitiger Besserung kann sich jedoch auch die paralytische Poliomyelitis einstellen.

Meningitische Poliomyelitis: Aseptische Meningitis mit rascher und vollständiger Heilung innerhalb weniger Tage.

Paralytische Poliomyelitis: Einige Tage nach der „abgeheilten" abortiven Poliomyelitis tritt erneut Fieber auf, begleitet von meningealen Reizsymptomen, schlaffer Lähmung, allgemeiner Muskelschwäche sowie Spasmen. In der Folge kommt es zu Atemstörungen, Myokarditis, Lungenödem, Atemwegs- und Harnwegsinfektionen. Die Lähmungen sind zum Teil reversibel, können aber auch einen progredienten Verlauf haben.

Nach der oral zu applizierenden Lebendimpfung (OPV, Sabin) kann es in seltenen Fällen ebenfalls zu Erkrankungen kommen („Impfpolio"). In Deutschland wird deshalb nur noch die Verwendung der inaktivierten Totvakzine (IPV, Salk) empfohlen. Aus ärztlicher Sicht ist die Aufrechterhaltung eines Polioimpfschutzes auch für jene, die nicht in Endemiegebiete fahren, nach wie vor anzustreben.

Diagnostisches Vorgehen

- Lähmungserscheinungen mit mononukleär-lymphozytärer Pleozytose bei normalen Glukose- und Proteinwerten im Liquor
- Virusnachweis in Stuhlproben, Liquor und ggf. Rachenabstrich
- Polymerase-Kettenreaktion
- Serologie (KBR, ELISA)

Differenzialdiagnose (Tab. 4.22)

Tabelle 4.22 Differenzialdiagnose der Poliomyelitis

Krankheiten	Bedeutung	Kommentar
Guillain-Barré-Syndrom	++	Die Sensibilität ist bei Polio erhalten Keine Pleozytose, starke Liquorproteinerhöhung
Bleivergiftung	++	klinisch sehr ähnlich

Therapie

Symptomatisch-supportive Behandlung. Physiotherapie, Verhinderung von Kontrakturen.

Prognose

2 – 5 % der Kinder und 15 – 30 % der Erwachsenen mit paralytischer Poliomyelitis sterben. Lähmungserscheinungen, die sich innerhalb der ersten 6 Monate nicht zurückgebildet haben, persistieren in der Regel.

Praxistipp

Entgegen der irreführenden Bezeichnung Kinderlähmung kann Poliomyelitis sehr wohl im Erwachsenenalter auftreten; sie verläuft dann sogar schwerer als in der Kindheit!

Prophylaxe

- Eine gut wirksame Impfung mit einer inaktivierten Totvakzine (IPV, Salk) steht zur Verfügung (S. 17).
- Dieser Totimpfstoff kann auch bei Immunsupprimierten angewendet werden.
- Der orale Lebendimpfung (OPV, Sabin) wird in Deutschland nicht mehr empfohlen.
- Um ein Wiederauftreten von Poliomyelitis zu verhindern, sollte – angesichts des häufigen Reiseverkehrs in und der Einwanderung aus Endemiegebieten – auch die erwachsene Bevölkerung regelmäßig geimpft werden.
- Bei Auftreten neuer Fälle ist die gesamte Umgebung konsequent zu impfen.

Meldepflicht: Krankheitsverdacht, Erkrankung und Tod (Arztmeldepflicht) sowie der Erregernachweis (Labormeldepflicht) sind unabhängig voneinander an das Gesundheitsamt zu melden.

Hepatitis A und E

Die Hepatitis ist eine der häufigsten oral übertragenen Tropenkrankheiten. Hepatitis A und E werden fast ausschließlich fäkal-oral übertragen. Für sie gelten die bereits oben erwähnten prophylaktischen Maßnahmen bei der Zubereitung von Getränken und Speisen. Ätiologie und Krankheitsbild werden zusammen mit den anderen viralen Hepatitiden S. 143 besprochen.

Bakterielle Infektionen

Reisediarrhö

Definition

Meist harmlose, kurzfristige Gesundheitsstörung im Zusammenhang mit Reisen in fremde, vorwiegend subtropische oder tropische Zonen, hervorgerufen durch verschiedene enteropathogene Keime.

Syn.: zahlreiche lokale Bezeichnungen: „Montezumas Rache", Tourista etc.

engl.: traveler's diarrhea

Epidemiologie

- Auftreten bei Reisen in südliche Länder,
- Inzidenz in Afrika und Asien bei 30 – 40 % aller Reisenden, Mittelmeerraum und Karibik bei 15 %,
- Kleinkinder, Jugendliche und Ältere besonders häufig betroffen,
- kein geschlechtsspezifischer Unterschied.

Ätiologie und Pathogenese

Die am häufigsten isolierten Erreger sind enterotoxinbildende Escherichia-coli-Keime (ETEC), vor allem im Sommer und in der Regenzeit. Im Winter und in der Trockenzeit herrscht Campylobacter jejuni vor. Die Unterschiede zwischen den Kontinenten sind gering. In 30 – 50 % der untersuchten Fälle lässt sich kein pathogener Keim nachweisen. Dennoch dürften mittelbar oder unmittelbar fäkal kontaminierte Speisen die Ursache sein. Leichtsinn und Ignoranz der Reisenden diesbezüglich sind oft sehr groß.

Selbstverständlich kann sich hinter einer akuten Reisediarrhö auch eine Lebensmittelintoxikation durch Toxin-produzierende Bakterien (z. B. *Staphylococcus aureus* oder *Bacillus cereus*), eine virale Infektion (z. B. Adeno-, Norwalk-, oder Rotavirus), eine Salmonellenenteritis oder eine andere bakterielle Darminfektion verbergen.

Symptomatik

Beginn der Durchfälle meist am 3. Aufenthaltstag. Nur 25% der Reisenden haben 6 und mehr Tage lang Durchfall. Der Durchfall ist begleitet von Erbrechen (in 15% der Fälle), Nausea und Fieber (15%), Bauchkrämpfen (50%), Blut- (15%) und Schleimbeimengungen (20%).

Diagnostisches Vorgehen

Anamnese und klinischer Befund. Im akuten Stadium wird meist kein Arzt aufgesucht. Bei persistierender Diarrhö sollte ein bakteriologischer Nachweis versucht werden.

Differenzialdiagnose (Tab. 4.**23**)

Tabelle 4.**23** Differenzialdiagnose der Reisediarrhö

Krankheiten	Kommentar
Escherichia-coli- und Campylobacterenteritis	Wesentliche Unterschiede bestehen in bezug auf die Escherichia-coli-Serotypen der normalen Darmflora zwischen Industrieländern und Tropen. Florawechsel folgt dem Ortswechsel
ETEC = enterotoxinbildende Escherichia coli	Symptomatik: nach 1 – 9 Tagen Inkubationszeit variable bis choleraähnliche Durchfälle mit Bauchkrämpfen und Fieber Therapie: spontane Heilung bzw. Rehydrierung, Antibiotika meist nicht erforderlich
EPEC = enteropathogene Escherichia coli	ähnlich wie ETEC, jedoch gelegentlich persistierende schleimigblutige Durchfälle und Erbrechen Therapie: adäquate Rehydrierung, eventuell Antibiotika (cave Resistenzen)
EHEC = enterohämorrhagische Escherichia coli	Asymptomatische Verläufe bis hämorrhagische Colitis. Produzieren shigaähnliche Toxine und können zu hämolytischer Anämie, Thrombozytopenie und Nierenversagen führen (HUS = hämolytisch-urämisches-Syndrom)

Tabelle 4.**23** (Fortsetzung)

Krankheiten	Kommentar
EIEC = enteroinvasive Escherichia coli	dysenterisches Bild durch Erregerinvasion in die Kolonmukosa mit Bauchschmerzen, Fieber, toxischen Zeichen, Blut und Schleim im Stuhl, ruhrartiges Bild
Campylobacter jejuni	tierisches Reservoir (Haustiere), Übertragung durch kontaminierte tierische Produkte. Asymptomatischer bis dysenterischer Verlauf Therapie: symptomatisch, in hartnäckigen Fällen Erythromycin, Chinolone

Therapie

- Bei unkomplizierter Reisediarrhö Erwachsener: Normal weiter essen und vermehrt trinken, insbesondere zuckerhaltige Getränke, dazu Salzgebäck.
- Motilitätshemmer (z. B. Loperamid). Als Monotherapie bei dysenterischen Verläufen (Fieber und blutig-schleimige Stühle) sind Motilitätshemmer allerdings kontraindiziert.
- Bei Kindern und Älteren mit starkem Flüssigkeitsverlust ist eine orale Rehydrierungstherapie angezeigt.
- Antibiotika: nur bei schwerem oder persistierendem Durchfall, bei Fieber mit blutig-schleimigen Durchfällen (z. B. Chinolone).
- Eine medikamentöse Prophylaxe der Reisediarrhö könnte, wenn indiziert, mit Chinolonen oder ggf. mit Wismutsubsalicylat durchgeführt werden.
- Alle anderen angeblichen Durchfallmedikamente haben eine fragliche Wirksamkeit.
- Bei Persistenz der Erkrankung nach Reiserückkehr sollte der Erregernachweis vor Therapie angestrebt werden (auch parasitologische Stuhldiagnostik bedenken!).

Unerwünschte Wirkungen:

Loperamid: u. U. Pseudoileus,

Chinolone: Photosensibilität, bullöses Exanthem bei Sonnenexposition (cave Tropenreisende).

Kontraindikationen:

Loperamid: Bei Säuglingen und Kleinkindern sowie bei fieberhaften und/oder blutig-schleimigen Durchfällen kontraindiziert.

Chinolone: Chinolonüberempfindlichkeit, Schwangerschaft, Leber- und Nierenerkrankungen, zerebrale Anfallsleiden.

Prognose

Gut.

Prophylaxe

- „Cook it, peel it or forget it."
- Keine Chemoprophylaxe, Impfung gegen ETEC in klinischer Prüfung.

Praxistipp

Keine überstürzte Antibiotikatherapie.

Shigellose

Definition

Die Shigellose ist eine bakterielle Durchfallerkrankung, die durch vier Spezies der Gattung Shigella verursacht wird.

Syn.: bakterielle Ruhr, bakterielle Dysenterie

engl.: shigellosis

Epidemiologie

- *Shigella* ist einer der häufigsten bakteriellen Durchfallerreger in den Tropen.
- Shigellose tritt vor allem auf unter beengten, unhygienischen Lebens- und Ernährungsbedingungen mit Mangel an adäquater Wasserversorgung.
- Die Übertragung erfolgt über kontaminierte Speisen, Wasser oder als Kontaktinfektion direkt von einer Person zur anderen.

Ätiologie und Pathogenese

Die Erreger der Shigellose sind *Shigella dysenteriae, S. flexneri, S. boydii* und *S. sonnei*, gramnegative Stäbchen der Familie Enterobacteriaceae.

Schon eine geringe Keimzahl ist infektiös (10 – 100), wenn sie oral aufgenommen wird. Die Keime dringen in die Dickdarmmukosa ein und verursachen membranös belegte Läsionen. Die Pathogenität wird teilweise durch die Exkretion des Shiga-Toxins verstärkt.

Symptomatik

Nach einer Inkubationszeit von 1–5 Tagen beginnt die Erkrankung mit Übelkeit und wässrigen oder breiigen Durchfällen. Dem Stuhl sind oft Blut und eitriger Schleim beigemengt, und es kommt zu Tenesmen und Fieber. Die Stuhlfrequenz ist sehr hoch. Zu den Komplikationen gehören schwere Elektrolytstörungen, toxisches Megakolon, Darmperforation und Peritonitis, Konvulsionen, hämolytisch-urämisches Syndrom und Shigellensepsis. Nach einer Shigelleninfektion entsteht bei Erwachsenen gelegentlich ein *Reiter-Syndrom*.

Diagnostisches Vorgehen

- Stuhlproben oder Rektalabstrich zur Herstellung einer Kultur.
- Wenn Stuhlkulturen nicht möglich sind, kann eine deutliche Leukozytose bei mikroskopischer Betrachtung der Stuhlprobe, verbunden mit charakteristischer Klinik, ein guter Hinweis auf Shigellose sein.
- Serologische Untersuchungen sind für die Diagnose der akuten Erkrankung nicht sinnvoll, wohl aber für epidemiologische Fragestellungen und retrospektive Bewertung einer Erkrankung.

Differenzialdiagnose (Tab. 4.**24**)

Tabelle 4.**24** Differenzialdiagnose der Shigellose

Krankheiten	Bedeutung	Kommentar
Amöbiasis	+++	in der Regel fieberfrei
Lambliasis	++	ebenfalls fieberfrei, ähnliche Stühle
E.-coli-Infektion und virale Durchfallerkrankungen	++	seltener Blut- oder Schleimbeimengungen

Therapie

Die Shigellose bedarf neben einer ausreichenden Rehydratationstherapie oft einer antibiotischen Therapie. Letztere ist insbesondere in schweren Fällen indiziert. Die Resistenzsituation ist sehr unübersichtlich und regional verschieden. In den Tropen ist zumeist Ampicillin oder Cotrimoxazol wirksam. In Fällen bekannter regionaler Resistenz ist auch die Gabe von Chinolonen berechtigt.

Prognose

- In Epidemien beträgt die Letalität 2–6%. Bei Kindern, insbesondere bei mangelernährten, kann sie bis 20% betragen.
- Problematisch sind besonders Epidemien in Flüchtlingslagern, bei denen multiple Therapieresistenzen auftreten.

Prophylaxe

- Da die Übertragung nicht allein über Wasser oder Lebensmittel erfolgt, muss vor allem die allgemeine Hygienesituation verbessert werden (ausreichende Wasserversorgung, häufiges Händewaschen mit Seife).
- Wirksame Impfstoffe sind in der Entwicklung und stehen noch nicht zur Verfügung.

Meldepflicht: Krankheitsverdacht, Erkrankung und Tod (Arztmeldepflicht) sowie der Erregernachweis (Labormeldepflicht) sind unabhängig voneinander an das Gesundheitsamt zu melden.

Cholera

Definition

Akute enterotoxische, potenziell lebensbedrohliche Dünndarmerkrankung mit profusen „reiswasserartigen" Durchfällen, Erbrechen und Dehydratation, die unbehandelt zu Schock und Tod führen kann. Cholera wird hervorgerufen durch *Vibrio cholerae* Serogruppe 01 und 0139. Die Serogruppe 01 kann in den „klassischen" Biotyp und in den Biotyp „El Tor" unterteilt werden.

Syn.: – *engl.:* Cholera

Epidemiologie

Vibrio cholerae 01 Biotyp *El Tor* ist der Hauptkeim der aktuellen weltweiten Cholerapandemie. Er zeigt erhöhte Tendenz zu Endemien, geringere Infektiosität und längeres Überleben in der Umgebung als der klassische Choleraerreger *Vibrio cholerae.*

Verbreitung: Von den Herdgebieten der Cholera in Süd- und Südostasien gingen bis heute sieben Pandemien aus. Die letzte, hervorgerufen durch den Biotyp *Vibrio cholerae El Tor,* verbreitet sich seit 1961 von Sulawesi aus über ganz Südostasien, den pazifischen Raum, Südasien bis nach Afrika, wo Cholera seit 1970 endemisch ist. Seit 1973 treten sporadische Fälle im Vorderen Orient, in Osteuropa und im Mittelmeerraum auf. Seit 1991 ist Cholera nach einem heftigen Ausbruch in Peru in Südamerika endemisch.

In 2000 wurden der WHO aus Asien 11246 Fälle gemeldet. Schwerpunktländer waren Afghanistan, China, Indien, Iran, Irak, Kambodscha, Malaysia und die Philippinen. Der 1992 erstmals in Indien und Bangladesh isolierte neue pathogene Serotyp 0139 (Bengal) hat inzwischen zu größeren Ausbrüchen in 11 asiatischen Ländern geführt. Aus Afrika wurden im Jahr 2000 118 932 Fälle aus 27 Ländern gemeldet. Schwerpunktländer waren Burundi, Kenia, die Komoren, DR Kongo (ehemals Zaire), Ghana, Madagaskar, Mozambik, Nigeria, Südafrika und Tanzania. Im vergangenen Jahrhundert wurde die Cholera 1991 erstmals nach Südamerika (*Vibiro cholerae* Biotyp El Tor) eingeschleppt. Die darauf folgende Epidemie führte in den nächsten 6 Jahren zu 1,4 Millionen Cholerafällen. Die Situation hat sich in den letzten Jahren etwas stabilisiert, und 2000 wurden 3101 Fälle an die WHO gemeldet. Die Schwerpunktländer waren Brasilien, El Salvador, Guatemala, Peru und Venezuela.

Einschleppungen nach Europa und Nordamerika kommen vereinzelt vor. Autochthone Fälle wurden in den letzten Jahren aus Rumänien, Russland und der Ukraine gemeldet.

Übertragung: fäkooral durch fäkal kontaminiertes Wasser, Meeresfrüchte, Fische, u.a. roh genossene Nahrungsmittel. Mensch ist Wirt und Reservoir zugleich. Infektionsrate sehr hoch, Erkrankungsrate 1 : 2 bis 1 : 4 bei *V. cholerae,* 1 : 30 bis 1 : 100 bei *V. cholerae El Tor.* Gesunde, leicht erkrankte oder rekonvaleszente Ausscheider spielen bei der Übertragung eine große Rolle.

Menschenansammlungen unter hygienischen Missständen in urbanen Slums und Flüchtlingslagern mit schlechter Wasserversorgung, aber auch entlang von Migrationsrouten stellen das Reservoir dar. Biotyp *El Tor* überlebt außerhalb des menschlichen Darms wesentlich länger als *V. cholerae 01.* Blutgruppe-0-Träger haben ein doppelt so hohes Erkrankungsrisiko wie AB-Gruppenträger.

Ätiologie und Pathogenese

Bei neutralem oder alkalischem Magensaft genügen 10^3 Vibrionen, um den oberen Dünndarm rasch zu besiedeln. Bei normazidem Magensaft sind höhere Keimdosen erforderlich. *Vibrio-cholerae*-Enterotoxin stimuliert die Adenylatcyclaseaktivität der Dünndarmenterozyten, in denen sich cAMP akkumuliert, somit die Natrium- und Chloridionen-Absorption unterbindet und gleichzeitig die NaCl-, Kalium- und Bicarbonatsekretion erhöht. Hierdurch entsteht ein erheblicher Verlust isotoner Flüssigkeit durch den Darm. Diese Schädigung der Enterozyten ist irreversibel. Die Resorptions- und Sekretionsstörung verschwindet erst mit nachwachsenden, nicht mehr toxingeschädigten Mukosazellen.

Symptomatik

Inkubationszeit wenige Stunden bis 3 Tage. Häufig subklinischer oder milder Verlauf. Erregerdosis, pH des Magensafts und Ernährungszustand entscheiden über die Schwere des Krankheitsbildes. Akuter Beginn mit „reiswasserartigen" Durchfällen von bis zu 10 l pro Tag, unter Rehydratation entsprechend mehr. Leibschmerzen, Erbrechen, rasche Entwicklung eines schweren Krankheitsbildes. Exsikkose: Hautfalten, eingefallene Augäpfel, Waschfrauenfinger; Hyponatriämie, Hypokaliämie, Azidose, hypovolämischer Schock, Oligo- bis Anurie, Hypothermie, Unruhe, Benommenheit, Muskelkrämpfe. Der Zustand kann ohne Therapie innerhalb von Stunden oder Tagen zum Tod führen. Bei günstigem Verlauf nehmen die Durchfälle 3–6 Tage nach Therapie ab. Harnausscheidung und Kreislauf stabilisieren sich. Danach rasche Rekonvaleszenz.

Diagnostisches Vorgehen

Anamnese und klinisches Bild geben Verdachtshinweise, wenn möglich Rektalabstrich und Erregernachweis im Stuhl und Erbrochenen. Mikroskopisches Bild (wenn möglich im Dunkelfeld) zeigt massenhaft „fischzugartig" angeordnete Vibrionen. Vibrionen sind gramnegative, kommaförmige Stäbchen mit einer endständigen Geißel und einer Größe von $0{,}5 \times 1{,}5–3$ nm. Agglutination mit spezifischen Antiseren zur Identifizierung im Einzelfall oder zur Aufklärung von Epidemien ist möglich. *V. cholerae* kann in Kulturmedien transportiert und kultiviert werden.

Differenzialdiagnose

Das Vollbild der Cholera ist charakteristisch und beängstigend. In leichten und mittelschweren Fällen und Stuhlmengen < 1 l ist sie kaum von Durchfällen anderer Ätiologie zu unterscheiden (Tab. 4.**25**). Die Krankheit sistiert dann nach 2–4 Tagen.

Tabelle 4.25 Differenzialdiagnose der Cholera

Krankheiten	Bedeutung	Kommentar
Enterotoxische-Escherichia-coli-Enteritis	+++	
Salmonellenenteritis	+++	Das Risiko europäischer Reisender in Cholera-Endemiegebieten ist bei guter persönlicher Ernährungshygiene extrem gering (1 : 500 000)
Shigellenruhr	++	
Campylobacter-jejuni-Enteritis	+	
Nicht-01/0139-Vibrionen-Infektionen (> 100 Serotypen)	+	Das Risiko, an einer der anderen Darminfektionen zu erkranken, ist um ein Vielfaches höher
Nichtcholeravibrionen-(Vibrio parahaemolyticus u. a.)Infektionen	+	

Therapie

Wesentlich sind die Aufrechterhaltung des Flüssigkeits- und Mineralhaushalts und die Beseitigung der Azidose. Sofern der Patient trinken kann, noch kreislaufstabil ist, Darmgeräusche hat und nicht mehr als 7 – 8 % Körpergewicht verloren hat, ist eine orale Rehydratation vorzuziehen. Orale Rehydratationslösung (WHO): 3,6 g NaCl, 1,5 g KCl, 2,9 g Trinatriumcitratdihydrat, 20 g Glucose pro 1 l Trinkwasser. Anstelle von Glucose hat sich die Verwendung von Reiswasser (hochmolekulare Kohlenhydrate) bewährt. Die Stuhlmenge nimmt hierbei rascher ab.

Eine frühzeitige Behandlung mit Tetracyclin (Erwachsene 500 mg oral alle 6 Stunden, 72 Stunden lang, Kinder unter 8 Jahre 50 mg/kg pro Tag in 4 Dosen, 72 Stunden lang) oder eine Einzeldosis Doxycyclin (Erwachsene 300 mg oral, Kinder 6 mg/kg) wirkt im Darmlumen bakteriostatisch und kürzt die Zeit der Toxinbildung ab. Bei Schwangeren empfiehlt die WHO die Gabe von Furazolidon 100 mg alle 6 Stunden für 3 Tage.

Unerwünschte Wirkungen, Wechselwirkungen und Kontraindikationen sind bei der Dramatik des Krankheitsgeschehens zweitrangig. Zu beachten ist, dass unter derartigen Durchfallserkrankungen anderweitig eingenommene Arzneimittel nicht resorbiert werden, wie etwa Malariaprophylaxe, Antidiabetika oder hormonelle Kontrazeptiva.

Prognose

Bei sofortiger Rehydratation und Chemotherapie beträgt die Letalität < 1 %. Bei mangelnder medizinischer Versorgung ist die Letalität hoch (> 20 %).

Prophylaxe

- Hoher Standard persönlicher und öffentlicher Hygiene, abgekochtes, gefiltertes oder chemisch behandeltes Trinkwasser, sanitäre Einrichtungen und klare Trennung von Trink- und Abwasser sind die wichtigsten prophylaktischen Maßnahmen.
- Weder zur individuellen Prophylaxe noch zur Eindämmung von Epidemien haben sich die bisher in ihrer Wirksamkeit fragwürdigen Impfstoffe bewährt.
- Neuere gentechnologisch hergestellte orale Lebendvakzinen befinden sich derzeit noch im Versuchsstadium.

Meldepflicht: Krankheitsverdacht, Erkrankung und Tod (Arztmeldepflicht) sowie der Erregernachweis (Labormeldepflicht) sind unabhängig voneinander an das Gesundheitsamt zu melden.

Tropische Enteropathien

Definition

Histopathologisch definierte, chronisch entzündlich veränderte Dünndarmmukosa bei Tropenbewohnern und länger in den Tropen lebenden Europäern, was bei schweren Verlaufsformen zum tropischen Malabsorptionssyndrom (tropische Sprue) führen kann.

Syn.: Tropische Sprue, tropisches Malabsorptionssyndrom

engl.: tropical sprue, tropical malabsorption syndrome

Epidemiologie

Durch Dünndarmbiopsien ist die Krankheit bei bis zu 80% der Bewohner in der Karibik, Indien, Pakistan, Sri Lanka, Thailand, Peru, Uganda, Sambia, Nigeria und Simbabwe histologisch nachgewiesen. Die schwere Verlaufsform ist in den letzten 25 Jahren seltener geworden, am häufigsten noch bei Kindern im Rahmen von schweren Mangel- und Fehlernährungen.

Ätiologie und Pathogenese

Infektiöse und diätetische Ätiologie wird diskutiert. Als Folge gehäufter Darminfekte und ständiger Zufuhr fäkal kontaminierten Trinkwassers kommt es zu einer chronisch persistierenden subakuten Jejunitis mit zunehmender Atrophie und Verplumpung der Darmvilli mit Veränderungen der Zotten-Krypten-Relation. Mit den morphologischen

Veränderungen geht eine Funktionsstörung, das Malabsorptionssyndrom, einher. Es besteht keine feste Korrelation zwischen morphologischen und funktionalen Veränderungen.

Symptomatik

Der Verlauf ist äußerst variabel. Eine Inkubationszeit kann nicht festgestellt werden, bei Europäern meist erst nach 6 Monaten Tropenaufenthalt und mehreren Durchfallsschüben. Klinik: anhaltend breiige Entleerungen, massig, aber auch blutig-schleimig, häufig fettglänzend und klebrig. Oberbauchbeschwerden, Borborygmie, Appetit- und Gewichtsverminderung. Müdigkeit, Antriebslosigkeit, reaktive Verstimmung, Gereiztheit, Schlaflosigkeit, negativ gestimmte Persönlichkeit, reduzierter Allgemeinzustand. Bei der körperlichen Untersuchung fehlen typische Zeichen.

Diagnostisches Vorgehen

- Tropenanamnese relativ charakteristisch, Befragung über Lebens- und Hygienestandard während des Tropenaufenthalts,
- Durchfallanamnese,
- Labordiagnostik: häufig mit *Lambliasis intestinalis* oder mit fakultativ pathogenen oder apathogenen Amöben vergesellschaftet, geringe makrozytäre Anämie, Serumfolsäure erniedrigt, D-Xylosetoleranztest herabgesetzt,
- Beurteilung der Morphologie der Dünndarmmukosa im Dünndarmbiopsiematerial, immunhistochemische Diagnostik.

Differenzialdiagnose (Tab. 4.**26**)

Tabelle 4.**26** Differenzialdiagnose tropischer Enteropathien

Krankheiten	Bedeutung	Kommentar
Lambliasis	+++	Wechselwirkung
Amöbiasis	+	mit tropischer Enteropathie Parasitenbefall möglich
Strongyloidiasis	+++	
idiopathische Malabsorptionsstörungen	++	Ursache und Wirkung schwer abzufragen

Fortsetzung ▶

Tabelle 4.**26** (Fortsetzung)

Krankheiten	Bedeutung	Kommentar
Lactosemangel	+	weitere internistische Abklärung
Pankreaserkrankungen	+	
Alkoholkrankheit	+	
opportunistische Darmkeime bei AIDS	+	

Therapie

- Beseitigung der Dauerbelastung des Jejunums mit Fäkalkeimen aus Trinkwasser und Nahrung als vermuteter Ursache; gegebenenfalls antiparasitäre Behandlung,
- Folsäure oral 2-mal täglich 5 mg über 6 Wochen,
- eventuell einleitend oral Antibiotika, z. B. Oxytetracyclin 20–30 mg/kg KG/Tag in 3–4 Einzeldosen, max. 1,5 g über 8–10 Tage,
- eiweißreiche, fettreduzierte Kost.

Dieses therapeutische Schema stellt einen Versuch ex juvantibus dar, oft mit durchschlagendem Erfolg.

Prognose

Oft langwierig, bei konsequenter, umfassender Therapie gut. Zum Teil sind längere Pausen des Tropenaufenthaltes oder endgültiges Verlassen der Tropen erforderlich.

Prophylaxe

- Sanierung der Wasserversorgung, auch innerhalb des einzelnen Haushalts,
- Verbesserung des Hygienestandards,
- Trinkwasseraufbereitung.

Typhöse Salmonellosen

Definition

Typhus wird verursacht durch die Serovare *S. typhi* (Typhus abdominalis) sowie *S. paratyphi* A, B und C (Paratyphus). Es handelt sich um eine systemische Infektion, die typischerweise *nicht* mit Durchfall einhergeht.

Syn.: Typhus, Abdominaltyphus

engl.: typhoid fever, enteric fever, Eberth disease
cave: im englischen Sprachgebrauch ist mit „Typhus" das Fleckfieber, eine Rickettsiose gemeint!

Epidemiologie

- Endemisch fast überall in den Tropen. Gelegentliche Infektion in Ost- und Südeuropa.
- Die Infektionsquelle ist immer der Mensch, entweder als Erkrankter oder als Dauerausscheider.
- Die Übertragung erfolgt durch kontaminiertes Trinkwasser oder Nahrungsmittel (z.B. kopfgedüngtes Obst und Gemüse sowie Muscheln).
- Schmierinfektionen (z.B. Patientenkontakt) sind viel seltener.
- Die in Deutschland auftretenden Indexfälle sind meist importiert oder Sekundärinfektionen hiervon.

Ätiologie und Pathogenese

S. typhi und *S. paratyphi* A, B, C sind gramnegative Stäbchen, die oral aufgenommen schon bei geringer Keimzahl von 10^3 zur Infektion und Erkrankung führen können. Sie durchdringen die Schleimhaut des Gastrointestinaltraktes und vermehren sich in den mesenterialen Lymphknoten. Von dort gelangen sie hämatogen in das RES (Milz, Leber), wo sie sich weiterhin vermehren, und können schließlich in einer zweiten septikämischen Phase sämtliche Organe befallen. Die Gallenblase wird massiv besiedelt und spielt eine wichtige Rolle bei der Dauerausscheidung nach Erkrankung. Darüber hinaus kommt es zu einer massiven Besiedlung der Peyer-Plaques, in deren Folge Ulzerationen der Darmschleimhaut mit zum Teil schweren Hämorrhagien entstehen können.

Symptomatik

- Der Paratyphus ähnelt dem Typhus im klinischen Verlauf, die Krankheitsdauer ist kürzer, Komplikationen sind seltener.
- Die Inkubationszeit beträgt 1–3 Wochen. Im Folgenden können 4 Stadien mit fließendem Übergang unterschieden werden:
- Prodromalstadium (1–3 Wochen): unspezifische Zeichen wie Kopf- und Gliederschmerzen, subfebrile Temperaturen.
- Stadium incrementi (1–3 Wochen): treppenförmig ansteigendes Fieber bis zur Kontinua (39°–41 °C), heftige Kopfschmerzen, Abdominalbeschwerden und Obstipation, schweres Krankheitsgefühl. In weniger als 50% der Fälle treten Roseolen auf. Sie sind mit dem Spatel wegdrückbar, auf dunkler Haut jedoch oft nicht zu erkennen. Außerdem sind Typhuszunge, Splenomegalie, Bradykardie und Leukopenie mit Aneosinophilie zu beobachten. Der Patient hat Albträume, ist teilnahmslos.
- Stadium decrementi (2–5 Wochen): Obstipation löst sich in Durchfälle auf, Fieberremissionen. Stadium der Komplikationen: Darmblutung oder -perforation mit Peritonitis, Meningoenzephalitis, Phlebothrombosen und Embolien, Myokarditis, Osteomyelitis (mit zeitlicher Latenz).
- Rekonvaleszenz: Bei Überleben in der vorangegangenen Phase nehmen die Beschwerden langsam ab. Hinterlässt Immunität.
- Rezidive, teils Mehrfachrezidive treten bei 20% der unbehandelten Fälle auf. Nach antibiotischer Therapie treten sie meist innerhalb eines Monats auf.
- Als Dauerausscheider werden jene bezeichnet, die auch nach einem Jahr noch Erreger ausscheiden (ca. 1–3%) und dies wahrscheinlich ein Leben lang tun werden.

Praxistipp

Bei Verdacht auf Typhus darf nicht auf die „bequeme" Serologie vertraut, sondern muss umgehend Klinikeinweisung veranlasst werden. Vor Therapiebeginn sollten Proben für den direkten Erregernachweis (Blut-, Stuhl-, Urin- und ggf. Knochenmarkkultur) entnommen werden.

Diagnostisches Vorgehen

- In der ersten und zweiten Krankheitswoche (Fieberkontinua) sind Blutkulturen das diagnostische Verfahren der Wahl (80% positiv).

- Knochenmarkskulturen sind auch bei bereits begonnener antibiotischer Therapie noch sehr erfolgreich, bedenkt man die Invasivität, so ist diese Maßnahme allerdings nur zweite Wahl.
- Stuhl- und Urinkulturen sind in der ersten Woche wenig sensibel, können aber ab der dritten Woche wieder zum Erregernachweis führen.
- Serologie (Widal) ist *kein* primäres Diagnostikum bei akutem Krankheitsverdacht. Unklare immunologische Situationen (z.B. durch Impfung) sowie die hohe Rate falsch positiver und falsch negativer Ergebnisse machen die Auswertung schwierig und lenken von der Notwendigkeit direkter Erregernachweise ab.

Differenzialdiagnose (Tab. 4.**27**)

Tabelle 4.**27** Differenzialdiagnose typhöser Salmonellosen

Krankheiten	Bedeutung	Kommentar
Malaria, zerebrale Malaria	+++	wichtigste Differenzialdiagnose, Dicker Tropfen, Blutausstrich
Rickettsiosen	++	seltener, serologischer Nachweis, Chloramphenicol auch hier wirksam
Invasive Salmonellose oder Shigellose	++	ebenfalls Auftreten von Roseolen (Differenzialdiagnose durch Stuhl- bzw. Blutkultur)
Vergiftungen	+	z. B. Pilze

Therapie

Nach Sicherung bakteriologischer Proben ist die frühzeitige antibiotische Therapie unter stationären Bedingungen notwendig:

Mittel der ersten Wahl, die trotz zunehmender Resistenzbildung weiterhin effektiv sind:

Ciprofloxacin 500 mg p. o. 2-mal/Tag für 14 Tage (alternativ auch 200 – 400 mg i. v. 2-mal/Tag).

Alternativ dazu: Norfloxacin 200 – 400 mg p. o. 2-mal/Tag für 14 Tage.

Folgende klassische Chemotherapeutika sind wegen zunehmender Resistenzenbildung als Mittel der zweiten Wahl anzusehen:

Chloramphenicol 500 mg p. o. alle 4 Std. bis Fieberrückgang, dann weiter 6-stündlich für 14 Tage.

Cotrimoxazol 960 mg p. o. 2-mal/Tag für 14 Tage.

Geeignete Isolierung der Patienten ist wichtig.

Therapie des Dauerausscheiders: Antibiotische Therapie mit Cotrimoxazol (mind. 6 Wochen) oder Chinolone (mind. 4 Wochen). Ggf. chirurgische Sanierung – erst nach konservativem Therapieversuch.

Prognose

- Ohne antibiotische Therapie 20% Letalität.
- Trotz geeigneter Chemotherapie kann es in 5% der Fälle zu Rückfällen kommen. Eine Wiederholungstherapie mit demselben Antibiotikum ist indiziert.
- Hohe Mortalitätsraten, wie sie in Endemieregionen gefunden werden, sind auf verzögerte Diagnose und inadäquate Therapie zurückzuführen.

Prophylaxe

- Übliche Maßnahmen zur Verhütung fäkal-oraler Infektionen (s. o.).
- Vermeidung von Schmierinfektionen durch gründliches Händewaschen usw.
- Orale Lebendimpfung gibt je nach Region 40–70% Schutz und hält etwa 3 Jahre an. Sie ist insbesondere für Tropenreisende indiziert.
- Parenteraler Totimpfstoff gibt je nach Region 60–80% Schutz für 3 Jahre, keine WW mit Malariaprophylaxe oder anderen Medikamenten.

Meldepflicht: Krankheitsverdacht, Erkrankung und Tod (Arztmeldepflicht) sowie der Erregernachweis (Labormeldepflicht) sind unabhängig voneinander an das Gesundheitsamt zu melden.

Enteritische Salmonellose

Definition

Verschiedene Serovare der Salmonella-Arten sind für die akute Gastroenteritis bei Salmonelleninfektion verantwortlich. Sie geht im Gegensatz zum Typhus mit Durchfall einher und ist das, was gemeinhin als Salmonellose bezeichnet wird.

Syn.: gastroenteritische Salmonellose, Salmonellose, Enterocolitis salmonellosa

engl.: salmonellosis

Epidemiologie

- Salmonellose ist keine ausschließlich tropenspezifische Erkrankung.
- Die Zahl der Infektionen nimmt in den Industrieländern zu. In Deutschland sind die Salmonellen der Haupterreger der „Enteritis infectiosa".
- Oft treten kleine Epidemien in Krankenhäusern oder Altersheimen auf.
- Infektionsreservoire sind überwiegend Tiere wie Hühner, Kühe, Schweine, die aufgrund extensiver Massentierhaltung in den Industrieländern durchseucht sind.
- In Entwicklungsländern, in denen derartige Massentierhaltungen unüblich sind, kommen Salmonellen überwiegend bei Kindern, oftmals als Hospitalismus, vor.

Ätiologie und Pathogenese

Salmonellen sind gramnegative Stäbchen. Zahlreiche Serotypen kommen als Erreger in Frage. Die wichtigsten in Deutschland sind *Salmonella enteritidis*, *S. typhimurium*, *S. heidelberg*, *S. infantis*, *S. virchow*. Sie werden per os übertragen, durch primär kontaminierte (Hühnereier) oder sekundär fäkal kontaminierte (Lebensmittelverarbeitung durch infizierte Menschen) Speisen. Da eine hohe Erregerzahl für eine Infektion notwendig ist, müssen die Salmonellen Gelegenheit haben, sich in den Nahrungsmitteln zu vermehren. Die Salmonellen heften sich an die Schleimhaut des Ileums und durchdringen dort die Lamina propria, was zu einer lokalen Leukozyteninfiltration und zu ödematösen Läsionen führt. Nach der Infektion werden Salmonellen noch etwa 1 – 4 Wochen ausgeschieden. Problematisch für die Ausbreitungsbekämpfung sind symptomlose Dauerausscheider, deren Stuhl noch bis zu einem Jahr nach Erkrankung Salmonellen enthält.

Symptomatik

Nach einer Inkubationszeit von Stunden bis zu 3 Tagen kommt es akut zu Übelkeit, ggf. Erbrechen, breiigem bis wässrigem Durchfall (selten blutig) begleitet von Tenesmen und Fieber. Meist sind die Symptome selbstlimitierend und sistieren nach einigen Tagen. Überwiegt die enterotoxische Komponente, können die Durchfälle in Konsistenz und Häufigkeit ein nahezu choleraähnliches Bild zeigen. Hier droht die Exsikkose, insbesondere bei Kleinkindern und älteren Menschen. Steht der enteroinvasive Verlauf im Vordergrund, so können blutig-schleimige Durchfälle auftreten. Durch hämatogene Disseminierung kann es zu verschiedenen Organmanifestationen kommen (u. a. Meningitis, Osteomyelitis, Pneumonie, Pyelonephritis). Dies tritt insbesondere bei immunkompromitierten Menschen auf. Eine reaktive Arthritis (M. Reiter) kann postinfektiös, insbesondere bei HLA-B27-positiven Individuen, auftreten.

Diagnostisches Vorgehen

- Stuhlkultur,
- Serologie (Widal) ist hier nicht indiziert!

Differenzialdiagnose (Tab. 4.**28**)

Tabelle 4.**28** Differenzialdiagnose der gastroenterischen Salmonellosen

Krankheiten	Bedeutung	Kommentar
Campylobacterinfektion	+++	Stuhlkultur
Typhus	++	in der Regel ohne Durchfall
Vergiftungen	++	z. B. Pilze

Therapie

In den meisten Fällen ist eine symptomatische Therapie durch Wasser- und Elektrolytausgleich ausreichend.

Bei Gefahr einer invasiven Verlaufsform, z. B. bei immungeschwächten alten Patienten, ist eine antibiotische Therapie mit Ciprofloxacin (500 mg zweimal pro Tag für 5 Tage) indiziert. Sie vermag die Krankheitsdauer zu verkürzen.

Motilitätshemmer (z. B. Loperamid) können zwar den unangenehmen Durchfall stoppen, erhöhen aber gleichzeitig die Verweildauer der Keime im Darm.

Prognose

- In den allermeisten Fällen gute Prognose.
- Letale Verläufe betreffen alte Menschen, Kinder und immunsupprimierte Patienten.
- Dauerausscheider bei < 0,5 % der Infizierten.

Prophylaxe

- Eier sollten mindestens 5 Minuten gekocht werden.
- Rohes Fleisch sollte getrennt von Speisen, die für den direkten Verzehr bestimmt sind, gelagert und verarbeitet werden.
- Überwachung der Lebensmittelindustrie durch Kontrollen von Molkereien, Schlachthöfen, Legebatterien.
- Erkrankte und Ausscheider dürfen nicht in Lebensmittelbetrieben arbeiten.

Meldepflicht: Krankheitsverdacht, Erkrankung und Tod (Arztmeldepflicht) sowie der Erregernachweis (Labormeldepflicht) sind unabhängig voneinander an das Gesundheitsamt zu melden.

Protozoeninfektionen

Amöbiasis

Definition

Intestinaler oder extraintestinaler Befall des Menschen mit dem pathogenen Protozoon *Entamoeba histolytica*. Eine weitere, weitaus häufigere Species, *E. dispar*, ist morphologisch identisch, aber apathogen.

Syn.: Amöbenruhr *engl.:* amebiasis

Epidemiologie

- Weltweit sind über 500 Millionen Menschen infiziert, zum größten Teil wohl Infektionen mit der apathogenen Variante *E. dispar*.
- Jährlich 40 000 – 100 000 Todesfälle weltweit.
- Auftreten meist sporadisch, jahreszeitlich gehäuft.
- Übertragung fäkal-oral, über verunreinigte Lebensmittel (Salat etc.) und fäkal kontaminiertes Wasser.
- Amöbendysenterie: m : f = 1 : 1, Amöbenleberabszess m : f = 5: 1, Ursache unklar.
- gehäuftes Vorkommen unter homosexuellen Männern (*E. dispar*)
- < 1 % der Reisediarrhöen sind auf Amöben zurückzuführen.
- wichtigste mitgebrachte Protozoeninfektion nach Malaria, oft fehldiagnostiziert!

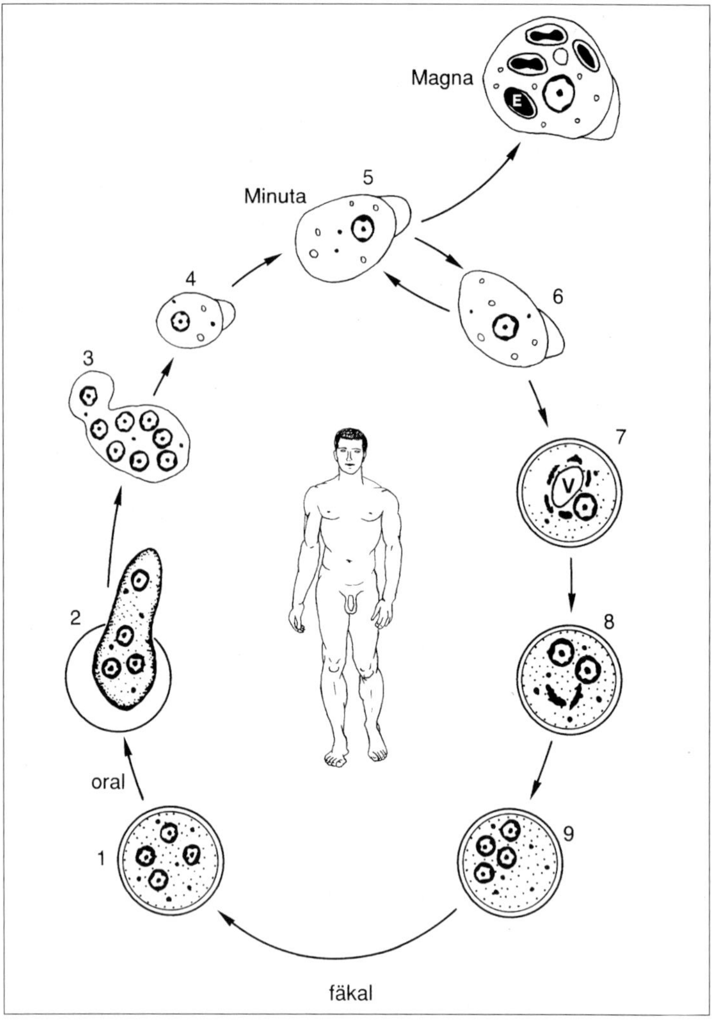

Abb. 4.4 Entwicklungszyklus der Entamoeba histolytica. 1 Vierkernige Zyste wird oral aufgenommen. 2 – 4 Nach Exzystation im Dünndarm mehrfache Teilung zu einkernigen Trophozoiten. 5 – 6 Reife Trophozoiten, aus denen gewebeinvasive Magnaformen entstehen. 7 Einkernige Zyste mit Chromatinkörperchen und großer Glykogenvakuole. 8 Zweikernige Zyste mit Chromatinkörperchen. 9 Reife vierkernige Zyste. E = phagozytierter Erythrozyt, V = Nahrungsvakuole (aus Lang, W.: Tropenmedizin in Klinik und Praxis. Thieme, Stuttgart 2000).

Ätiologie und Pathogenese

Die Amöben werden oral als vierkernige Zysten aufgenommen. Im Dünndarm erfolgt eine weitere Kernteilung zum achtkernigen Trophozoiten (Abb. 4.**4**). Die nachfolgende Plasmateilung führt zu acht je einkernigen Minutaformen (ø 10 – 20 µm), die das Kolon und Zäkum besiedeln (nichthämatophage Trophozoiten). Sie können sich zum einen enzystieren, werden nach zweimaliger Kernteilung als vierkernige Zysten (ø 10 – 15 µm) ausgeschieden und treten wieder in den fäkal-oralen Kreislauf ein. Minutaformen können aber auch zu einkernigen gewebeinvasiven, hämatophagen Trophozoiten werden (nur bei *E. histolytica*). Diese phagozytieren Erythrozyten und werden auf Grund ihres vergrößerten Zellvolumens auch Magnaformen (ø 20 – 30 µm) genannt. Die Folge ist eine mehr oder weniger heftige Amöbenruhr (Amöbenkolitis) mit Ulzerationen der Kolonmukosa, blutig-schleimigen Entleerungen bis zu Blutungen und Perforation. Weitere mögliche Komplikationen: chronische Amöbenkolitis, Kolonamöbom, perityphlitischer, periproktitischer, perianaler Abszess, toxisches Megakolon. Infolge hämatogener embolischer Verschleppung von Magnaformen über das Portal- und Mesenterialvenensystem kann es zu extraintestinaler Amöbiasis kommen. Über die Pfortader gelangen sie dann als häufigste extraintestinale Komplikation in die Leber und führen dort durch herdförmige Lyse des Lebergewebes zu einer scharf umrandeten Lebernekrose, dem Amöbenleber- „Abszess“. Auch andere Organe können, meist sekundär durch venöse Verschleppung oder Durchwanderung, betroffen sein: Pleura, Peritoneum, Perikard, Lunge, Gehirn.

Wenn auch alle *E. histolytica* mikroskopisch gleich aussehen, so können anhand ihres Enzymmusters (Zymodeme) pathogene von apathogenen Formen (*E. dispar*) unterschieden werden. Diese Differenzierung hat noch nicht Eingang in die Routinediagnostik gefunden, könnte jedoch künftig entscheidend zur Differenzierung der Therapienotwendigkeit beitragen. Die Mehrzahl der bei Tropenrückkehrern gefundenen *E.-histolytica*-Zysten dürften apathogen sein.

Symptomatik

Amöbendurchfall, Amöbendysenterie: Inkubationszeit: eine Woche bis mehrere Monate. Schleichender Beginn mit breiigem, teils blutig-schleimigem Stuhlgang. Meistens schmerz- und fieberfrei mit geringem Krankheitsgefühl. Die Symptomatik kann sich zur Dysenterie mit starken blutigen Durchfällen und Tenesmen steigern. Unbehandelt bessern sich die Symptome bei unproblematischen Fällen innerhalb von 6 Wochen.

Amöbenleberabszess: zeitlich unabhängig vom Amöbendurchfall (bis zu Jahre später), auch ohne vorherige Amöbenruhr, plötzlich Auftreten von Fieber und rechtsseitigen, teils heftigen Oberbauchschmerzen. Bei etwa 5% der Fälle werden linksseitige Abszesse beobachtet! Bei Durchwanderung Pleuraschmerz mit Ausstrahlung in die rechte Schulter und ggf. blutigem Husten. Wichtigste Komplikationen: Leberversagen, Ruptur in die Bauchhöhle, in den Pleuraraum (Erguss, Lungenabszess, hepatobronchiale Fistel) oder in das Perikard mit entsprechender Symptomatik.

Diagnostisches Vorgehen

Amöbendurchfall:

- Reiseanamnese, Risikofaktoren.
- Untersuchung frischen, körperwarmen Stuhls zur Identifikation von Trophozoiten und Zysten. Hierbei ist nur der Nachweis von hämatophagen Trophozoiten (Magnaform mit phagozytierten Erythrozyten) beweisend für *E. histolytica*. Mikroskopische Differenzialdiagnose: 5 apathogene Darmamöbenspezies abgrenzbar.
- Untersuchung konservierter Stuhlproben, z.B. Sodium-Acetat-Formaldehyd (SAF) oder Merthiolat-Jod-Formaldehyd).
- Stuhl-ELISA zum Antigennachweis oder PCR zum spezifischen Nachweis von *E. histolytica*.
- Amöbenkultur mit anschließender Isoenzymmusteranalyse zur Differenzierung pathogen oder apathogen (nicht als Routinediagnostik).
- Nachweis von Amöbenantikörper durch Immunfluoreszenztest (IF) oder ELISA. Bei nichtinvasiver (apathogener Form) negativ.
- ggf. Koloskopie, Darmsonographie.

Amöbenleberabszess:

- Palpation des Abdomens (Hepatomegalie, rechtsseitiger Klopf- und Druckschmerz).
- Auskultation der Lunge (abgeschwächtes Atemgeräusche rechts basal).
- Oberbauchsonographie: semiliquide, echoarme, gut abgegrenzte Abszesshöhle. Röntgenthorax.
- Amöbenserologie bei invasiver Form langsam ansteigend, hochpositiv, lange anhaltend.

Praxistipp

Es sollten mindestens drei, bei klinischem Verdacht auch mehr Stuhlproben untersucht werden.

- Der parasitologische Stuhlbefund „E. coli“ bezeichnet in der Regel den Nachweis der apathogenen *Entamoeba coli* und sollte nicht mit *Escherichia coli* verwechselt werden.
- Beim Amöbenabszess sind die Stuhlproben häufig negativ!
- Die Abszesspunktion hat keine diagnostische und nur bei Gefahr der Ruptur eine therapeutische Intervention.

Differenzialdiagnose (Tab. 4.**29**)

Tabelle 4.**29** Differenzialdiagnose der Amöbiasis

Krankheiten	Bedeutung	Kommentar
Amöbendurchfall, -dysenterie		
bakterieller Durchfall	+++	akuter Beginn, Erbrechen, schmerzhafte, wässrige Durchfälle, Spontanheilung innerhalb einiger Tage, keine Rückfälle
Shigellose	+++	blutige Durchfälle, Fieber, Stuhlkultur
Colitis ulcerosa, Morbus Crohn	++	cave Therapieunterschied: Corticosteroide bei Amöben sind ein Behandlungsfehler! Abdominalschmerzen, Flatulenz, selten in den Tropen
Schistosomiasis	+	Serologie, Einachweis im Stuhl
Kolonkarzinom	+	meist Patienten > 50 Jahre, Leistungsminderung, Müdigkeit, Gewichtsverlust
Amöbenleberabszess		
bakterieller Leberabszess	+	ältere Patienten, vorangegangene Darmerkrankung oder -operation
Gallenblasenempyem	+	sonographisch differenzierbar
Echinokokkenzysten	+	Echinokokkenserologie, sonographisch differenzierbar
Typhus abdominalis	+	Splenomegalie, Roseolen, Benommenheit, Typhuszunge, Fieber, Bradykardie, Leukopenie

Tabelle 4.**30** Unerwünschte Wirkungen, Wechselwirkungen und Kontraindikationen der Amöbentherapeutika

	Nitroimidazole (bes. parenteral) (Metronidazol, Tinidazol)	**Diloxanidfuroat**
Unerwünschte Wirkung	zentralnervöse Störungen bis zu Krampfanfällen u. Ataxie, gastrointestinale Störungen, metallischer Geschmack	Flatulenz, geringe gastrointestinale Störungen
Wechselwirkung	verstärkte Unverträglichkeit und Wirkungsminderung mit Alkohol, bei Barbiturateinnahme, Cumarin!	
Kontraindikation	1. Trimenon, strenge Indikationsstellung im 2. und 3. Trimenon	

Therapie

- Asymptomatische Ausscheider von *E. histolytica* (Tab. 4.**30**): Solange im Einzelfall die Pathogenität von *E. histolytica* nicht geklärt werden kann, ist eine Sicherheitsbehandlung angezeigt: Diloxanidfuroat (Furamide®) 500 mg 3-mal täglich für 10 Tage (Kinder < 12 Jahre 7 mg/kg KG 3-mal täglich für 10 Tage).
- Amöbendysenterie (mit Ausscheidung von *E.-histolytica*-Magnaformen): Metronidazol (Clont®, Flagyl®), 3 × 10 mg/kg/Tag für 10 Tage soweit möglich oral (Kinder < 12 Jahre 2 × 10 mg/kg/Tag) oder Tinidazol (Simplotan®) 1 × 30 mg/kg/Tag für 5 Tage (Kinder < 12 Jahre 2 × 10 mg/kg/Tag). Anschließend immer Nachbehandlung mit Diloxanidfuroat wie oben (auch wenn keine Zysten mehr nachweisbar sind).
- Dosis und Dauer der Behandlung variieren nach Schweregrad, Therapieerfolg und Verträglichkeit.

Praxistipp

Es empfiehlt sich, 4, 6 und 8 Wochen nach Therapie jeweils eine Stuhlprobe zur Therapiekontrolle zu untersuchen.

- Amöbenleberabszess:
  Stationäre Behandlung, strikte Bettruhe. Metronidazol (Clont®) 3 × 10 mg/kg KG i. v. für 3 bis 5 Tage dann oral für insgesamt 10 Tage (Kinder < 12 Jahre: Dosierung und Therapiedauer wie Erwachsene). In Einzelfällen zusätzlich: Chloroquin (Resochin®) 3 × 150 mg der Base i. v. für 2 Tage gefolgt von 300 mg/Tag oral für ins-

gesamt 2–3 Wochen. (Kinder 10 mg/kg KG oral für insgesamt 2–3 Wochen

Praxistipp

Der Therapieerfolg beim Amöbenleberabszess sollte nach klinischen Kriterien beurteilt werden, da die Besserung des sonographischen und serologischen Befundes verzögert ist.

Prophylaxe

- Filtern oder Abkochen von Trinkwasser,
- Chlorierung des Trinkwassers nicht effektiv,
- bei kopfgedüngtem Gemüse (auch außerhalb der Tropen) gründliches Waschen.

Praxistipp

Empfehlung für Reisende zur Prophylaxe oral erworbener Infektionen: „Cook it, peel it or forget it!"

Giardiasis

Definition

Infektion des menschlichen Darms mit dem Protozoon *Giardia lamblia* (Syn. *G. duodenalis, G. intestinalis, Lamblia intestinalis*).

Syn.: Lambliasis *engl.:* giardiasis

Epidemiologie

- In Ländern mit schlechten hygienischen und sanitären Bedingungen tritt die Giardiasis endemisch auf. Vor allem mangelernährte Kinder und Kleinkinder nach dem Abstillen sind betroffen (in manchen Regionen annähernd 100%).
- In Industrieländern sind Erwachsene und Kinder gleich häufig, jedoch insgesamt selten betroffen. Eine Infektion mit Giardien führt hier seltener zu Krankheitserscheinungen. Homosexuelle Männer haben ein erhöhtes Infektionsrisiko.
- Tiere haben als Erregerreservoir keine große Bedeutung.
- Die infektiösen Zysten können außerhalb des Wirts 3 Monate überleben und werden auch durch Chlorierung des Wassers nicht abgetötet.
- Giardiasis ist die bei Tropenrückkehrern am häufigsten gefundene Protozoeninfektion.

Ätiologie und Pathogenese

Die Infektion erfolgt fäkal-oral durch Schmierinfektion, kontaminiertes Wasser und kontaminierte Nahrungsmittel über Lamblienzysten (ca. 10 Zysten sind ausreichend), die sich im Dünndarm zu begeißelten Trophozoiten entwickeln, an der Darmmukosa anhaften und vermehren. Beim Verlassen der Darmwand Umwandlung in Zysten. Die Besiedelung der Mukosa führt zur Atrophie des Bürstensaumes und zur Verminderung der Disaccharidasen und alkalischen Phosphatasen. Durchfall, Lactoseintoleranz und Malabsorption können entstehen.

Symptomatik

- In Endemiegebieten haben Infizierte häufig keine bis geringe Beschwerden.
- Inkubationszeit eine bis mehrere Wochen.
- Die häufigsten Symptome der akuten Giardiasis: meist voluminöser, übelriechender Durchfall von breiig-wässriger Konsistenz, Völlegefühl, Blähungen, Hyperperistaltik und Bauchschmerzen mit teils unbeherrschbarem Stuhldrang, periumbilikaler Druckschmerz.
- Die chronische Giardiasis verursacht schubweise breiige Durchfälle mit Phasen von weitgehend normalem Stuhlverhalten, Völlegefühl, Blähungen (teils faulig riechend), sowie Bauchschmerzen. Gewichtsverlust und Malabsorptionserscheinungen können vorkommen und bedrohliche Formen annehmen.

Diagnostisches Vorgehen

Die Diagnose der Giardiasis kann sehr schwierig sein:

- Tropenanamnese, Durchfallanamnese.
- Mehrfache (mind. 3) mikroskopische Stuhluntersuchungen.
- Giardiaantigen-Nachweis im Stuhl (ELISA).

Praxistipp

Bei anhaltendem klinischem Verdacht ohne Nachweis von Giardien im Stuhl kann eine Therapie ex juvantibus einen indirekten diagnostischen Hinweis bringen und eine deutliche Besserung bewirken.

Differenzialdiagnose (Tab. 4.**31**)

Tabelle 4.**31** Differenzialdiagnose der Giardiasis

Krankheiten	Bedeutung	Kommentar
Giardiasis kann auch als opportunistische Besiedelung bei anderen gastrointestinalen Störungen auftreten, z. B.:		
Malabsorptions-syndrom tropische Sprue	++	Fettstühle, Eiweißmangel-erscheinungen (z. B. Ödeme), Anämie
chronische Pankreatitis	+	häufig in Afrika! Oberbauch-schmerzen, Diabetes mellitus
Divertikulose	+	selten in Afrika

Therapie

Sie ist auch bei asymptomatischen Fällen angezeigt, da diese eine mögliche Infektionsquelle darstellen können.

- Metronidazol oral, 0,8 – 1 g (Kinder 15 – 20 mg/kg KG) 2-mal täglich für 3 Tage oder
- Tinidazol oral, 2 g täglich (Kinder 50 mg/kg KG) für 2 Tage.

(Unerwünschte Wirkungen, Wechselwirkungen und Kontraindikationen s. Tab. 4.**30**.)

Prophylaxe

- Trennung von Abwasser und Trinkwasser,
- Filtern oder Abkochen von Trinkwasser.

Meldepflicht: Krankheitsverdacht, Erkrankung und Tod (Arztmeldepflicht) sowie der Erregernachweis (Labormeldepflicht) sind unabhängig voneinander an das Gesundheitsamt zu melden.

Tabelle 4.32 Kokzidiosen

	Kryptosporidiose	Isosporiasis	Sarkozystose
Erreger	*Cryptosporidium parvum*	*Isospora belli*	*Sarcocystis bovihominis/suihominis*
Epidemiologie	selten beim Menschen, häufig immundefiziente Patienten (z. B. AIDS)		
Ätiologie	Infektion durch orale Aufnahme von Oozysten. Vermehrungszyklus ähnlich wie bei Malaria	Infektion durch orale Aufnahme von Oozysten	Aufnahme über Zysten im rohen Schweinefleisch *(S. suihominis)* oder Rindfleisch *(S. bovihominis)*
Symptomatik	Selbstlimitierender Durchfall ohne schwere Allgemeinsymptomatik. Bei Immundefizienten: Schwere Verläufe mit Durchfall, Dehydratation, Elektrolytstörungen, Gewichtsverlust. Dissemination möglich. Potenziell lebensbedrohlich	(chronischer) Durchfall, Anorexie, Gewichtsverlust, bei AIDS-Patienten Malabsorption	Bei *S. suihominis* gastrointestinale Störungen, ein- bis zweitägiger Brechdurchfall (bei *S. bovihominis* keine Beschwerden)
Diagnostik	Oozysten-Nachweis im konzentrierten Stuhl Stuhl-ELISA mit Antigen-Nachweis		unnötig, da Zystennachweis im Stuhl erst 2 – 3 Wochen nach Infektion möglich
Therapie	Symptomatisch. Keine spez. Therapie bekannt. Ggf. Paromomycin 3 gr/Tag 3 – 4 Wochen	Trimethoprim/Sulfamethoxazol oder Pyrimethamin/Sulfadoxin	symptomatisch
Prophylaxe	Nahrungs- und Trinkwasserhygiene, bei Immunsuppression Tierkontakte meiden	Nahrungs- und Trinkwasserhygiene	Verzehr von rohem oder ungefrostetem Fleisch meiden

Kokzidiose

Definition

Infektion des Menschen mit einer von vier Arten der Familie *Coccidia* der Sporozoen (nicht zu verwechseln mit Coccidioides, einer Pilzinfektion): *Cryptosporidium (Cyclospora), Isospora belli, Sarcocystis*-Arten und *Toxoplasma* (Tab. 4.**32**).

Syn.: – *engl.:* coccidiosis

Differenzialdiagnose (Tab. 4.**33**)

Tabelle 4.**33** Differenzialdiagnose der Kokzidiose

Krankheiten	Bedeutung	Kommentar
Malabsorptionssyndrom, Sprue	+++	Fettstühle, Eiweißmangelerscheinungen (z. B. Ödeme), Anämie
Amöbendurchfall	+++	parasitologische Stuhluntersuchung
Giardiasis	++	parasitologische Stuhluntersuchung
bakterieller Durchfall	++	akuter Beginn, Erbrechen, schmerzhafte, wässrige Durchfälle, Spontanheilung innerhalb einiger Tage, keine Rückfälle
viraler Durchfall	+	kurzdauernd

Oral erworbene Helminthosen

Definition

Unter oral erworbenen Helminthosen werden Infektionen mit parasitischen Würmern zusammengefasst, die in allen Klimazonen vorkommen, insbesondere jedoch in den subtropischen und tropischen Regionen. Ihre Verbreitung wird durch unhygienische sanitäre Verhältnisse sowie Kontamination und Hygienedefizite in der Wasser- und Lebensmittelversorgung und deren Zubereitung begünstigt.

Syn.: Wurminfektion *engl.:* helminthiasis

Man unterscheidet drei wichtige humanpathologische Gattungen, *Nematoden, Zestoden* und *Trematoden,* die jeweils charakteristische Entwicklungszyklen und somit auch epidemiologische und ätiopathologische Besonderheiten aufweisen. Eine Auswahl der wichtigsten wird hier vorgestellt.

Nematodeninfektionen

Verursacht durch *Nematoden,* Rundwürmer oder Fadenwürmer, deren Eier ohne Zwischenwirt aus dem Darm des Menschen durch Kotverschmutzung der Umwelt über geeignete Vehikel wie Hände, Staub, Wasser, Gemüse usw. per os wieder aufgenommen werden. Die wichtigsten Arten sind die getrenntgeschlechtlichen Nematoden *Ascaris lumbricoides, Enterobius vermicularis, Trichuris trichiura. Trichinella spiralis* wird durch infiziertes Schweinefleisch übertragen. Eine Sonderform stellt der durch Trinkwasser übertragene Medinawurm dar, der in seinem Larvenstadium in Ruderfußkrebschen der Gattung *Cyclops* im Brunnenwasser als Zwischenwirt parasitiert.

In Tab. 4.**34** und 4.**35** werden die Nematoden getrennt nach weltweiter und zonaler Verbreitung dargestellt.

Zestodeninfektionen

Zestoden- oder Bandwurminfektionen kommen weltweit vor, vor allem auf der nördlichen Hemisphäre. Bandwürmer haben einen End- und einen oder zwei Zwischenwirte. Der Mensch ist Endwirt von *Taenia saginata* (Zwischenwirt Rind: Rinderbandwurm), von *Taenia solium* (Zwischenwirt Schwein: Schweinebandwurm) und von *Diphyllobothrium latum* (Zwischenwirt: Cyclops und Fisch: Fischbandwurm). Bei *Hymenolepis nana* (Zwergbandwurm) ist der Mensch Endwirt, ohne Zwischenwirt. Bei *Echinococcus granulosus* und *E. multilocularis* ist der Hund bzw. Fuchs Endwirt; der Mensch ist akzidenteller Zwischenwirt (Tab. 4.**36**, 4.**37**).

Trematodeninfektionen

Durch Trematoden (Saugwürmer oder Egel) hervorgerufene Parasitosen. Die Parasiten werden aufgenommen durch Genuss roher Süßwasserfische, Krebse, Krabben oder Wassergemüsearten, welche als letzte von zwei Zwischenwirten Larvenstadien enthalten (z. B. *Opisthorchis viverrini, Clonorchis sinensis* und andere Leberegelarten, *Fasciolopsis buski*, Paragonimusarten; Tab. 4.**38**).

Tabelle 4.**34** Darmnematoden mit weltweiter Verbreitung vor allem bei Kindern, fäkal-orale Infektion durch die Nematodeneier/-larven, ohne Zwischenwirt

Parasit	**Ascaris lumbricoides (Spulwurm)**	**Trichuris trichura (Peitschenwurm) u. Trichostrongylusarten**	**Enterobius vermicularis (Oxyuren, Madenwurm)**	**Toxacara canis/cati (Hunde- und Katzenspulwurm) Larva migrans visceralis**
Epidemiologie	weltweite Verbreitung, vor allem bei Kindern, fäkal-orale Übertragung von embryonalen Nematodeneiern aus dem Darm des Endwirts			
Übertragungsmodus	fäkal-orale Infektion mit embryonierten Eiern durch Haus- und Hofstaub (auch Geophagie der Kleinkinder), Fäkaldüngung und Abwasserberieselung von Gemüse und Salat		fäkal-orale Hetero- und Autoinfektion durch Staub aus Körper- und Bettwäsche, besonders bei Kleinkindern, Familieninfektion	orale Aufnahme von Hunde- oder Katzenkot enthaltendem Material
Präpatenzzeit	2–3 Monate	1–3 Monate	2 Wochen	1–2 Monate
Ätiologie	embryonierte Eier per os, Larven schlüpfen im Darm des Menschen			
Pathogenese	Larve via Pfortader, Lunge, Pharynx, Ösophagus, Dünndarm: adulter Wurm, Einwanderung in Gallen- und Pankreasgang	Adultwurm ohne weitere Wanderung im Dickdarm und Zäkum zwischen den Zotten	Adultwürmer besiedeln das obere Kolon, Zäkum, Appendix Eier werden über Nacht vom Weibchen perianal abgelegt	Larven durch Darmmukose und hämatogen: z. B. granulomatöse Infiltrate in Leber, Lunge, Herz, Niere, Milz, Gehirn

Fortsetzung ▼

Tabelle 4.**34** (Fortsetzung)

Parasit	**Ascaris lumbricoides (Spulwurm)**	**Trichuris trichura (Peitschenwurm) u. Trichostrongylus-arten**	**Enterobius vermicularis (Oxyuren, Madenwurm)**	**Toxacara canis/cati (Hunde- und Katzen-spulwurm) Larva migrans visceralis**
Symptomatik	eosinophile Lungeninfiltrate, unklare Oberbauchbeschwerden Komplikationen: Ileus, Gallen- und Pankreasobstruktion	häufig asymptomatisch, intestinale Störungen nur bei starkem Befall	Pruritus ani, Appendizitis, perianale, sekundär infizierte Kratzeffekte Schlaflosigkeit? Nervosität? Vulvovaginitis bei Frauen	häufig asymptomatisch, Eosinophilie, Hepatosplenomegalie, Pleuritis, Myokarditis, Myelitis, Chorioretinitis
Diagnostisches Vorgehen	Stuhluntersuchung/Einachweis Während Wanderung: Bluteosinophilie Adultwurm im Stuhl: m = 20–25 cm f = 30 cm	Stuhluntersuchung/Einachweis m und f = 3–5 cm	Einachweis: perianales Abklatschpräparat (Tesafilm) morgens auf Objektträger im Stuhl Adultwurm: m = 2–5 mm f = 8–13 mm	Eosinophilie, ELISA mit Larvenantigen
Differenzialdiagnose	alle oral oder perkutan erworbenen Darmhelminthen (z. B. Hakenwurm, Schistosoma haematobium, Leberegel) Hypereosinophilien anderer Ursachen (Filariosen, Lymphome)			andere larvale Nematodeninfektionen, Vaskulitis, Chorioretinitis

Tabelle 4.**34** (Fortsetzung)

Parasit	**Ascaris lumbricoides (Spulwurm)**	**Trichuris trichura (Peitschenwurm) u. Trichostrongylusarten**	**Enterobius vermicularis (Oxyuren, Madenwurm)**	**Toxacara canis/cati (Hunde- und Katzenspulwurm) Larva migrans visceralis**
Therapie	Benzimidazolcarbamat: (Heilungsrate 80 – 100 %) Mebendazol (Vermox) Einmaldosis 200 mg Albendazol (Zentel) Einmaldosis 400 mg bei Obstruktionssymptomatik: Piperazin nasogastral u. eventuell chirurgische Intervention	 2 × 100 mg täglich 3 Tage 1 × 400 mg täglich 3 Tage	Pyrvinium (Molevac) 5 mg Base/kg KG Pyrantel (Helmex) 10 mg Base/kg KG Mebendazol 100 mg Albendazol 200 mg Zweitbehandlung nach 2 Wochen	symptomatisch Thiabendazol 25 mg/kg KG 2 × täglich, 5 Tage Albendazol 400 mg 1 × täglich, 5 – 7 Tage
Prophylaxe	Verhinderung der fäkalen Kontamination der Umgebung, Vermeidung von Abwasser- und Fäkaliendüngung, Massenbehandlung hat nur vorübergehend Einfluss auf die Durchseuchung		Händewaschen, konsequente Gruppenbehandlung, Kochen der Bett- und Unterwäsche	Entwurmung von Hunden und Katzen, Fernhalten derselben von Kinderspielplätzen

Tabelle 4.35 Darmnematoden mit zonaler Verbreitung, übertragen durch einen Zwischenwirt als Nahrungsmittel

Parasit	Trichinella spiralis (Trichinose)	Dracunculus medinensis (Guinea- oder Medinawurm)	Angiostrongylus cantonensis (Rattenlungenwurm)	Capillaria philippinensis
Epidemiologie	weltweite Zoonose, Schwein, Wildschwein, Bär, Farmpelztiere	Zentral-, West- u. Ostafrika, Sudan, arab. Halbinsel, Mittl. Osten, Südasien (wasserarme Zonen)	SO-Asien, Thailand, Indien, Ozeanien, Madagaskar, Ägypten und andere Länder	SO-Asien, Philippinen, Japan, Iran, Ägypten
Endwirt (Reservoir) Zwischenwirt	Ratte, Karnivoren, Hausschwein, Farmpelztiere ständiger Wirtswechsel zwischen Karnivoren und Omnivoren Präpatenz: 5 – 7 Tage Inkubation: 1 – 2 Wochen Mensch Fehlwirt	Mensch Ausscheidung der Larven im Wasser, Cyclopsarten (metazyklische Larven) mit Trinkwasser aufgenommen (Wasserstellen und Brunnen). Präpatenz: 9 – 12 Monate Mensch Endwirt	Ratten (Pulmonalarterien) Schnecken Zwischenwirt Infektion: rohe Schnecken und Krabben als Nahrung Inkubation 1 – 2 Wochen Mensch Fehlwirt	Mensch (Jejunum) 1. Generation von Adultwürmern produziert Larven, die zu Adultwürmern der 2. Generation heranwachsen. Erst diese legen Eier. Zwischenwirt Fische (?) roh verzehrt → Infektion. Mensch ist Endwirt.

Tabelle 4.35 (Fortsetzung)

Parasit	**Trichinella spiralis (Trichinose)**	**Dracunculus medinensis (Guinea- oder Medinawurm)**	**Angiostrongylus cantonensis (Rattenlungenwurm)**	**Capillaria philippinensis**
Ätiologie und Pathogenese	Ausmaß der Pathologie hängt von Infektionsstadium ab; Infektion über larvenhaltiges Fleisch. Weibliche Adultwürmer (3 – 4 mm) setzen Larven frei, die über die Mukosa und die Blutbahn in die quergestreifte Muskulatur gelangen	Larve aus mitgetrunkenem Cyclops durch Darmwand → Körperhöhlen → subkutanes Bindegewebe der Extremitäten m = 1 – 3 cm f > 90 cm (!) Vulva des weibl. Wurms penetriert Haut (Hautgeschwüre) und entlässt vivipare Larven bei Kontakt mit Wasser	orale Aufnahme Larven → ZNS eosinophile Meningitis, Iridozyklitis endogene Autoinfektion möglich	Aufnahme durch rohen larvenhaltigen Fisch Adultwürmer im Jejunum, Darm, Kryptenatrophie schwerer Verlauf bei Endoautoinfektion
Symptomatik	Muskelschmerzen, (Lid-) Ödeme, Hypereosinophilie, Fieber, Myalgien, Urtikaria, Husten, Myokarditis, Krämpfe, Koma, tödl. Verlauf möglich	bullös-ulzerative Läsion durch Sekundärinfektion, wochenlange Geh- und Arbeitsbehinderung	Kopfschmerzen, Nausea, Meningismus, einseitige Parästhesien	abdominale Beschwerden, massiver Durchfall mit Eiweißverlust und Ödemen, Exsikkose, Elektrolytmangel, Tod

Fortsetzung ▼

Tabelle 4.35 (Fortsetzung)

Parasit	Trichinella spiralis (Trichinose)	Dracunculus medinensis (Guinea- oder Medinawurm)	Angiostrongylus cantonensis (Rattenlungenwurm)	Capillaria philippinensis
Diagnostisches Vorgehen	Anamnese, Eosinophilie, erhöhte Kreatininkinase, spez. Antikörper, PCR, Larven in Muskelbiopsie, Untersuchung der verdächtigen Nahrungsmittel	anamnestisch und klinisch typisch. Larvennachweis aus dem Ulkus, Vulva und Wurm sichtbar	klinisch, geogr. Anamnese. Eosinophilie im Blut und Liquor, ELISA	Ei, Larven und Adultwurm (2 – 5 mm) im Stuhl, Eosinophilie
Differenzialdiagnose		andere Hautinfektionen	andere Helminthiasen mit zerebraler Beteiligung, asept. Meningitis anderer Ursachen	Strongyloidiasis, trop. Enteropathie, infektiöse Enteritiden
Therapie	Mebendazol 20 – 50 mg/kg KG täglich über 2 Wochen Albendazol 400 mg täglich über 2 Wochen bei lebensbedrohlichen Infektionen Corticosteroide zur Beeinflussung der Immunreaktion	antiinflammatorisch u. Behandlung d. Sekundärinfektionen langsames Herausziehen des Wurmes über Wochen cave: massives Vorgehen führt zu Abriss und heftigen entzündlichen Reaktionen, zusätzlich Antihelminthika	Albendazol Thiabendazol (keine kontrollierten Studien)	Mebendazol 2× 200 mg täglich Albendazol 400 mg täglich über 3 Wochen u. symptomatisch
Prophylaxe	Fleischhygiene	Sanierung der Wasserstellen, Filtern des Trinkwassers	Kein Verzehr von ungenügend gekochten Fischen, Krabben, Krebsen	Kein Verzehr von ungenügend gekochten Süßwasserfischen

Tabelle 4.**36** Bandwürmer (Zestoden)

Parasit	**Taenia saginata (Rinderbandwurm)**	**Taenia solium (Schweinebandwurm)**	**Diphyllobothrium latum (Fischbandwurm)**	**Hymenolepis nana (Zwergbandwurm)**
Epidemiologie	weltweit Zentral-, Ostafrika	weltweit Afrika, Neuguinea, Indonesien, Südamerika	kühl-gemäßigte Zonen der Nordhemisphäre	Tropen Subtropen häufigste Bandwurmart bei Kindern
Übertragungsmodus	1. Bandwürmer: Aufnahme der Larven (Finnen) durch ungenügend gekochtes/gegartes oder rohes Schweine- bzw. Rindfleisch 2. Zystizerkose: Fäkal-oral durch Aufnahme von *T.-solium*-Eiern		Verzehr von rohem, mit Larven kontaminiertem Süßwasserfisch	fäkal-oral und kontaminierte Nahrungsmittel
Zwischenwirt	Rind *(Cysticercus bovis)*	Schwein *(Cysticercus cellulosae)* Mensch Fehlzwischenwirt = Zystizerkose	1. Copepoda 2. Süßwasserfische	Floh und andere Insekten Mensch
Endwirt	Mensch	Mensch	Mensch	Mensch
Präpatenzzeit	6 Monate	6 Monate	5–6 Wochen	3–4 Wochen
Adultwurm	4–10 m lang	2–7 m lang	< 20 m lang	1–4 cm lang
Ätiologie und Pathogenese	larven(finnen)haltiges rohes Fleisch – Entwicklung des Adultwurms im Darm (Lebensdauer 20 Jahre)		larvenhaltiger, roher Fisch, Adultwurm im Darm	Adultwurm in den Darmzotten

Fortsetzung ▼

Tabelle 4.**36** (Fortsetzung)

Parasit	**Taenia saginata (Rinderbandwurm)**	**Taenia solium (Schweinebandwurm)**	**Diphyllobothrium latum (Fischbandwurm)**	**Hymenolepis nana (Zwergbandwurm)**
Symptomatik	oft asymptomatisch abdominelle Beschwerden Gewichtsverlust	Zystizerkose: *T.-solium*-Larve in Augen, Gehirn, Muskulatur. Herdsymptome, Krämpfe	meist asymptomatisch, makrozytäre Anämie (Vitamin-B_{12}-Entzug)	meist asymptomatisch oder Durchfälle
Diagnostisches Vorgehen	Bandwurmglieder (Proglottiden) im Stuhl Einachweis im Stuhl Abgang Adultwurm (selten) Zystizerkose: Klinik, CT, Serologie			Einachweis im Stuhl
Differenzialdiagnose		andere Ursachen raumfordernder Prozesse im ZNS	andere Ursachen von Vitamin-B_{12}-Mangel	
Therapie	Praziquantel (Cesol®) 10 mg/kg KG Einmaldosis Niclosamid (Yomesan®) 2 g Einmaldosis Zystizerkose: Praziquantel 50 mg/kg KG täglich, verteilt auf 3 Dosen für 15 – 21 Tage, alternativ Albendazol (Eskazole®) 2-mal 7,5 mg/kg KG 8 – 30 Tage Cave: Exazerbation unter Therapie, Steroide			Praziquantel 25 mg/kg KG
Prognose	Bei Bandwurmbefall gut Zystizerkose: abhängig vom Einzelfall			
Prophylaxe	Fleischbeschau. Verzehr von rohem oder ungenügend zubereitetem Schweine- bzw. Rindfleisch sowie rohem Fisch vermeiden			

Tabelle 4.**37** Zestoden II (Echinokokkose)

Parasit	Echinococcus granulosus (Hundebandwurm)	Echinococcus multilocularis (Fuchsbandwurm)
Epidemiologie	weltweit besonders Südamerika, Ost- u. Nordafrika	kühl-gemäßigte Zonen der Nordhemisphäre, Mitteleuropa, Süddeutschland, GUS, China, Japan, Alaska, Kanada
Übertragung	Mensch als Zwischenwirt (Fehlwirt) der Larvenstadien (Finnen)	
	orale Aufnahme von Eiern aus dem Kot oder kotverschmutztem Staub aus Fell von Hunden orale Aufnahme von mit Eiern kontaminierten Pflanzen	orale Aufnahme von Eiern aus dem Kot und kotverschmutztem Material (Waldbeeren)
Endwirt	Hund	Fuchs
Adultwurm	2–5 mm lang	2–5 mm lang
natürlicher Zyklus	Hund → Schaf → Hund (Schlachtabfälle)	Fuchs → Nagetier → Fuchs
Ätiologie und Pathogenese	abgekapselte, isolierte Zysten, meist in der Leber oder Lunge *(Echinococcus cysticus)*	infiltrativ wachsende Zysten, primär fast ausschließlich in der Leber, per continuitatem, auf Blut- oder Lymphweg in Nachbarorgane *(Echinococcus alveolaris)*
Symptomatik	abhängig von Organbefall, raumgreifender Prozess, allergische Reaktionen oder anaphylaktischer Schock bei Zystenruptur	
Diagnostisches Vorgehen	radiologische Untersuchungen: Sonographie, CT, MRT. Serologie: ELISA, indirekte Hämagglutination, Immunfluoreszenztest. Diagnostische Punktion der Zysten nur in Ausnahmefällen Cave: Aussaat	
Differenzialdiagnose	andere raumfordernde Prozesse	
Therapie	radikale operative Entfernung Mebendazol/Albendazol prä- u. postoperativ	meist inoperabel Mebendazol-Langzeittherapie Albendazol
Meldepflicht	Der Erregernachweis (Labormeldepflicht) ist an das Robert Koch-Institut zu melden	

Tabelle 4.**38** Trematodeninfektionen durch Zwischenwirte, die mit der Nahrung aufgenommen werden

Erreger	**Opisthorchis viverrini Clonorchis sinensis**	**Opisthorchis felineus**	**Paragonimus westermani P. africanus P. mexicanus**	**Fasciolopsis buski**	**Fasciola hepatica Fasciola gigantica**
Synonym	Chinesischer Leberegel	Katzenleberegel	Lungenegel	Großer Darmegel	Großer Leberegel
Vorkommen	China, Südostasien	Eurasien, Zentral-, Ost-, Südosteuropa	Südostasien, Westafrika, Südamerika	China, Ostasien	weltweit, auch Europa (England, Frankreich)
Epidemiologie	*Mensch,* Hund, Katze, Schwein (Gallen- u. Pankreasgänge)		*Mensch,* Schwein, Karnivoren (in der Lunge)	*Mensch,* Schwein (Dünndarm)	Schaf, Rind, *Mensch* (in Gallengängen)
1. Zwischenwirt	Schnecken				
2. Zwischenwirt (= Infektionsquelle des Menschen)	Süßwasserfische		Süßwasserkrabben u. Krebse	Wasserpflanzen (u. a. Wassergemüse)	Brunnenkresse, passive Übertragung durch Schafleber
Pathologie Symptomatik	Cholangitis, Pankreatitis, Cholestase, Leberzirrhose, Gallengangskarzinom Inkubationszeit 1 – 3 Wochen		Lungenabszess, Pleuritis, Peritonitis	Durchfälle, Darmulzera, Kräfteverfall, Aszites	Verschlussikterus, Leberzirrhose

Tabelle 4.38 (Fortsetzung)

Erreger	Opisthorchis viverrini Clonorchis sinensis	Opisthorchis felineus	Paragonimus westermani P. africanus P. mexicanus	Fasciolopsis buski	Fasciola hepatica Fasciola gigantica
Diagnostisches Vorgehen	Reise- u. Nahrungsanamnese, Blutbild: Eosinophilie				
	Einachweis				
	im Stuhl u. Gallensaft		im Sputum rostrotes Sputum, Thoraxröntgenaufnahme Serologie: Lungenegel, Leberegel	im Stuhl	im Stuhl u. Gallensaft
Therapie	Praziquantel				Praziquantel geringe Wirksamkeit, Triclabendazol, Bithionol (toxisch)
	3 × 25 mg/kg KG an einem Tag		3 × 25 mg/kg KG tägl. über 3 Tage	15 mg/kg KG einmalig	
	unerwünschte Wirkungen: Nausea, Erbrechen, Durchfall in wenigen Fällen				
Prognose	bei frühzeitiger Behandlung Heilungsrate um 100% u. Rückbildung sekundärer Befunde				bei Therapieversagen chron. Befall
Prophylaxe	individuell bei Reisen in Endemiegebiete Vermeiden von rohen Süßwasserfischen und Meeresfrüchten etc.				
Bekämpfung	Gesundheitserziehung, gezielte Massentherapie, Vermeidung fäkaler Kontamination von Fischteichen				

Sexuell und parenteral übertragene Erkrankungen

Die meisten sexuell übertragenen Erkrankungen werden grundsätzlich auch parenteral übertragen. Dies ist insbesondere dann zu berücksichtigen, wenn unter schlechten hygienischen Bedingungen ärztliche und zahnärztliche Eingriffe, Maniküre, Tätowierungen, Ohrringstechen und „piercing" vorgenommen werden. Gleiches gilt bekannterweise für die mehrfache Benutzung von Spritzenbesteck bei i. v. Drogenkonsum (Tab. 4.**39**).

Prävention

- Der häufige Wechsel des Sexualpartners stellt immer ein erhöhtes Infektionsrisiko dar.
- Bei sexuellen Kontakten mit unbekannten Partnern gibt es zur rigorosen Benutzung von Kondomen keine Alternative.
- Die Anwendung von Blutkonserven ist auf das Notwendigste zu beschränken.
- Chirurgische, zahnärztliche und andere invasive Eingriffe wie Tätowierungen und Ohrringstechen unter nicht sicher hygienischen Bedingungen sollten wenn möglich vermieden werden.
- Der „HIV-Test danach" ist keine präventive Maßnahme und sollte nicht dazu verleiten, oben genannte Maßnahmen zu vernachlässigen.
- Bei längeren Reisen können eventuell Einmalspritzen und Einmalnadeln für den Bedarfsfall mitgeführt werden. Ein dazu gehöriges ärztliches Rezept kann eventuell den Verdacht von Drogenmissbrauch bei Zollkontrollen abschwächen (S. 22).
- Bei Gruppenreisen können Teilnehmer vorab untersuchen und klären, ob gegenseitige Blutspenden möglich sind, das Einverständnis zu einer vorherigen HIV- und Hepatitistestung vorausgesetzt.

Tabelle 4.**39** Systematische Übersicht sexuell übertragener Erkrankungen

Viren	Bakterien	Protozoen	Helminthen
Hepatitis B, C u. D HIV	Gonorrhö Chlamydien Syphilis Granuloma inguinale Ulcus molle	Giardiasis Cryptosporidium-Arten Amöbiasis	Enterobius vermicularis Strongyloides stercoralis Trichuris trichiura

Praxistipp

Die Aufklärung über die Gefahren von und die Verhütungsmaßnahmen gegen sexuell und parenteral übertragene Erkrankungen muss fester Bestandteil jeder reisemedizinischen Beratung sein.

Virale Infektionen

Virushepatitis

Obgleich Hepatitis A und E in der Regel nicht sexuell übertragen werden, sollen die viralen Hepatitiden aus didaktischen Gründen an dieser Stelle gemeinsam abgehandelt werden.

Definition

Unter dem Begriff akute Virushepatitis werden jene Erkrankungen der Leber zusammengefasst, die durch fünf verschiedene Hepatitisviren, A – E, hervorgerufen werden können und dementsprechend unterschiedliche Eigenschaften bezüglich Infektion, Verlauf und Prognose haben.

Syn.: infektiöse bzw. virale Hepatitis (Gelbsucht), Hepatitis contagiosa

engl.: viral hepatitis

Epidemiologie

- Die verschiedenen Hepatitisviren sind grundsätzlich weltweit verbreitet (Einzelheiten s. Tab. 4.**40**).
- Insbesondere für HAV und HBV ist die Seroprävalenz jedoch am höchsten in warmen Ländern mit hygienisch schlechten Bedingungen.
- Hepatitis A ist eines der häufigsten „Reisemitbringsel“ bei Tropenreisen.
- Mit Verbesserung der hygienischen Bedingungen ist die Antikörperprävalenz gegen HAV unter jungen Erwachsenen in den Industrieländern deutlich gesunken. Damit kommt es paradoxerweise zu einem Anstieg klinisch schwerer Verläufe in dieser Bevölkerungsgruppe.

Ätiologie und Pathogenese

Im Falle des **HAV** und des **HEV** kommt es während der Inkubationszeit von etwa 28 Tagen zur Vermehrung der Viren im Darm. Nach vorübergehender Virämie wird die Leber befallen. Infolge der zellulären

Tabelle 4.**40** Klinische und mikrobiologische Charakteristika der Virushepatitiden

Erkrankung	Hepatitis A (HAV)	Hepatitis B (HBV)	Hepatitis C (HCV)	Hepatitis D (HDV)	Hepatitis E (HEV)
Virusklassifikation	*Hepatovirus*	*Hepadnavirus*	ähnelt einem Flavivirus	ähnelt einem Viroid	ähnelt einem α-Virus
Antigene	HAV	HBsAg, HBcAg, HBeAg	HCV	HBsAg, HDVAg	HEVAg
durchschnittliche Inkubationszeit in Tagen	30	60 – 90	50	60 – 90	40
Beginn der Erkrankung	akut	schleichend oder akut	schleichend oder akut	schleichend oder akut	akut
Übertragung	fäkal-oral, teilw. sexuell	sexuell, parenteral, perinatal	überwiegend parenteral (sexuell, perinatal)	sexuell, perinatal, in Nordamerika und Mitteleuropa zumeist parenteral	fäkal-oral
Klinik	milder Verlauf (0,1 % fulminant), keine chronischen Verläufe	gelegentlich schwere (in 0,1 – 15 % fulminante) Verläufe, in bis zu 10 % chronisch	mäßiger Verlauf, jedoch häufig chronisch (50 %)	bis 5 % fulminant bei akuter Koinfektion mit HBV bis 20 % fulminant bei Superinfektion einer chronischen HBV-Infektion	benigne (1 – 2 % fulminante Verläufe)
Prognose	gut	mäßig, im Alter verschlechtert, Leberzirrhose oder hepatozelluläres Karzinom möglich		bei akutem Verlauf gut	gut

Tabelle 4.**40** (Fortsetzung)

Erkrankung	Hepatitis A (HAV)	Hepatitis B (HBV)	Hepatitis C (HCV)	Hepatitis D (HDV)	Hepatitis E (HEV)
Träger von Antigen (carrier)	keine	0,1 – 30 %	0,5 – 1 %	?	keine
Impfung	aktiver Totimpfstoff, Immunglobuline	aktiver Impfstoff (Hyperimmunglobulin)	–	–	–
Epidemiologie	weltweit verbreitet, besonders hohes Risiko in Afrika, Asien, Mittel- und Südamerika	weltweit verbreitet, hohe Prävalenz bei Risikogruppen z. B. i. v. Drogenabhängige, Dialysepatienten	weltweit verbreitet, hohe Prävalenz bei Risikogruppen z. B. i. v. Drogenabhängige, Dialysepatienten	weltweit, im Mittelmeerraum endemisch unter HBV-Infizierten, gelegentlich Ausbruch schwerer Hepatitiden in HBV-endemischen Regionen	indischer Subkontinent, Nordafrika, Mexiko u. a.
Ansteckungsfähigkeit	analog zur Ausscheidung des HAVAg, ca. 2 Wochen vor bis kurz nach Beginn der Erkrankung	analog zum HBsAg Nachweis, von der Inkubationszeit bis ca. 2 – 3 Monate nach Erkrankungsbeginn bei 5 – 10 % chronische HBs-Träger	alle Anti-HCV-AK-Positive mit Nachweis von HCV-RNA (PCR)	alle Anti-HDV-AK-Positive	vermutlich ähnlich wie bei HAV

und humoralen Immunreaktion entsteht dann die eigentliche Entzündung der Leber mit meist reversibler Schädigung der Hepatozyten. Mit Beginn der klinischen Symptomatik hat die Erregerexkretion im Stuhl bereits abgenommen. Die IgM-Antikörper steigen an, IgG-AK werden etwa 2 Wochen später nachweisbar und persistieren.

Bei **HBV, HCV** und **HDV,** bei denen parenterale Übertragungswege im Vordergrund stehen, werden Viren nicht im Stuhl ausgeschieden. Auch chronische und irreversible Schädigungen kommen vor. Bei Hepatitis B kann es außerdem zum asymptomatischen, jedoch infektiösen Trägertum (carrier) des HBsAg kommen. Wichtig insbesondere bei Patienten aus HBV-endemischen Regionen ist der Zusammenhang von hepatozellulären Karzinomen mit vorangegangener und dann chronifizierter HBV-Infektion.

Bezüglich des diagnostisch bedeutsamen zeitlichen Verlaufs von Virusantigenen und Antikörpern sei auf Tab. 4.**41** sowie auf internistische Lehrbücher verwiesen.

Abgesehen von den unterschiedlichen Übertragungswegen und Inkubationszeiten, verläuft die Erkrankung zunächst ähnlich wie bei der Hepatitis A. Aufgrund immunologischer Prozesse werden die Hepatozyten jedoch zum Teil irreversibel geschädigt. Die Inkubationszeit von HBV und HDV beträgt 1–6 Monate. Eine HDV-Infektion kann jedoch nur bei schon bestehender HBV-Infektion stattfinden. Sie bewirkt dann häufig einen schweren Verlauf oder einen „Rückfall“ der bereits bestehenden Hepatitis B.

Tabelle 4.**41** Vereinfachte serologische Merkmale zur Diagnose der Virushepatitis

Interpretation	HBsAg	IgM-Anti-HAV	IgM-Anti-HBc	Anti-HCV	Anti-HEV
akute Hepatitis A	–	+	–	–	–
akute Hepatitis A bei zusätzlicher chronischer Hepatitis B	+	+	–	–	–
akute Hepatitis A und B	+/–	+	+	–	–
akute Hepatitis B	+/–	–	+	–	–
chronische Hepatitis B	+	–	–	–	–
akute Hepatitis C	–	–	–	+	–
akute Hepatitis E	–	–	–	–	+

Symptomatik

Die meisten Infektionen verlaufen asymptomatisch und deshalb unbemerkt. Bei einigen zeigen sich noch vor Ablauf der Inkubationszeit Allgemeinbeschwerden wie Müdigkeit, Appetit- und Gewichtsverlust, Kopfschmerzen, unspezifische Oberbauchbeschwerden sowie subfebrile Temperaturen.

Die klassischen akuten Krankheitssymptome sind Haut- und Sklerenikterus mit zum Teil heftigem Juckreiz, Entfärbung des Stuhls und Dunkelfärbung des Urins. In etwa 20 % wird eine Lebervergrößerung festgestellt, die durch vermehrte Kapselspannung zu Schmerzen im rechten Oberbauch führen kann. Auch Milz- und Lymphknotenschwellung sind typisch.

Bei Kindern ist der Verlauf meist asymptomatisch. Protrahierte und fulminante Krankheitsverläufe treten eher bei Erwachsenen auf, die in der Kindheit noch keine Immunität aufbauen konnten.

Insbesondere bei HEV-Infektionen kann es zu fulminanten Hepatitiden mit massiv verlängerter Prothrombinzeit, Lebernekrose, gastrointestinalen Blutungen, Nierenversagen und Enzephalopathie bis hin zu Koma kommen.

Bei Hepatitis A wird selten auch ein protrahierter cholestatischer Ikterus beobachtet. Ebenso selten treten noch Wochen oder Monate nach scheinbarer Ausheilung einer A-Hepatitis Rückfälle mit erneutem Anstieg der Transaminasen auf.

Diagnostisches Vorgehen

- Klinische Zeichen des Ikterus in Verbindung mit Reiseanamnese,
- Nachweis von IgM-Anti-HAV bzw. IgM-Anti-HEV in der akuten Krankheitsphase (Tab. 4.**41**),
- Anstieg von GOT, GPT sowie Bilirubin,
- Prothrombinzeit als bester Hinweis für das Ausmaß der Leberschädigung,
- Untersuchung, ob Zeichen eines cholestatischen Ikterus bestehen.

Differenzialdiagnose (Tab. 4.42)

Tabelle 4.**42** Differenzialdiagnose der Virushepatitis

Krankheiten	Bedeutung	Kommentar
Infektion mit CMV, HSV, Toxoplasmose, Coxsackievirus	+++	serologische Abklärung
medikamenteninduzierter Ikterus	++	Medikamentenanamnese
akute Cholezystitis, Choledocholithiasis	++	Klinik, Ultraschall, endoskopische retrograde Cholangiopankreatikographie
Alkoholabusus	+	Serumtransaminasen weniger erhöht, Anamnese
bösartige Erkrankungen mit Lebermetastasen, Pankreaskarzinom	+	Ultraschall und andere bildgebende Diagnostik, klinische Untersuchung
Leptospirose	+	Serologie
Lassa- und Marburg-Virus	(+)	Serologie

Therapie

Eine spezifische Therapie besteht nicht. Ruhe, kohlenhydratreiche, laktovegetarische und fettarme Diät kommen den subjektiven Bedürfnissen der Patienten am ehesten entgegen. Je nach Schweregrad der Erkrankung ist eine stationäre Behandlung indiziert.

Bei schweren Verläufen muss symptomatisch, ggf. intensivmedizinisch behandelt werden: Darmsterilisierung, Vitamin-K-Substitution etc. Eine Corticoidtherapie ist kontraindiziert.

Isolierung mit getrennten Toiletten ist nur bei HAV und HEV bei Kleinkindern oder in Fällen von Stuhlinkontinenz nötig, da zum Zeitpunkt der manifesten Erkrankung ohnehin kaum Viren im Stuhl ausgeschieden werden. Ansteckungsverdächtige müssen auf sorgfältige Händedesinfektion achten, eventuell Prophylaxe mit aktiver Impfung ggf. zusätzlich mit Immunglobulin. Innerhalb der Wohngemeinschaft Desinfektion von Wäsche.

Bei HBV, HCV und HDV üblicher Schutz vor Blut und Sekreten der Patienten.

Prognose

- In der Regel bei Hepatitis A klinische Heilung und Normalisierung der Laborparameter nach 1 – 2 Monaten.
- Bei Hepatitis B/D und C liegen die Heilungsraten zwischen 50 – 90%.
- Bei Hepatitis E ist die Letalität 1 – 2%, bei Schwangeren sogar 20%.

Prophylaxe

Für Hepatitis B, C und D s. Einleitung des Kapitels.

- Unterbrechung der fäkal-oralen Übertragungskette (HAV, HEV),
- Abkochen von kontaminiertem Wasser und Speisen (HAV, HEV),
- aktive Impfung mit Totimpfstoff gegen HAV (s. Reiseimpfungen),
- Kombination von aktiver (Totimpfstoff) und ggf. passiver Impfung mit Immunglobulinen (u. U. auch als unmittelbar postexpositionelle Prophylaxe indiziert),
- aktive Impfung gegen HBV bei längeren Reisen in die Tropen, bei Personen die im Gesundheitswesen tätig sind, bei Risikopatienten (z. B. Dialyse, homosexuell aktive Männer).

Meldepflicht: Krankheitsverdacht, Erkrankung und Tod (Arztmeldepflicht) sowie der Erregernachweis (Labormeldepflicht) sind unabhängig voneinander an das Gesundheitsamt zu melden.

AIDS in den Tropen

Vorbemerkung

Bezüglich Pathophysiologie, Krankheitsbild und Diagnose sei auf entsprechende Literatur der inneren Medizin verwiesen. An dieser Stelle soll nur auf die wichtigsten klinisch relevanten Merkmale bei HIV in den Tropen hingewiesen werden.

Syn.: – *engl.:* AIDS

Das klinische und epidemiologische Bild von AIDS unterscheidet sich in den Tropen zum Teil erheblich von den in Industrieländern bekannten Erscheinungsformen. Diese Unterschiede sind auf Armut, Mangelernährung, unterschiedliche Erregerexposition, unzureichende bis fehlende medizinische Versorgung sowie auf kulturelle Besonderheiten zurückzuführen. Diese potenzieren die HIV-bedingte Morbidität und Letalität derart, dass der Tod eintritt, oft lange bevor es zur eigentlichen Ausbildung von AIDS kommt. Die sozialen und ökonomischen Auswirkungen dieser Epidemie sind in zahlreichen afrikanischen Ländern bereits verheerend. In Indien steht jedoch aufgrund der gegenwärtigen Entwicklung der HIV-Inzidenz und der großen Bevölkerung ein weitaus schlimmeres Szenario zu befürchten. Jüngste Schätzungen gehen von 40 Millionen Menschen aus, die weltweit mit einer HIV-Infektion leben. Im Jahr 2001 haben sich weltweit 5 Millionen Menschen mit HIV infiziert. Die bisherigen Todesopfer werden auf 25 Millionen geschätzt (Stand 2001).

Epidemiologische Besonderheiten

- Die epidemiologisch wichtigsten Übertragungswege in den Tropen sind:
- sexuelle Übertragung (vor allem auch heterosexuell),
- vertikale Übertragung (transplazentar, perinatal und durch Muttermilch).
- infizierte Blutkonserven, Blutprodukte, kontaminierte Spritzen und Nadeln.
- Hauptaltersgruppe 20–40 Jahre (wirtschaftlich produktivster Teil der Gesellschaft).
- Frauen sind in Afrika ebenso häufig betroffen wie Männer.
- Hoher Anteil an Kindern (10–20% versus Europa 4%).
- Derzeitige Schätzungen (Stand 2001): > 25 Millionen Infizierte in Afrika; in Asien > 7 Millionen mit stark ansteigendem Trend.
- In Westafrika zusätzlich HIV-2, mit ähnlichem Krankheitsbild. Epidemiologisch nicht von großer Bedeutung.
- Ulzerierende, ebenfalls sexuell übertragene Erkrankungen begünstigen die Infektion mit HIV.
- HIV wird nicht durch Insekten übertragen.

Praxistipp

Insbesondere bei Patienten aus „Hochendemiegebieten“ sollte HIV stets Bestandteil differenzialdiagnostischer Erwägungen sein.

Klinische Besonderheiten

Nichtopportunistische Infektionen prägen das Bild des HIV-Patienten in Entwicklungsländern:

- Herpes zoster
- Pneumokokkenpneumonie
- Tuberkulose (oft extrapulmonal, S. 175)

- Salmonellosen
- Staphylokokkeninfektionen

Typische **opportunistische** Infektionen in den Tropen sind:

- orale und ösophageale Candidiasis
- massiver Gewichtsverlust (slim disease) durch persistierende Durchfälle infolge *Cryptosporidium*- oder *Isospora-belli*-Infektionen
- Kaposi-Sarkom
- Kryptokokkenmeningitis

In Endemiegebieten (z. B. auch Spanien) wird ein vermehrtes Auftreten von viszeraler Leishmaniose in Zusammenhang mit AIDS beobachtet.

Keine Interaktion mit HIV-Infektion oder AIDS wurde bisher bei folgenden Tropenerkrankungen beobachtet: Malaria, Lepra, Amöbiasis, Giardiasis, Trypanosomiasis, Schistosomiasis, Filariosis.

Therapie und Kontrolle

- Übliche Standardtherapeutika für nichtopportunistische Infektionen sind in der Regel wirksam (falls vorhanden).
- Medikamente zur antiretroviralen Therapie sowie zur Prophylaxe einer vertikalen Übertragung von Mutter zum Kind (reverse-Transkriptase-Hemmer, Proteasehemmer) stehen aus finanziellen Gründen meist nicht zur Verfügung.
- Präventive Maßnahmen wie Gesundheits- und Sexualerziehung, Zurverfügungstellen von Kondomen etc.
- Prävention und Therapie von sexuell übertragenen Krankheiten.
- Screening der Blutkonserven.

Praxistipp

Bei geplanter medizinischer oder pflegerischer Tätigkeit (z. B. Famulaturen) in Entwicklungsländern sei daran erinnert, dass Handschuhe oftmals nicht zur Verfügung stehen. Hauptrisiko einer HIV-Infektion ist jedoch auch für in Heilberufen Tätige nach wie vor der ungeschützte Geschlechtsverkehr.

Meldepflicht: Der Erregernachweis (Labormeldepflicht) ist an das Robert-Koch-Institut zu melden.

Bakterielle Infektionen

Gonorrhö

Definition

Durch gramnegative Diplokokken, *Neisseria gonorrhoeae*, hervorgerufene Erkrankung der Urogenitalschleimhäute, der Konjunktiven, des Pharynx, des Rektums und der Gelenksynovia.

Syn.: Tripper *engl.:* gonorrhea

Epidemiologie

- In einigen afrikanischen Ländern Jahresinzidenz von 3000 bis 15 000 pro 100 000,
- Verhältnis m : f = 2 : 1.
- Frauen sind häufig asymptomatische Träger der Infektion.

Ätiologie und Pathogenese

Über Pili haften die Neisserien an der Schleimhaut an. Aufgrund häufiger antigenetischer Veränderungen umgehen die Erreger die vom Wirt erzeugte Immunität. Das Erkrankungsrisiko bei einmaliger Exposition (Geschlechtsverkehr) ist bei Männern bereits 20%, bei Frauen vermutlich noch höher. Die Inkubationszeit beträgt 2 – 5 Tage.

Symptomatik

Leitsymptom ist der dickflüssige, gelbe Ausfluss, verbunden mit Dysurie. Bei Frauen kann es zur Bartholinitis sowie zur aufsteigenden Infektion des Uterus und der Eileiter bis hin zur akuten Salpingitis kommen („pelvic inflammatory disease", PID). Häufigste Komplikation bei Männern ist die Epididymitis. Arthritiden, insbesondere der Knie, sind Zeichen der im Rahmen der Generalisierung erfolgenden Synovitis. Weitere Folgen bei rezidivierenden Infektionen können Ureterstriktur und Sterilität beim Mann und bei der Frau sein.

In Ländern, in denen die Credé-Prophylaxe mit Silbernitrat oder Tetracyclin nicht durchgeführt wird, ist die Gonoblennorrhö nach wie vor ein häufiges Krankheitsbild. Sie tritt durch perinatale Infektion etwa 2 – 4 Tage nach der Geburt auf und kann bis zur Erblindung des Kindes führen. Auch Erwachsene können durch Schmierinfektion über die Hände davon betroffen sein.

Diagnostisches Vorgehen

- Direkter Erregernachweis im Urethralabstrich (Gram-/Methylenblaufärbung)
- Kultur aus Abstrichen oder Punktaten verdächtiger Läsionen.
- Zum Nachweis des Erregers stehen Antigen-ELISA und PCR-Methoden zur Verfügung.
- Serologische Nachweisverfahren haben nur eine geringe Bedeutung.
- Untersuchung auf HIV und Lues wegen der häufigen Koinfektionen sinnvoll.
- Auch die Geschlechtspartner sollten entsprechend untersucht werden.

Differenzialdiagnose

Bei differenzialdiagnostischen Erwägungen muss auch an häufig vorkommende Mischinfektionen gedacht werden (Tab. 4.**43**).

Tabelle 4.**43** Differenzialdiagnose der Gonorrhö

Krankheiten	Bedeutung	Kommentar
Chlamydieninfektion	+++	Abstrich und Erregernachweis
Trichomonas-vaginalis-Infektion	++	direkter Erregernachweis, Kultur aus Abstrich
Candida-albicans-Infektion	++	
HIV-Infektion	++	Serologie
Ulcus molle	++	direkter Erregernachweis, Kultur aus Abstrich
Morbus Reiter	+	cave Kreuzreaktion in der Serologie

Therapie

Penicillin ist inzwischen, wie Cotrimoxazol, Erythromycin und Tetracyclin auch, in vielen Entwicklungsländern nicht mehr wirksam. Es werden deshalb folgende Präparate als Einmaldosis empfohlen. Eine Partnerbehandlung ist unbedingt notwendig. Bei disseminierten Infektionen und Komplikationen (z. B. PID) sind Behandlungen über 7 – 10 Tage notwendig. Auch die Gonoblennorrhö bedarf einer systemischen Therapie.

- Ceftriaxon (Rocephin® 250 mg, i. m.):
  unerwünschte Wirkungen: gastrointestinale Störungen, reversible Leberschädigung.
  Kontraindikationen: Überempfindlichkeit gegenüber Cephalosporinen.
  Strenge Indikationsstellung bei Schwangerschaft.
- Ciprofloxacin (Ciprobay® 500 mg, oral):
  unerwünschte Wirkungen: gastrointestinale und zentralnervöse Störungen, Hautreaktionen, Leber- und Nierenschädigung, Granulozytopenie, Blutgerinnungsstörungen.
  Kontraindikationen: Schwangerschaft, Stillzeit, Kinder vor Abschluss des Längenwachstums, Epilepsie.
- Spectinomycin (Stanilo® 2 g, i. m.):
  unerwünschte Wirkungen: oto- und nephrotoxisch, allergische und neurotoxische Reaktionen. *Kontraindikationen*: Aminoglykosidallergie, Niereninsuffizienz, Schwangerschaft, Vorschädigung des N. vestibulocochlearis, andere Infektionen als Gonorrhö.

Prognose

- Bei rechtzeitiger Therapie und Verhinderung von Neuinfektionen ist die Prognose gut.

Chlamydieninfektion

Definition

Chlamydia trachomatis verursacht neben dem Trachom und der Chlamydienkonjunktivitis verschiedene der Gonorrhö ähnliche Genitalinfektionen sowie das Lymphogranuloma venereum. Hiervon ist die Infektion mit *Chlamydia psittaci* als Zoonose ätiologisch, epidemiologisch und klinisch streng abzugrenzen. Letztere wird hier nicht abgehandelt.

Syn.: Chlamydiose

engl.: chlamydial infection, lymphogranuloma venereum

Epidemiologie

- Die Chlamydiose ist nicht nur in den Tropen, sondern auch in Industrieländern die häufigste bakterielle, sexuell übertragene Krankheit.
- Bei der sexuell übertragenen Chlamydiose sind überwiegend junge heterosexuelle Erwachsene, Männer häufiger als Frauen, betroffen.

- Chlamydien verursachen die meisten nichtgonorrhoischen Urethritiden und sind weltweit eine der wichtigsten Ursachen von Erblindung.

Ätiologie und Pathogenese

Chlamydien sind gramnegative Bakterien mit einem intra- und extrazellulären Entwicklungszyklus. Neben *C. trachomatis* und *C. psittaci* ist noch *Chlamydia pneumoniae* als menschenpathogene Art bekannt; sie verursacht Pneumonien. *Chlamydia trachomatis* befällt vorwiegend die Schleimhäute und hat ein ausschließlich menschliches Reservoir. Die Serovare A, B, Ba und C erzeugen das Trachom, die Serovare D – K die Einschlusskonjunktivitis beim Neugeborenen und das Paratrachom beim Erwachsenen. Die Serovare L1 – L3 erzeugen das Lymphogranuloma venereum. Während das Trachom durch einfache Schmier- und Kontaktinfektion verbreitet wird, verläuft die Infektion bei der Einschlusskonjunktivitis Neugeborener perinatal. Letztere kann jedoch auch als Schwimmbadkonjunktivitis (Paratrachom) bei Erwachsenen auftreten und wird genito-okulär übertragen. Das Lymphogranuloma venereum wird sexuell übertragen.

Symptomatik

Trachom und Einschlusskonjunktivitis: Die Erkrankung beginnt als lokale Entzündungsreaktion mit vermehrtem Tränenfluss und Ausfluss von eitrigem Sekret. Im Verlauf mehrerer Monate entsteht eine Keratokonjunktivitis mit Pannusbildung. Es kommt zu narbigen Verletzungen der Kornea, die letztlich zu Erblindung führen. Die Einschlusskonjunktivitis des Neugeborenen und das Paratrachom des Erwachsenen verlaufen milder als das Trachom und führen in der Regel nicht zur Erblindung.

Unspezifische Urogenitalinfektion: Die Mehrheit der nicht gonorrhoischen Urethritiden (NGU) des Mannes sind Folge von Chlamydieninfektionen. Komplikationen sind Epididymitis und Proktitis beim Mann sowie Bartholinitis, Zervizitis, Endometritis und Salpingitis bei der Frau. Das Reiter-Syndrom umfasst Konjunktivitis, Urethritis (bzw. Zervizitis) und Arthritis und wird inzwischen überwiegend auf Chlamydieninfektionen zurückgeführt.

Lymphogranuloma venereum: Die Krankheit beginnt mit vorübergehenden genitalen Läsionen, die dann von schmerzhaften inguinalen oder perirektalen Lymphknotenschwellungen, Fieber und Leukozytose begleitet werden. Bei unbehandeltem chronischem Verlauf kann es zu Strikturen und Fisteln von Penis, Urethra und Rektum kommen. Auch eine Elephanthiasis infolge von Lymphstauung ist möglich.

Diagnostisches Vorgehen

- Abstriche aus den betroffenen Arealen, Urethra, Zervix, Rektum oder Konjunktiva, können untersucht werden:
- Bei Konjunktivitis ist die direkte mikroskopische Untersuchung des Kornealabstrichs nach Giemsa-Färbung möglich, jedoch nicht sehr sensibel.
- Der Nachweis in speziellen Zellkulturen (MacCoy-Zellen) ist sensibler und auch für die Diagnose der Nichtgonokokkenurethritis sinnvoll, jedoch sehr aufwendig.
- Direkter Immunfluoreszenztest und ELISA sind gute Alternativen zur Zellkultur. PCR Nachweisverfahren sind etabliert.

Differenzialdiagnose (Tab. 4.**44**)

Tabelle 4.**44** Differenzialdiagnose der Chlamydieninfektion

Krankheiten	Bedeutung	Kommentar
Trachom und Konjunktivitis		
Herpes simplex, Herpes zoster, Masern, Röteln	+++	Serologie und Klinik
Chlamydienurethritis und Lymphogranuloma venereum		
Gonorrhö	+++	eventuell allein durch Ausschlussdiagnose der Gonorrhö
Lues	++	Serologie

Therapie

- Urethritis: In den meisten Fällen genügt eine 7-tägige Therapie mit Doxycyclin oder Tetracyclin.
- Für Lymphogranuloma venereum wird eine 2-wöchige Behandlung mit Doxycyclin, Tetracyclin oder Makrolidantibiotika empfohlen.
- Partnerbehandlung ist unbedingt erforderlich!
- Die Einschlusskonjunktivitis des Neugeborenen und die Schwimmbadkonjunktivitis des Erwachsenen: Erythromycin bzw. Doxycyclin für 7 – 14 Tage.

- Trachom: tetracyclin- oder erythromycinhaltige Augensalben über 3 Wochen. Verschiedene Methoden der Augenlidoperation können eine Erblindung verhindern.

Prognose

- Die einfachen Urogenitalinfektionen haben bei rechtzeitiger Therapie eine gute Prognose, sofern Neuinfektionen vermieden werden.
- Bezüglich des Trachoms kann durch rechtzeitige medikamentöse und chirurgische Therapie eine Erblindung abgewendet werden. Ist diese jedoch erfolgt, bleibt sie meist irreversibel.

Prophylaxe

- Verbesserte Allgemeinhygiene, ausreichende Wasserversorgung sowie Bekämpfung von Fliegen hat vielerorts die Trachomprävalenz gesenkt. Eine Impfung steht nicht zur Verfügung.
- Bezüglich der unspezifischen Urogenitalinfektionen und des Lymphogranuloma venereum gelten die allgemeinen Präventionsmaßnahmen für sexuell übertragene Krankheiten.

Syphilis

Definition

Syphilis wird durch Spirochäten, *Treponema pallidum*, verursacht und ist klinisch durch einen dreistufigen Krankheitsverlauf gekennzeichnet, der mit einer schmerzlosen Primärläsion beginnt, in eine Haut- und Schleimhauterkrankung übergeht und letztlich mit Gewebszerfall verschiedenster Organe endet.

Syn.: Lues *engl.:* syphilis

Epidemiologie

- Lues wird fast ausschließlich sexuell übertragen. Infektionen durch einfachen Kontakt oder durch Blutspenden sowie intrauterine Infektionen wurden auch beschrieben.
- Während in Europa und in den USA die Inzidenz in den letzten Jahrzehnten abnahm, stehen konkrete Zahlen für die Tropen nicht zur Verfügung. In einigen afrikanischen Ländern wird Lues häufiger diagnostiziert als Gonorrhö.

Ätiologie und Pathogenese

Treponemen sind spiralig gekrümmte Spirochäten, die nur mit Hilfe der Dunkelfeldtechnik im Lichtmikroskop sichtbar sind. Sie vermehren sich nur sehr langsam (Generationszeit etwa 30 Stunden), was einerseits die Anzüchtung in Nährmedien erschwert und andererseits den klinischen Verlauf erklärt. Die Erreger dringen beim Sexualkontakt auch durch intakte Haut ein und infiltrieren nach einer Inkubationszeit von 2 – 4 Wochen das Gewebe. Nur eine geringe Anzahl Treponemen ist notwendig, um eine Infektion auszulösen. Die vom Wirt gebildeten Antikörper vermögen den weiteren Krankheitsverlauf nicht nachhaltig zu beenden. Unbehandelt verläuft die Krankheit in drei Stadien, die im Folgenden beschrieben werden.

Symptomatik

Primärstadium: An der Inokulationsstelle bilden sich ein schmerzloser indurierter Schanker sowie eine Lymphadenitis. Mehrfache Läsionen sind ungewöhnlich. Nach mehreren Wochen bildet sich dieser Primäraffekt spontan zurück.

Sekundärstadium: Infolge einer Generalisation treten vielfältige, nicht juckende, meist makulo-papulöse Hauteffloreszenzen u. a. an Handinnenflächen und Fußsohlen auf. An feuchten Körperstellen (z. B. Axilla) können sich Kondylome bilden. Auch Schleimhäute können betroffen sein, und die Hauterscheinungen können von systemischen Symptomen begleitet sein wie Fieber, Übelkeit, generalisierte Lymphadenopathie, Nephritis etc. Dieses Stadium kann mit monatelangen symptomfreien Intervallen über Jahre fortbestehen und ist hochkontagiös.

Tertiärstadium: Nach einem latenten Stadium ohne klinische Symptomatik, das unterschiedlich lang, meist jedoch weniger als 15 Jahre anhält, tritt das Tertiärstadium ein, das durch die Bildung von Gummen charakterisiert ist. Gummen sind entzündliche Granulome, die überall im Körper auftreten und zu erheblichen Gewebsdestruktionen führen können. Haut, Herz und Blutgefäße sowie das ZNS sind besonders betroffen. Im Verlauf treten auf: kardiovaskuläre Erkrankungen wie Aortitis oder Koronarverschluss; Neurolues, meist durch Erkrankung der Meningealgefäße sowie Tabes dorsalis, eine Degeneration der Hinterstränge des Rückenmarks mit generalisierter Paralyse. Dieses Stadium scheint in den Tropen wegen bestehender Kreuzimmunität mit anderen Treponematosen (Frambösie) seltener aufzutreten.

Lues connata (kongenitale Syphilis): Wenn während der Schwangerschaft bei der Mutter das Primär- oder Tertiärstadium auftritt, besteht ein hohes Risiko für perinatale Letalität. Ein großer Anteil überlebender Säuglinge erkrankt kurz nach oder erst 3–4 Monate nach der Geburt mit Symptomen, die der Lues im Sekundärstadium ähneln, der *Hutchinson-Trias:* Tonnenzähne, Keratitis parenchymatosa und Labyrinthschwerhörigkeit. Typisch ist darüber hinaus eine Periostitis der langen Knochen. Später Eintritt der Lues connata im Jugendlichen- oder Erwachsenenalter ähnelt dem Bild des Tertiärstadiums.

Diagnostisches Vorgehen

- Im Stadium I und II lassen sich die Treponemen mithilfe des Dunkelfeldmikroskops im Wundsekret nachweisen.
- Lymphknotenbiopsien.
- Serologischer Nachweis unter kombinierter Anwendung dreier serologischer Verfahren: dem Treponema-pallidum-Hämagglutinationstest (TPHA), dem Fluoreszenz-Treponemen-Antikörper-Absorptionstest (FTA-Abs-Test) und dem Treponema-pallidum-Immobilisationstest (TPI-Test). Bei positivem Ausfall erfolgt zur Kontrolle des Therapieerfolges der quantitative VDRL-Test (Venereal Disease Research Laboratory).

Differenzialdiagnose (Tab. 4.**45**)

Tabelle 4.**45** Differenzialdiagnose der Syphilis

Krankheiten	Bedeutung	Kommentar
Primärstadium		
Ulcus molle	+++	in Endemieregionen von Ulcus molle klinisch kaum unterscheidbar
Granuloma inguinale	++	Erregernachweis
Lymphogranuloma venereum	++	
Sekundärstadium		
diverse entzündliche Hauteffloreszenzen	+++	bei nichtjuckenden Effloreszenzen an Handfläche und Fußsohle in Endemieregionen
frühe Lues connata		
Herpes-simplex-Infektion	++	Serologie

Therapie

Penicillin G ist weiterhin gut wirksam, sofern ausreichende Wirkspiegel für über 10 Tage erreicht werden: Penicillin i. m. 1,2 Mio. IE täglich über 10 – 15 Tage. Alternativ Benzathin-Penicillin G 2,4 Megaeinheiten i. m. einmalig. Im zweiten und dritten Stadium erfolgt die Applikation 1-mal pro Woche für drei Wochen.

Lues connata: Penicillin i. m. 50 000 IE/kg KG täglich über 10 Tage. Mutter und Sexualpartner müssen ebenfalls behandelt werden.

Therapie war erfolgreich, wenn der VDRL-Test negativ wird.

Prognose

- Bei rechtzeitiger Therapie vor Eintritt des Tertiärstadiums ist die Prognose gut.
- Lues connata unmittelbar nach der Geburt hat eine sehr schlechte Prognose, während bei postnatalem Eintritt der Erkrankung die Prognose besser ist.

Prophylaxe

- Übliche Prävention sexuell übertragener Erkrankungen,
- Screening bei Schwangerschaft und ggf. sofortige Behandlung zur Verhinderung einer kongenitalen Syphilis.

Meldepflicht: Der Erregernachweis (Labormeldepflicht) ist an das Robert-Koch-Institut zu melden.

Praxistipp

Bei nicht juckenden Hauteffloreszenzen stets auch an Lues denken!

Granuloma inguinale

Definition

Schmerzlose Ulzeration im Genital- und Perianalbereich, die durch *Calymmatobacterium granulomatis* verursacht wird.

Syn.: Donovanose

engl.: donovanosis, granuloma inguinale

Epidemiologie

- Endemisches Vorkommen in den Tropen, vor allem in Papua-Neuguinea, Südindien und Südafrika,
- Erkrankungsverhältnis m : f = 10 : 1.

Ätiologie und Pathogenese

Die Klassifizierung des Erregers, *Calymmatobacterium granulomatis*, ist noch nicht erfolgt. Die verkapselten, unbeweglichen Bakterien werden sexuell übertragen. Die Inkubationszeit beträgt 1 – 12 Wochen. Die Erkrankung beginnt mit einer Papel, die sich in ein Ulkus mit unregelmäßigem Rand und mit sauberem granuliertem Wundgrund umwandelt.

Symptomatik

Die oben beschriebenen Ulzera sind typischerweise schmerzfrei. Sie können durch Autoinokulation oder per continuitatem benachbarte Hautareale betreffen. Sekundärinfektionen mit anaeroben Bakterien führen eventuell zu Schmerzen und zu übelriechendem eitrigem Exsudat. Weitere seltene Komplikationen sind tiefe Ulzerationen und Vernarbungen, Lymphödem und tumorartige Wucherung. Disseminierte Infektionen sind vor allem bei Schwangerschaft beschrieben worden.

Diagnostisches Vorgehen

Mikroskopischer Nachweis aus Abstrichen oder Biopsien vom granulierten Wundrand. Unter Giemsa-Färbung stellen sich die Donovan-Körper als runde Bakterien in hellen Vakuolen großer mononukleärer Zellen dar.

Differenzialdiagnose (Tab. 4.**46**)

Tabelle 4.**46** Differenzialdiagnose des Granuloma inguinale

Krankheiten	Kommentar
Syphilis	Bei Condylomata lata, die durch adäquate Penicillintherapie nicht erfolgreich behandelt werden können, besteht der dringende Verdacht auf ein Granuloma inguinale

Fortsetzung ▶

Tabelle 4.**46** (Fortsetzung)

Krankheiten	Kommentar
Lymphogranuloma venereum	Abstrich und Erregernachweis
Tumoren	Daran denken! spezifische Diagnostik mit Giemsa-Färbung

Therapie

Cotrimoxazol (Trimethoprim-Sulfamethoxazol 160/800 mg) 2-mal täglich bis zur Abheilung der Läsionen. Alternativ Erythromycin 500 mg 4-mal täglich.

Prognose

- Lokale Gewebszerstörung und Sekundärinfektionen können zu massiven Komplikationen bis hin zum Tod führen.
- Da die Erkrankung diagnostisch leicht verkannt wird, sind chronische Verläufe nicht selten.

Ulcus molle

Definition

Infektion mit *Haemophilus ducreyi*, die schmerzhafte Ulzerationen der Genitalorgane verursacht.

Syn.: weicher Schanker *engl.:* chancroid ulcers

Epidemiologie

- Das Ulcus molle ist im Prinzip weltweit verbreitet, kommt jedoch vornehmlich in den Tropen vor. Es ist die häufigste Ursache von Genitalulzera in Afrika.
- Männer sind weit häufiger betroffen als Frauen.
- In Afrika gilt der weiche Schanker als Kofaktor für HIV-Infektionen.

Ätiologie und Pathogenese

Haemophilus-ducreyi-Bakterien sind gramnegative Stäbchen, die nur in speziellen Nährmedien gezüchtet werden können. 4 – 7 Tage nach

Infektion bildet sich eine lokale Entzündung, auf dessen Boden sich eine Papel bildet. Diese rupturiert nach einigen Tagen, und es entsteht ein scharf umrandetes, schmerzhaftes, leicht blutendes Ulkus.

Symptomatik

Die oben erwähnten Ulzera treten beim Mann meist am distalen Präputium und am Frenulum auf, bei Frauen am Eingang der Vagina. In der Hälfte der Fälle entsteht zusätzlich eine schmerzhafte, meist einseitige Lymphadenopathie. Diese „Bubonen“ können ihrerseits ulzerieren. Bei Frauen ist die Infektion meist asymptomatisch.

Diagnostisches Vorgehen

- Abstriche sollten am Ulkusgrund entnommen und unmittelbar in speziell angereicherte Nährmedien inokuliert werden.
- Als weitere Nachweismethode steht die PCR zur Verfügung.

Differenzialdiagnose (Tab. 4.**47**)

Tabelle 4.**47** Differenzialdiagnose des Ulcus molle

Krankheiten	Bedeutung	Kommentar
Syphilis	+++	Ulcus durum Wundabstrich und Zellkultur, Serologie
Lymphogranuloma venereum	++	
Herpes simplex	++	Serologie
Granuloma inguinale	+	schmerzfreie Läsionen, Abstrich

Therapie

Erythromycin oral 500 mg 4-mal/Tag über 7 Tage. Alternativ Ciprofloxacin 500 mg/Tag über 3 Tage. Die Läsion sollte regelmäßig gesäubert und trocken gehalten werden.

Prognose

- Die Erkrankung spricht gut auf antibiotische Therapie an.
- Partnerbehandlung ist unbedingt notwendig.

Perkutan erworbene Infektionen (Tab. 4.**48**)

Tabelle 4.**48** Systematische Übersicht perkutan erworbener Infektionen

Helminthen	Endoparasitosen
Nematoden (Hakenwurmerkrankung u. a.) Trematoden (Schistosomiasis)	Myiasis Tungiasis Akariasis Larva-migrans-cutanea-Infektion u. a.

Helmintheninfektionen

Definition

Perkutan erworbene Helmintheninfektionen (Tab. 4.**49**) erfolgen mittelbar durch Kontamination der Umgebung mit menschlichen Ausscheidungen. Im Falle der Hakenwürmer und anderer Nematoden entwickeln sich aus den mit Fäzes ausgeschiedenen Eiern Infektionslarven. Im Fall der Schistosomenarten werden embryonierte Eier durch Urin (Blasenbilharziose) oder durch Stuhl (Darmbilharziose) im Wasser abgesetzt, die über Schnecken als Zwischenwirte sich zu perkutan penetrierenden Larvenstadien entwickeln. Auch die durch Stich von Insekten übertragenen Filarien (Tab. 4.**19**) gehören streng genommen zu den perkutan übertragenen Helminthen. Während Bilharziose bei europäischen Reisenden häufiger auftritt, sind die übrigen perkutan erworbenen Nematodeninfektionen vergleichsweise selten.

Syn.: Wurminfektion *engl.:* helminthiasis

Nematodeninfektionen

Hakenwurminfektionen sind in feuchtwarmen Tropenzonen eine wichtige Ursache von Anämien. Eine individuelle Therapie, z. B. mit Mebendazol, hat ohne Verbesserung der sanitären und allgemeinen Lebensbedingungen keinen epidemiologischen Effekt (Tab. 4.**48**).

Strongyloidesinfektionen können wegen ihrer Tendenz zur Endoautoinfektion durch infektionstüchtige Larven zu einem lebensbedrohlichen Circulus vitiosus vor allem bei Immunsuppression oder in der Schwangerschaft führen. Therapie mit Albendazol oder Mebendazol.

Tabelle 4.**49** Perkutan eindringende Nematoden

Parasit	Adulter Wurm, Länge	Lokalisation im Endwirt	Eiausscheidung Infektionsmodus	Entwicklung im Endwirt	Präpatenz-zeit	Klinisches Bild	Therapie	Geographische Verbreitung
Ancylostoma duodenale (Hakenwurm)	m: 8 – 11 mm f: 10 – 13 mm	Dünndarm des Menschen (Blutsauger in Darmmukosa) (nur als Adulte unterscheidbar)	Eiausscheidung im Stuhl, Entwicklung durch 3 Larvenstadien im Erdboden, Eindringen der Larve perkutan Eier von *A. duodenale* und *N. americanus* nicht unterscheidbar	Haut, Blutkreislauf, Herz-Lungen-Passage, Bronchus, Pharynx, Dünndarm → Entwicklung zum adulten Wurm	4 – 5 Wochen	Eintrittsstelle: Hauterythem mit Papeln („ground itch“) Wanderung: Pneumonitis und Eosinophilie, bei massivem Befall Eisenmangelanämie, retardierte Entwicklung bei Kindern, Eiweißmangelödeme	Albendazol Mebendazol Pyrantel	in allen Zonen innerhalb der 18°-C-Isotherme bei günstiger Bodenfeuchte, z. B. auch Berg- und Tunnelbau in gemäßigten Zonen
Necator americanus (Hakenwurm)	1 – 2 mm, kleiner als *A. duodenale*							
Ancylostoma brasiliense u. a.	s. S. 170, Larva migrans							
Strongyloides stercoralis	2 mm	Dünndarm	Eiablage in der Darmmukosa Larven im Stuhl, freilebende Larven → perkutane Infektion, in- und externe Autoinfektion	wie bei Hakenwurm	ca. 3 Wochen	Eintrittsstelle: Juckendes Hauterythem Wanderung: Pneumonitis und Eosinophilie. Bei massivem Befall: abdominelle Beschwerden, Malabsorptionssyndrom. Hyperinfektion durch interne und externe Autoinfektion (bei Immundefizienz)	Albendazol Mebendazol Ivermectin	wie bei Hakenwurm

Trematodeninfektionen: Schistosomiasis

Definition

Parasitischer Befall mit jeglicher Spezies von fünf humanpathologischen Saugwürmern (Trematoden) der Gattung Schistosoma (= Pärchenegel: *S. haematobium, S. mansoni, S. intercalatum, S. japonicum, S. mekongi*), eine der wichtigsten tropischen Parasitosen, von der weltweit $^{1}/_{4}$ Milliarde Menschen befallen ist. Nach der bevorzugten Lokalisation der Adultwürmer in urogenitalen oder mesenterialen bzw. portalen Venenkomplexen unterscheidet man eine urogenitale von einer intestinalen, vom klinischen Bild her darüber hinaus noch eine dermale und eine hepatolienale Schistosomiasis. Die Schistosomiasis ist auch unter Tropenreisenden relativ häufig im Vergleich zu den übrigen Wurmerkrankungen.

Syn.: Bilharziose *engl.:* schistosomiasis, Bilharziasis

Epidemiologie

- Die Schistosomiasis ist an tropische Zonen mit stehenden oder langsam fließenden Gewässern gebunden.
- Dammbauten, Bewässerungsanlagen, Ausdehnung der Landwirtschaft und Bevölkerungszunahme in diesen Gebieten führen zur ständigen Ausdehnung der Schistosomiasisherde.
- In Afrika gibt es ausgedehnte Herde von *S. mansoni* und *S. haematobium*, auch auf Madagaskar und der arabischen Halbinsel; *S. intercalatum* herdförmig in Zentralafrika.
- In Süd- und Mittelamerika kommt nur *S. mansoni* vor.
- Asien: *S. japonicum* in China, Philippinen (Leyte, Mindanao); *S. mekongi* in Laos, Kambodscha, Thailand, am Unterlauf des Mekong.

Ätiologie und Pathogenese

Erreger: Mehrere Arten der Gattung Schistosoma, getrenntgeschlechtliche Trematoden (Saugwürmer, Pärchenleberegel), die in den urogenitalen oder mesenterialen bzw. portalen Venenplexus des Endwirts leben. Nach dem Krankheitsbild und dem bevorzugten endgültigen Aufenthaltort der Adultwürmer lassen sich 2 Hauptformen der Schistosomiasis unterscheiden:

- die **urogenitale Schistosomiasis** oder Blasen- (Urogenital-)Bilharziose verursacht durch *S. haematobium*,

- die **intestinale und hepatolienale Schistosomiasis** oder Darm- und Leberbilharziose verursacht durch *S. japonicum*, *S. mansoni* und *S. mekongi*. Bei der nur regional bedeutsamen Art *S. intercalatum* kommt es nur zur intestinalen Schistosomiasis.

Zwischenwirte sind verschiedene erregerspezifische Süßwasserschnecken der Gattungen *Bulinus (S. haematobium)*, *Biomphalaria (S. mansoni)* und *Oncomelania (S. japonicum)*.

Gelangen die Eier mit Urin bzw. Stuhl in Süßwasser, schlüpfen aus ihnen Larven (Mirazidien), die in für jede Schistosomenart spezifische Schnecken eindringen, sich dort weiterentwickeln und diese als infektiöse Zerkarien (Gabelschwanzlarven) wieder verlassen. Diese müssen innerhalb von 36 Stunden die Haut eines Menschen im Wasser penetrieren, um sich dort zu geschlechtsreifen Schistosomen entwickeln zu können.

Die verschiedenen Entwicklungsstadien und vor allem die unterschiedliche Menge der abgelegten Eier bestimmen die Pathologie im Endwirt. *S. japonicum* legt pro Tag und weiblichem Wurm 1500–3000 Eier ab, *S. haematobium* 500–1000 und *S. mansoni* 250–500 Eier.

Penetrationsstadium: Zerkariendermatitis infolge Zerkarienpenetration der Haut. Erythem, Pruritus, makulapapulöses Exanthem, flüchtig. Ausgeprägte Erscheinungen bei Invasion von Zerkarien von nicht humanpathogenen Schistosomen in gemäßigten Zonen (Europa und USA). Führen infolge des Absterbens der Schistosomula in der Haut des Fehlwirts ebenfalls zu Zerkariendermatitis (Badedermatitis).

Akute Schistosomiasis: Nach Abwerfen des Gabelschwanzes wandern die Zerkarien (Schistosomula) über Blut- und Lymphsystem in die Lunge, von wo aus sie hämatogen in die Leber wandern. Etwa 2–6 Wochen nach der Zerkarieninvasion werden die Adulten geschlechtsreif und das Stadium der Eiablage beginnt. Dies kann, bei hoher Wurmlast, zu einer zunehmenden Überschwemmung des Wirts mit Eiern (zirkulierendes Antigen) führen. Hierbei treten mehr oder weniger heftige Allgemeinreaktionen mit Fieber, Kopf- und Gliederschmerzen bis hin zu schweren allergischen Reaktionen auf (Katayama-Syndrom). Es findet sich eine Leukozytose mit ausgeprägter Eosinophilie.

Chronische Schistosomiasis: Schistosomula erreichen das hepatische Pfortadersystem, reifen zu Adultwürmern heran und legen die Eier je nach Schistosomenspezies in den tiefer gelegenen mesenterialen und portalen bzw. vesikalen Venen ab. Die Wirtsreaktion ist gering, da Adultwürmer durch ihr immunologisches Mimikry toleriert werden. Die Eier wandern aktiv mithilfe des Dorns und enzymatischer Aktivität durch das Gewebe in Richtung auf die Hohlorgane, durch die sie ausgeschieden werden. Auf ihrem Weg kommt es zu charakteristischen Gewebsreaktionen mit granulomatösen und später fibrotischen Veränderungen, die Grundlage der schweren Organveränderungen sind. (Tab. 4.**50**).

Tabelle 4.**50** Ätiopathogenese, Symptomatik, Diagnose und Therapie der einzelnen Formen der Schistosomiasis

Krankheit	**Urogenitale Schistosomiasis**	**Intestinale Schistosomiasis**	**Hepatolienale Schistosomiasis**
Erreger	*S. haematobium*	*S. mansoni, S. intercalatum, S. japonicum, S. mekongi*	*S. japonicum, S. mansoni*
Ätiopathogenese	muköse u. submuköse Eigranulome der Ureter- u. Blasenwand, hämorrhagische, fibröse, polypöse Reaktionen, Obstruktion der Harnwege, Blasenkarzinom	muköse und submuköse Eigranulome im Dünndarm, Polypose im Kolon	Massenhafte Eigranulome in der Leber führen zu Hepatomegalie, Leberfibrose → -zirrhose, portalem Hochdruck und seinen Folgen
Symptomatik	Mikro- → Makrohämaturie, Hydronephrose schon in jungen Jahren	Darmblutung, Malabsorptionssyndrom, Durchfall	Hepato- und Splenomegalie, Ösophagusvarizen, Aszites schon in jungen Jahren
Diagnostisches Vorgehen	Einachweis im Urin, Sediment oder 24-h-Urin, Serologie Einachweis in Blasenbiopsien	Einachweis im Stuhl (Anreicherungsverfahren), Serologie – Einachweis in Darmbiopsien (Rektum) Eosinophilie	
Differenzialdiagnose	Urogenitaltuberkulose oder -tumoren	Kolitis anderer Ursachen	Leberzirrhose und portaler Hochdruck anderer Ursachen
Therapie	Mittel der Wahl gegen Schistosomiasis ist derzeit Praziquantel (Biltricide, Cesol): 1 × 40 mg/kg KG	2 × 20 mg/kg KG an einem Tag	3 × 20 mg/kg KG an einem Tag
	Unerwünschte Nebenwirkungen: gering, Oberbauchbeschwerden, Nausea, Durchfall. In akuter Phase evtl. Verstärkung der Reaktion auf Schistosomenantigen (evtl. Corticosteroide, Antihistaminika). Andere Autoren geben höhere Dosen an. Kontraindikation: nicht während Schwangerschaft therapieren		
Prognose	Sehr gut. Obwohl Praziquantel keine Wirkung auf Schistosomeneier hat, bilden sich Gewebsfibrosen auffallend gut zurück		

Symptomatik

Die Symptomatik besteht hauptsächlich in der oben beschriebenen Wirtsreaktion auf die Parasiteninvasion und -entwicklung.

Je nach hauptsächlicher Lokalisation der Gewebsreaktionen auf die mehr oder weniger massive und langanhaltende Eiablage und -wanderung unterscheidet man urogenitale, intestinale und hepatolienale Symptomatik. Schistosomeneier können jedoch auch andere Organe befallen (insbesondere ZNS, Lunge und Herzmuskel) (Tab. 4.**50**).

Prophylaxe

- Individuell: Expositionsprophylaxe, Vermeidung von auch nur flüchtigem Kontakt mit kontaminiertem Süßwasser, Seen, Bächen, Flüssen und Bewässerungssystemen in den Tropen (inkl. Trinken, Waschen).
- Wasser ist nach dreitägigem Stehen, Chlorieren, Filtern oder Erhitzen nicht mehr infektiös.
- Intermittierende Massenbehandlung bei gleichzeitiger Schneckenbekämpfung und Gewässersanierung hatte bisher wenig Langzeiteffekt.

Praxistipp

Bei Tropenreisenden, die beruflich in Endemiegebieten tätig waren, oder bei „Abenteuerreisenden" werden nicht selten Schistosomeninfektionen beobachtet. Ein erhöhter Antikörpertiter ist bei diesen von großem Wert und rechtfertigt eine Therapie, weil bei relativ schwachem Befall der Einachweis oft nicht gelingt und u. U. sehr zeitaufwändig ist.

Ektoparasitosen der Haut

Ektoparasitosen werden durch Parasiten verursacht, die für einige Zeit in der Haut leben und dort einen Teil ihrer Entwicklung durchlaufen. Die wichtigsten sind in Tab. 4.**51** dargestellt.

Kurzfristig die Haut irritierende, beißende oder stechende Arthropoden, wie Mücken, Stechfliegen, Läuse, Flöhe, Wanzen, Zecken und Milben, werden als *Ektoparasiten* bezeichnet und haben, unabhängig davon, ob sie Krankheitsüberträger sind (Tab. 4.**2**), unterschiedlichen Krankheitswert, meist in Form allergischer Hautreaktionen, Urtikaria oder Impetigo.

Tabelle 4.**51** Ektoparasiten

Bezeichnung	Tungiasis	Akariasis	Myiasis	Larva migrans cutanea
Synonym	Sandfloh	Krätze	Fleischmade	Hautmaulwurf
englisch	jigger flea	scabies	maggot	creeping eruption
Erreger	*Tunga penetrans* (Flohspezies)	*Sarcoptes scabiei* (Krätzmilbe)	div. *Diptera* („Fleischfliegen"-Maden)	*Ancylostoma brasiliense* (Hundehakenwurm) und andere Nematodenlarven
Epidemiologie	Tropen u. Subtropen auf sandigen Böden, Schweinehaltung	weltweit, unter schlechten Bedingungen persönlicher Hygiene, Wassermangel	in warmen Ländern fokal, unter schlechten Lebensbedingungen, Abenteuertouristen	in warmen Zonen weltweit, hunde- und katzenkotverschmutzte Badestrände
Ätiopathogenese	natürlicher Wirt: Schwein Floh (1 mm) bohrt sich in Haut, unter Nägel der Füße und Hände, wächst 1 cm, entlässt Eier und stirbt ab	Mensch zu Mensch (Mutter – Kind – Mutter, Sexualkontakt) Milben bohren sich in die Haut, graben Gänge und legen Eier	*primäre Myiasis:* Fliegenlarve penetriert intakte Haut *sekundäre Myiasis:* Larve wird in Wunden abgelegt Die verschiedenen Fliegen sind auf Körperzonen spezialisiert	Mensch akzidenteller Fehlwirt Hautpenetrierende Larven wandern im kutanen u. subkutanen Gewebe über Tage u. Wochen
Symptomatik	schmerzhafte Schwellung meist unter Zehennagel, Sekundärinfektion, Tetanus	juckende Dermatose, Sekundärinfektionen Hände, Handgelenke oder jede Körperregion	Haut, Körperöffnungen, Ohr, Nase, Auge, Vagina etc. können furunkelartig befallen sein (Farbtafel 2, Abb. **3**)	Entzündliche Wegstrecke kann verfolgt werden (Farbtafel 2, Abb. **4**) Juckreiz, Kratzeffekte

Tabelle 4.51 (Fortsetzung)

Bezeichnung	Tungiasis	Akariasis	Myiasis	Larva migrans cutanea
Diagnose	klinisch	Kratzeffekte, typische intrakutane Gänge, Ekzematisierung, u. U. massiver Befall	klinisch, typisches Aussehen der reiskorngroßen Larven (entomologische DD)	Erscheinungsbild, keine Biopsie meist Füße, Hände (Strongyloides perianal)
Differenzialdiagnose	Panaritium	andere ekzematöse Dermatosen, Psoriasis, Urtikaria	Abszesse anderer Ursachen	Impetigo, Tinea (Ringwurm), Skabies, Urtikaria
Therapie	Entfernung des Flohs, Desinfektion	Benzylbenzoat-Emulsion, Behandlung der sekundären Dermatitis, Familienbehandlung	Entfernung oft schwierig, Ersticken der Larve durch Abkleben, Wundtoilette	15 %ige Thiabendazolcreme Lokales „Vereisen“ schädigt die Haut mehr als die Parasiten
Prophylaxe	Tragen geschlossener Schuhe Unterlagen beim Liegen an Stränden	Wasser und Seife	Körperhygiene, Wundtoilette	saubere Badestrände, Kinderspielplätze, Entwurmung von Haustieren
Praxistipp	Bei Tropentouristen relativ häufige tropische Dermatosen, leicht zu diagnostizieren, wenn an die Möglichkeit gedacht wird			

Kontaktinfektionen (Tab. 4.52)

Tabelle 4.52 Systematische Übersicht der durch Kontaktinfektionen übertragenen Erkrankungen

Bakterien	Protozoen
bakterielle Meningitis Tuberkulose Lepra Shigellose Chlamydien Treponematosen (Frambösie, endemische Syphilis, Pinta)	Amöbenenzephalitis (Naegleria, Acanthamoeba)

Bakterielle Kontaktinfektionen

Bakterielle Meningitis

Definition

Die bakterielle Meningitis wird im Wesentlichen durch *Neisseria meningitidis, Streptococcus pneumoniae* und *Haemophilus influenzae* verursacht.

Syn.: Hirnhautentzündung *engl.* bacterial meningitis

Epidemiologie

- Alle drei Erreger werden über Tröpfcheninfektion verbreitet. Enge Wohnverhältnisse und große Menschenmengen erhöhen das Infektionsrisiko.
- Während die Meningitis durch Pneumokokken und durch *Haemophilus influenzae* weitgehend endemisch vorkommt, verursacht die Meningokokkenmeningitis häufig massive Epidemien.
- Ein Meningokokkenstamm der Gruppe A, der von China über Indien nach Saudi-Arabien gelangte, verursachte 1987 eine massive Epidemie unter Mekkapilgern, die ihrerseits in ihren Heimatländern zahlreiche Epidemien auslösten. In Zusammenhang mit dem Hadsch in Mekka war es im Jahr 2000 bei Pilgern und Rückkehrern aus Saudi-Arabien weltweit zu Hunderten Meningokokken-Erkrankungen der Serogruppe W135 gekommen.
- Herausragend ist seitdem erneut die hohe Inzidenz im Meningitisgürtel Afrikas, der von Mali, Burkina Faso horizontal bis nach

Äthiopien, Sudan, Südägypten und Nordtansania reicht. Dort treten Epidemien mit Inzidenzen von über 400/100000 im Jahr auf.

- Im südlichen Südamerika sind Meningitiden durch Meningokokken der Gruppe B endemisch.
- In gemäßigten Klimazonen treten Meningitiden gehäuft im Frühjahr und im Herbst auf, in Afrika südlich der Sahara vor allem während der Trockenzeit.

Ätiologie und Pathogenese

Neisseria meningitidis: kleine unbewegliche, gramnegative Diplokokken. Es sind dreizehn verschiedene Serogruppen bekannt, von denen die Gruppen A, B, C, Y und W135 für die meisten Erkrankungen verantwortlich sind.

Haemophilus influenzae: pleomorphe gramnegative Kokken. Sie treten gehäuft bei Kindern auf.

Streptococcus pneumoniae: grampositive ovale Kokken, die ein Exotoxin (Pneumolysin) bilden. Der Befall der Meningen erfolgt nach hämatogener Generalisierung, ausgehend vom Ort der primären Besiedlung im Sinne einer zyklischen Infektionskrankheit (Meningokokken, Haemophilus influenzae).

Die Beteiligung der Meningen kann aber auch septisch-metastatisch im Gefolge einer Pneumonie erfolgen (Pneumokkoken).

Die Bakterien besiedeln die Pia mater und lösen eine Entzündungsreaktion der Meningen aus. Verschiedene bakterieneigene Bestandteile stimulieren die Sekretion von Tumornekrosefaktor, Interleukinen etc., potenzieren so die Entzündungsreaktion und stören die Blut-Liquor-Schranke. Es kommt zu erheblichen Störungen des Hirnstoffwechsels.

Symptomatik

Plötzlicher Fieberanstieg bei zum Teil schon bestehenden Atemwegsbeschwerden. Typische Meningitissymptome sind Kopfschmerz, Brechreiz, Rückenschmerzen, Nackensteifigkeit, positive Kernig- und Brudzinski-Zeichen. Bei Kindern können diese Symptome fehlen.

Diagnostisches Vorgehen

- Lumbalpunktion (cave Fundoskopie zum Ausschluss einer Stauungspapille) zur Liquorgewinnung vor antibiotischer Therapie. Farbe und Aspekt (trübe, eitrig), Zellzahl (deutliche granulozytäre Pleozytose), Chemie (Eiweiß und Laktat erhöht, Zucker erniedrigt) sowie die mikroskopische Untersuchung nach Gramfärbung

(z. B. grampositive/gramnegative Diplokokken) geben schon richtungsweisende Befunde. Das Ergebnis der Liquorkultur und der Blutkulturen gehen in die initialen therapeutischen Entscheidungen nicht ein. Zur weiteren Diagnostik gehören CCT ggf. MRT (fortgeleitete Meningitis, Hirndruck).

Differenzialdiagnose (Tab. 4.**53**)

Tabelle 4.**53** Differenzialdiagnose der bakteriellen Meningitis

Krankheiten	Bedeutung	Kommentar
Zerebrale Malaria	+++	Hauptdifferenzialdiagnose in Endemiegebieten
Typhus	++	Blutkultur
Rückfallfieber	++	
Hirntumoren	+	bildgebende Verfahren wie kraniale Computertomographie oder Magnetresonanztomographie

Therapie

Der Patient sollte umgehend stationär eingewiesen und wenn möglich intensivmedizinisch versorgt werden. Sofortige antibiotische Behandlung unmittelbar nach Liquorentnahme. In den Tropen hat sich Chloramphenicol bewährt. Bei Erwachsenen in Europa empfiehlt sich eine Anbehandlung mit Penicillin G oder mit Cephalosporinen der 3. Generation (z. B. Cefotaxim, Ceftriaxon). Bei Kenntnis des Erregers kann dann auf eine gezielte Antibiose umgestellt werden.

Bei *Neisseria meningitidis*: Penicillin G 4 × 5 Mill. Einheiten über 7 Tage. Kinder 300 000 IE/kg KG/6 Std. über 7 Tage. Bei *Streptococcus pneumoniae*: Penicillin G 4 × 5 Mill. Einheiten über 10 Tage. Kinder 300 000 IE/kg KG/6 Std. über 10 Tage. Bei *Haemophilus influenzae*: Cephalosporine der 3. Generation (z. B. Cefotaxim 150 mg/kg KG in 4 Dosen), Chloramphenicol 40 – 80 mg/kg KG/Tag ggf. in Kombination mit Ampicillin.

Prognose

- Trotz antibiotischer Behandlung verlaufen 5 – 10% der Erkrankungen letal.
- Bei 15 – 20% der erfolgreich behandelten Patienten bleiben irreversible Schäden wie Schwerhörigkeit, Sprachstörungen, Epilepsie, Paresen und Intelligenzdefekte.

Prophylaxe

- Chemoprophylaxe für die nähere Umgebung eines Ersterkrankten dient bei Meningokokkenmeningitis einerseits dem Schutz vor Krankheitsausbruch und andererseits der Vermeidung von Trägern, d.h. Menschen, deren Nasen-Rachen-Sekret Meningokokken enthält, ohne dass sie selbst erkrankt sind.
- Der zur Verfügung stehende Impfstoff gegen Haemophilus influenzae Typ B (HiB) ist gut verträglich und insbesondere bei Kindern sehr wirksam.
- Totimpfstoff gegen Meningokokken der Gruppen A, C, W135 und Y ist bei Erwachsenen etwa 5 Jahre, bei Kindern etwa 1 Jahr wirksam. Er ist bei Reisen in den „Meningitisgürtel Afrikas" insbesondere zur Trockenzeit empfohlen.
- Impfungen gegen Pneumokokken werden bei Personen über 60 Jahren, bei chronisch Kranken (z.B. Diabetes mellitus, Niereninsuffizienz) und in Fällen von angeborenen und erworbenen Immundefekten (z.B. HIV) empfohlen.

Meldepflicht: Krankheitsverdacht, Erkrankung und Tod (Arztmeldepflicht) sowie der Erregernachweis (Labormeldepflicht) sind unabhängig voneinander an das Gesundheitsamt zu melden.

Tuberkulose in den Tropen

Vorbemerkung

Tuberkulose in den Tropen unterscheidet sich in ihrer Pathophysiologie nicht grundsätzlich von der Tuberkulose in Industrieländern. Ganz wesentliche epidemiologische, klinische, diagnostische und therapeutische Besonderheiten ergeben sich vor allem aus den sozioökonomischen Rahmenbedingungen, unter denen Tuberkulose gedeiht, aus der im Zuge der AIDS-Pandemie steigenden Tuberkuloseinzidenz und aus den begrenzten Ressourcen der Gesundheitsdienste. An dieser Stelle sollen lediglich diese Unterschiede skizziert werden. Bezüglich Ätiologie, Pathogenese und Klinik sei daher auf weiterführende Literatur verwiesen.

Syn.: Morbus Koch *engl.:* tuberculosis

Epidemiologische Besonderheiten

- Von den auf 8,7 Millionen geschätzten jährlichen Neuerkrankungen (Stand 2000) finden sich mehr als 90% in wirtschaftlich benachteiligten Ländern.

- Weltweit sterben jährlich 2 Millionen Menschen an Tuberkulose.
- Im Rahmen der AIDS-Pandemie steigt die Tuberkuloseinzidenz weltweit an. Für den Zeitraum 2000 bis 2020 schätzt die Weltgesundheitsorganisation (WHO) die Zahl der Neuinfektionen auf eine Milliarde Menschen. Im gleichen Zeitraum werden 35 Millionen Menschen an Tuberkulose sterben.
- Während in den Tropen das Risiko für eine Person, innerhalb eines Jahres mit *Mycobacterium tuberculosis* infiziert zu werden, zwischen 1 und 3% liegt, ist das Risiko in Mitteleuropa 100-mal geringer.
- Jeder Mensch mit unbehandelter offener Tuberkulose infiziert jährlich 10 – 15 andere Menschen.

Klinische Besonderheiten

- Eine Vielzahl der Erkrankten werden weder erkannt noch behandelt. Diejenigen, die ärztliche Hilfe aufsuchen, präsentieren oft weit fortgeschrittene Krankheitsbilder.
- 90% der diagnostizierten Tuberkulosen betreffen die Lunge.
- Extrapulmonale Formen sind jedoch wegen der großen Zahl der Erkrankungen insgesamt häufig und vielfältig.
- Der Anteil extrapulmonaler Formen nimmt bei gleichzeitiger HIV-Infektion und vor allem bei gleichzeitiger AIDS-Erkrankung deutlich zu.
- In einigen afrikanischen Ländern haben ein Drittel aller AIDS-Patienten Tuberkulose. 40% der Tuberkulosepatienten sind HIV-positiv.

Diagnostische Besonderheiten

- Wichtigstes Diagnostikum ist die Sputumuntersuchung und Ziehl-Neelsen-Färbung zum Nachweis säurefester Stäbchen.
- Die Tuberkulintestung hat in den Tropen aufgrund weitverbreiteter BCG-Impfkampagnen und der erhöhten Prävalenz für die individuelle Diagnose noch weniger Bedeutung als in Industrieländern.
- Thoraxröntgenuntersuchungen stehen unter den begrenzten Ressourcen häufig nicht zur Verfügung.
- Die Diagnose muss sich oft auf das klinische Bild beschränken und erfolgt nicht selten ex juvantibus.
- Differenzialdiagnose anderer Tropenerkrankungen: viszerale Leishmaniose, Paragonismus westermani, Nocardiose, Aktinomykose.

Therapeutische und prophylaktische Besonderheiten

- Die Therapie der offenen Tuberkulose ist zugleich Hauptinstrument zur Prävention weiterer Infektionen. Im Rahmen des globalen Programmes zur Bekämpfung der Tuberkulose (STOP TB) wird die Einnahme der Therapie unter direkter Aufsicht empfohlen (**D**irectly **O**bserved **T**reatment **S**hort-course).
- Intensive Kurzzeittherapieschemata (z.B.: 2 Monate Isoniazid, Rifampicin, Pyrazinamid, Streptomycin und 4 Monate Isoniazid, Rifampicin) sind trotz der höheren Kosten pro Therapie effektiver und letztlich auch effizienter als Langzeitschemata.
- Aktive Fallsuche und konsequente Therapie (**DOTS**).
- Die BCG-Impfung ist umstritten, da die Wirksamkeit insgesamt sehr unterschiedlich ist. Im Wesentlichen ist sie nur wirksam bei Kindern und schützt diese nicht so sehr vor einer Tuberkuloseerkrankung, sondern vielmehr vor der Entstehung einer Miliartuberkulose.
- Die Chemoprophylaxe bei Risikogruppen, z.B. AIDS-Kranken, ist für Entwicklungsländer sehr teuer.

Meldepflicht: Erkrankung und Tod einer behandlungsbedürftigen Tuberkulose (Arztmeldepflicht) sowie der Erregernachweis (Labormeldepflicht) sind unabhängig voneinander an das Gesundheitsamt zu melden.

Lepra

Definition

Chronische, verhältnismäßig wenig kontagiöse Infektionskrankheit der Haut, Schleimhäute und der peripheren Nerven, hervorgerufen durch *Mycobacterium leprae*, ein säurefestes Stäbchen, die zu Anästhesien, trophischen Veränderungen und Verstümmelungen führt.

Syn.: Aussatz *engl.:* leprosy

Epidemiologie

- Jährlich werden etwa 750000 Erkrankungen registriert. 7% hiervon haben bereits bleibende Behinderungen. Die Prävalenz lag nach WHO in Endemiegebieten bei bis zu 12,5 auf 100000 (Stand 2000).
- Früher kam die Lepra in allen Klimazonen vor, heute hauptsächlich in Asien, Afrika und Lateinamerika; gelegentliches Auftreten

auch im Mittelmeerraum und in den Südstaaten der USA. Sie ist allgemein stark rückläufig. Zehn Länder (Brasilien, Guinea, Indien, Indonesien, Kongo, Madagaskar, Mozambique, Myanmar, Nepal und Tansania) machen 90% der weltweiten Leprаprävalenz aus.
- Bevorzugte Ausbreitung unter beengten und unhygienischen Wohn- und Lebensverhältnissen.

Ätiologie und Pathogenese

- Der Übertragungsweg ist nicht vollständig geklärt. Höchstwahrscheinlich erfolgt die Übertragung als Tröpfcheninfektion durch infektiöses Nasensekret.
- Die Inkubationszeit beträgt 2–7 und mehr Jahre.
- Das Mykobakterium besiedelt die Makrophagen der Haut und insbesondere die Schwann-Zellen der peripheren Nerven. Die Ausprägung der klinischen Manifestation hängt vom Grad der individuellen Immunantwort ab. Hierbei kommt den T-Lymphozyten die entscheidende Rolle zu. Aus einem indeterminierten Vorstadium kann es bei weitgehender lepraspezifischer Anergie zu zügelloser Vermehrung der Erreger kommen. Es entwickelt sich das Bild der lepromatösen Lepra. Im entgegengesetzten Fall, bei weitgehend intakter Immunantwort, kommt es zur Granulombildung aus Epitheloid und Langhans-Riesenzellen. Hier sind meist keine Erreger nachweisbar und es entwickelt sich das klinische Bild der tuberkuloiden Lepra. Dazwischen liegt das breite Feld der „Borderline-Lepra". Bei Veränderungen im immunologischen Wechselspiel, z. B. während einer Schwangerschaft, kommt es zur Verschiebung in Richtung lepromatöse Lepra oder zur Leprareaktion, entweder durch Vermehrung oder Verminderung der zellulären Immunantwort (Typ 1) oder durch massive Antigen-Antikörper-Reaktion (Typ 2). Bislang wurde noch keine Assoziation mit HIV festgestellt.

Symptomatik

Tuberkuloide Lepra:

- scharf begrenzte, am Rand erhabene, oft hypopigmentierte, hypästhetische Hautäsionen mit vermindertem Haarwuchs und Ausfall der Schweißdrüsen.
- Verdickung peripherer Nerven (oft *N. ulnaris*) mit sensorischen, motorischen und nachfolgenden trophischen Ausfällen.

Lepromatöse Lepra:

- kleine, multiple, glänzende, oft symmetrisch angeordnete Läsionen ohne Einfluss auf Sensorik oder Haarwuchs,
- Hautläsionen anfänglich gerötet, makulo-papulös, später plaqueförmig und knotig (Leprom),
- im fortgeschrittenen Stadium auch ödematöse Infiltration, Verdickung der Gesichtshaut und Vertiefung der Stirnfalten (Facies leonina), Verlust der Augenbrauen, Nervenbeteiligung und Muskelschwund mit Lähmungen, trophischen Störungen, Ulzerationen und Verstümmelungen (Lepra mutilans).

Leprareaktionen:

- schmerzhafte erythematöse Hautläsionen,
- Neuritis, Iridozyklitis,
- Erythema nodosum leprosum,
- Ulzeration der Läsionen, Nekrosen auf dem Boden einer obstruktiven Vaskulititis (Lucio-Phänomen),
- oft mit schwerstem Krankheitsgefühl und Fieber.

Diagnostisches Vorgehen

Klinisch verdächtiges Bild bei entsprechendem Herkunftsland oder Expositionsanamnese. Klinische Hauptkriterien sind:

- Hautläsionen und Knotenbildung,
- verdickte Nervenstränge,
- Sensibilitätsverlust im Bereich der Läsion.

Die endgültige Diagnose erfolgt durch den Nachweis von säurefesten Stäbchen aus Gewebesaft (nach Hautinzision), Hautbiopsie oder Nasensekret. Bei der tuberkuloiden Lepra (paucibazillär) sind oftmals keine *M. leprae* nachweisbar. Weitere diagnostische Hinweise:

- Pilocarpintest (Vergleich Läsion und nicht betroffene Haut),
- Histamintest (bei tuberkuloider Läsion erfolgt keine Reaktion).
- Der Lepromintest (intradermale Antigeninjektion) ist zur Diagnostik nicht geeignet.

Praxistipp

Patienten suchen oft wegen Verbrennungen erstmals ärztliche Hilfe auf (als Folge mangelnder Schmerzempfindlichkeit).

Differenzialdiagnose (Tab. 4.**54**)

Tabelle 4.**54** Differenzialdiagnose der Lepra

Krankheiten	Bedeutung	Kommentar
Hautmykosen	+++	Juckreiz, kein Sensibilitätsausfall
Pigmentstörungen, z. B. bei Onchozerkose, Pinta	+++	kein Sensibilitätsausfall
Granuloma anulare	++	
periphere Neuropathie	+	keine Hautläsionen

Praxistipp

Differenzialdiagnostisch ist stets auf den peripheren Nervenbefall und die Hautläsionen mit Störung der Sensibilität zu achten.

Therapie

Zur Leprabehandlung stehen heute im Wesentlichen drei Präparate zur Verfügung, die je nach bakteriologischem Befund (multibazilläre oder paucibazilläre Lepra) unterschiedlich kombiniert und unterschiedlich lang angewendet werden: MDT (multidrug therapy) mit Rifampicin, Clofazimin, Dapson. Diese Medikamente sind nicht ohne unerwünschte Wirkungen, haben Wechselwirkungen mit anderen Medikamenten und führen auch oft zu unangenehmen Leprareaktionen. Gleichwohl hat sich diese moderne Leprabehandlung seit den 80er Jahren sehr bewährt.

Lepraformen mit nachweisbarem Erreger („multibazillär"): Dreierkombination (mindestens für 1 Jahr und bis Erregernachweis negativ):

1. Rifampicin 600 mg einmal monatlich.
   Unerwünschte Wirkungen: Übelkeit, Oberbauchbeschwerden, Arzneimittelfieber, Leberschäden,
   Wechselwirkungen: orale Antikoagulanzien, orale Antikonzeptiva, Glucocorticoide u. a.,
   Kontraindikationen: 1. Trimenon, Stillzeit, schwere Leberfunktionsstörung.
2. Clofazimin 300 mg einmal monatlich plus 50 mg täglich.
   Unerwünschte Wirkungen: Dunkelfärbung der Haut, Abdominalbeschwerden, Diarrhöen,

Kontraindikation: Schwangerschaft

3. Dapson 100 mg täglich.
Unerwünschte Wirkungen: exfoliative Dermatitis, hämolytische Anämie, Methämoglobinämie, insgesamt selten,
Wechselwirkungen: Antikoagulanzien, Antidiabetika u. a.,
Kontraindikationen: Glucose-6-Phosphatdehydrogenase-Mangel, schwere Leberschäden.
Alternativ, wenn Clofazimin (Hautverfärbung) nicht akzeptiert wird, Kombinationstherapie mit: **R**ifampicin 600 mg, **O**floxacin 400 mg, **M**inocyclin 100 mg (ROM) einmal monatlich über 24 Monate.

Lepraformen ohne nachweisbare Erreger („paucibazillär"):
Zweierkombination (mindestens für 6 Monate):

1. Rifampicin 600 mg einmal monatlich,
2. Dapson 100 mg täglich.

Therapie der Leprareaktion:
Acetylsalicylsäure und Corticosteroide beim Erythema nodosum leprosum: Clofazimin 100 mg 3-mal täglich oder Thalidomid 100 mg 3-mal täglich.
Unerwünschte Wirkungen Thalidomid: teratogen!!
Kontraindikation: Schwangerschaft.

Prognose

Lepra ist heilbar. Folgeschäden durch Gefühllosigkeit und Lähmungen sind häufig (z. B. Verbrennungen, Fußverletzungen) und bedürfen spezieller Gesundheitserziehung, Rehabilitation und prothetischer Hilfsmittel.

Prophylaxe

Ein effektiver Impfstoff steht noch nicht zur Verfügung. Wichtig ist die frühzeitige Diagnose (Untersuchung der Patientenumgebung).

Tropische Treponematosen

Ätiologie und Pathogenese

Neben der weltweit verbreiteten venerischen Treponematose Syphilis *(Treponema pallidum)* kommen in den Tropen drei weitere Treponematosen vor, deren Erreger sich morphologisch, immunologisch oder

Tabelle 4.55 Tropische Treponematosen

Krankheit	Frambösie (Yaws)	Endemische Syphilis (Bejel)	Pinta (Carate)
Erreger	*Treponema pallidum supsp. pertenue*	*Treponema pallidum subsp. endemica*	*Treponema carateum*
Inkubationszeit	3 – 4 Wochen	14 Tage – 3 Monate	7 – 21 Tage
Epidemiologie	feuchtwarme Tropenzonen	aride Zonen Afrikas und des Vorderen Orients	feuchtwarme Zonen Mittel- und Südamerikas
Symptomatik			
Primärläsion	granulomatöse Hautläsion, meist im Gesicht und am Hals	fehlt meist	psoriasisartige makulopapulöse Effloreszenz mit Hyperkeratose
Sekundärläsion	multiple juckende Sekundärpapeln (Frambösiome), Periostitis	multiple Sekundärpapeln im Haut- und Schleimhautgrenzbezirk	chronischer Verlauf ohne Selbstheilungstendenz
Tertiärläsion	Osteitis, Knochendestruktion, Rhinopharyngitis mutilans (Gangosa)	ausgedehnte Destruktion von Haut, Knorpel und Knochen	Pinta betrifft nur die Haut Hautatrophie, Hyper- oder Depigmentation
Diagnostik	alle Altersgruppen klinisch Dunkelfeldmikroskopie (Läsionen) Syphilisserologie	Kindesalter Dunkelfeldmikroskopie Syphilisserologie	Kindesalter klinisch, Dunkelfeldmikroskopie, Syphilisserologie
Therapie	Procainpenicillin G 1,2 Mill. IE für Erwachsene einmal oder Benzathinpenicillin 600 000 – 1 Mill. IE für Kinder		

kulturell nicht von dem der Syphilis unterscheiden, jedoch klinisch und epidemiologisch klar voneinander zu trennen sind. Es sind Kontaktinfektionen, die in der frühen Kindheit erworben werden. Die Erreger sind an feuchtwarmes Milieu gebunden, was sich darin ausdrückt, dass sie sich entweder in feuchtwarmen Gebieten in der Haut oder in trockenen Gebieten in den Schleimhäuten und angrenzenden Hautpartien ansiedeln. Die Haut-Schleimhaut-Läsionen sind exsudativ mit lymphozytärer, plasmozytärer Infiltration und Makrophagen. Die Dissemination der Erreger erfolgt durch den Blutstrom. Gemeinsam ist ihnen, dass sie, im primären Stadium unbehandelt, sekundäre und tertiäre Läsionen von Haut, Knochen und Knorpel und damit Verstümmelungen verursachen können. Sie sprechen gut auf Penicillin an und sind in weiten Teilen der Tropen stark im Rückgang begriffen (Tab. 4.**55**).

Differenzialdiagnose (Tab. 4.**56**)

Tabelle 4.**56** Differenzialdiagnose der tropischen Treponematosen

Krankheiten	Bedeutung	Kommentar
Syphilis	+++	in allen Stadien Differenzialdiagnose schwierig, Serologie hilft nicht weiter, mikrobiologische Differenzierung
Leishmaniosen	+++	vor allem dermales Post-Kala-Azar-Leishmanoid, Biopsie
Lepra	++	mikrobiologische Differenzierung
Skabies	+	klinisch und mikrobiologisch differenzieren

Prophylaxe

- Verbesserung der hygienischen Standards und der Waschgewohnheiten.
- Hebung des Lebensstandards über das bare Minimum und primäre medizinische Versorgung lassen tropische Treponematosen rasch aus einer Bevölkerung verschwinden, bei Zusammenbruch dieser Minima aber auch wieder zurückkehren (z. B. in Flüchtlingslagern).

Kontaktinfektionen durch Protozoen

Primäre Amöben-Meningoenzephalitis (PAM) und -keratitis

Definition

Seltene, durch frei lebende Amöben der Gattungen *Naegleria* und *Acanthamoeba* hervorgerufene, tödlich verlaufende Krankheit.

Epidemiologie

Sehr vereinzelt bekannt gewordene Infektion, weltweit, im Zusammenhang mit Baden in warmen Süßwasserseen, Kühlwasserteichen, ungepflegten Frei- und Hallenbädern und Quellen mit Wassertemperaturen über 20 °C oder durch Einatmen von zystenhaltigem Staub. In Europa bisher nur ganz vereinzelt, in Deutschland noch nicht beschrieben.

Ätiologie und Pathogenese

Amöben der Gattung *Naegleria* dringen von der Nase aus über das Riechepithel ins ZNS ein und lösen eine akute purulente Meningoenzephalitis (PAM) aus. Bei Acanthamöben ist der Übertragungsweg nur teilweise bekannt. Die Beteiligung des ZNS kann sekundär nach Infektion anderer Organe (Lunge, Haut) erfolgen. Bei immundefizienten Patienten wird eine chronisch granulomatöse Amöbenenzephalitis (GAE) ausgelöst. Im Bindehautsack des Auges, vor allem bei unhygienischer Kontaktlinsenpflege, kann eine Amöbenkeratitis entstehen. Klinisch stumme Infektionen kommen vor.

Symptomatik

Inkubationszeit 3–7 Tage, in 5–6 Tagen tödlicher Verlauf, Rachen-Nasenschleimhaut-Entzündung auffällig. Akutes Bild einer Meningitis. Bei der chronisch granulomatösen Amöbenenzephalitis (*Acanthamoeba*) ist die Inkubationszeit länger, der Verlauf ist schleichender und kann Monate betragen. Chronische Keratitis mit progressiver Ulzeration ohne Heilungstendenz auch bei Immunkompetenten.

Diagnostisches Vorgehen

Bei unklaren Ursachen von akuter Meningitis an PAM denken. Purulenter „steriler" Liquor mit vegetativen Amöben, nativ und in Kultur (nicht zu verwechseln mit Makrophagen im Liquor). Serologische Untersuchungen nur in Speziallaboratorien möglich.

Differenzialdiagnose

Meningitiden anderer Genese.

Therapie

Es ist keine kausale Therapie etabliert. Bei Meningitis ggf. Amphotericin B i.v. und intrathekal, auch in Kombination mit Miconazol und Rifampicin. Bei Acanthamöben-Keratitis lokale ggf. auch systemische antimykotische Therapie.

Prognose

Bei der Amöben-Meningoenzephalitis in fast allen klinisch manifesten Fällen infaust. Bei der Keratitis sind gute Erfolge oftmals in Kombination mit hornhautplastischen Korrekturen erzielt worden.

Prophylaxe

Vermeiden von Baden in unsauberen Gewässern (s. Epidemiologie). Sachgerechte Desinfektion und Aufbewahrung von Kontaktlinsen.

Tollwut und andere Zooanthroponosen

Tollwut

Definition

Infektion durch das neurotrope Rabiesvirus, das bei voller Ausbildung der Erkrankung zu einer tödlich verlaufenden Enzephalitis führt.

Syn.: Lyssa *engl.:* rabies

Epidemiologie

- Die Verbreitung ist quasi weltweit. Nur wenige Regionen, meist Inseln, sind ausgenommen (z. B. Australien, Neuseeland, Großbritannien, Irland, Island, Skandinavien, pazifische Inseln).
- Regionen besonders hoher Inzidenz sind der indische Subkontinent, Südostasien, Philippinen, Afrika und das tropische Südamerika.
- Die Übertragung auf den Menschen erfolgt in den meisten Ländern im urbanen, periurbanen und ländlichen Bereich durch den Biss erkrankter Hunde. In Europa sind Fuchs, Wolf und Hund das

wichtigste Reservoir, in Lateinamerika der Vampir (fliegende Hunde).

- Weltweit werden der WHO über 1000 Rabiestodesfälle gemeldet. Es werden jedoch über 50 000 Todesfälle geschätzt, die meisten in Indien.

Ätiologie und Pathogenese

Nach einer Bissverletzung gelangt das Virus vom Speichel des Tieres in das Bindegewebe des Menschen und wandert entlang der peripheren Nervenbahnen in das ZNS (zentripetal). Von dort aus breitet sich das Virus wieder in periphere Organe, vornehmlich in Kornea, Speicheldrüse und Nieren, aus (zentrifugal). Hat das Virus das ZNS erst einmal erreicht, ist der Krankheitsverlauf nicht mehr abzuwenden. Es kommt zu einer Enzephalitis mit tödlichem Ausgang.

Symptomatik

Verschiedene Stadien werden beschrieben:

Inkubationsphase: Die Zeitspanne zwischen Biss und Beginn der ersten Symptome kann von 4 Tagen bis zu Jahren dauern. In 75 % der Fälle bewegt sich die Zeitspanne jedoch zwischen 30 und 60 Tagen. Je näher die Bisswunde am Kopf gelegen ist, desto schneller treten die ersten Symptome ein.

Im Verlauf der Infektion lassen sich 3 Stadien unterscheiden, das Prodromal-, das Exzitations- und das paralytische Stadium:

Prodromalstadium: Im Prodromalstadium werden Juckreiz und Parästhesien im Bereich der eigentlichen Bissverletzung wahrgenommen. Diese können jedoch auch ganz fehlen. Weitere unspezifische Symptome sind Fieber, Übelkeit, Erbrechen, Myalgien, Halsschmerzen, gastrointestinale Beschwerden und Unruhe. Innerhalb einer Woche kommt es dann zum nächsten Stadium.

Exzitationsstadium: Dieses Stadium ist geprägt von nervösen Symptomen, Wutanfällen („**rasende Wut**") und zunehmender Wesensänderung. Eine extreme Hydrophobie löst beim Schluckakt oder später bereits beim Erwähnen von Wasser schmerzhafte Krämpfe in Larynx und Pharynx aus. Auch akustische und optische Reize führen zu massiver Abwehr und Krampfreaktionen. Der Patient erlebt diese Phase bei vollem Bewusstsein. Bereits in dieser Phase tritt in einem Drittel der Fälle der Tod während einer Krampfattacke ein. Dieses Stadium dauert mehrere Tage, selten jedoch länger als eine Woche an.

Paralytisches Stadium: Im Vordergrund stehen Lähmungserscheinungen der verschiedenen Muskelgruppen (Augen, Gesicht, Zunge, Kehlkopf). Furcht und Aufregung werden allmählich durch Stupor und

Koma abgelöst. In den meisten Fällen kommt es zwischen dem 3. und 5. Tag dieses Stadiums, bei meist erhaltenem Bewusstsein, zur Atemlähmung und zum Tod. Wenn das Exzitationsstadium fehlt, das paralytische Stadium also direkt auf das Prodromalstadium folgt, spricht man von der **„stillen Wut"**. Diese Form kann leicht verkannt werden, da die exzitatorischen Krankheitssymptome fehlen.

Diagnostisches Vorgehen

- Klinik und Expositionsanamnese.
- Virusisolierung aus Speichel, Kornealabstrich und Liquor führt auf Grund komplizierter Kulturmethoden in Speziallabors bestenfalls nach einer Woche zu positiven Ergebnissen.
- Antigennachweis aus dem oben genannten Material erfolgt rascher (Immunfluoreszenztest).
- Nachweis des Virus mittels PCR im Haarbalg ist möglich.
- Untersuchung von Hirngewebe post mortem.

Allen Methoden ist gemeinsam, dass sie erst dann eingesetzt werden können, wenn der Nervenbefall und damit der unausweichlich letale Verlauf der Erkrankung bereits begonnen hat. Deshalb richtet sich bei Verdacht auf Tollwutinfektion die Aufmerksamkeit auf das verdächtige Tier (Abb. 4.**5**). Unprovozierte Angriffe von nichtgeimpften Tieren mit auffälligen Verhaltensweisen sind auf jeden Fall verdächtig. Das Tier sollte eingefangen und beobachtet oder getötet und untersucht werden. Im Zweifelsfall muss eine Postexpositionsprophylaxe durchgeführt werden. Intakte Haut schließt eine Infektion aus!

Differenzialdiagnose (Tab. 4.**57**)

Tabelle 4.**57** Differenzialdiagnose der Tollwut

Krankheiten	Bedeutung	Kommentar
Tetanus	+++	Tetanus zeigt eine anhaltende Spastik ohne zwischenzeitliche Erschlaffung. Liquor ist normal
Vergiftungen	++	Anamnese, Toxinnachweis
Tollwutphobie	+++	hysterische Angstreaktion infolge eines Tierbisses oft unmittelbar nach diesem
Guillain-Barré-Syndrom	++	ähnliche Klinik wie stille Wut

Fortsetzung ▶

Tabelle 4.57 (Fortsetzung)

Krankheiten	Bedeutung	Kommentar
Japanische B-Enzephalitis, Poliomyelitis	++	
Postvakzinationenzephalitis	+	allergische Reaktion auf Tollwutimpfstoffe, die Nervenzellgewebe enthalten

Therapie

Unter dem Vollbild der Tollwut kann intensivmedizinische Betreuung das Leben lediglich um einige Wochen verlängern und die Beschwerden des Patienten lindern. Im Vordergrund steht eine massive Sedierung und Beatmung unter voller medikamentöser Relaxierung. Versuche mit Hyperimmunserum oder Interferonpräparaten waren erfolglos.

Postexpositionsprophylaxe

Diese ist im engeren Sinne keine Therapie, weil sie einsetzt, bevor es zur Erkrankung gekommen ist. Ihr Ziel ist es, das Virus zu neutralisieren, bevor die Nervenendigungen erreicht werden.

Wundreinigung: Intensive Wundreinigung mit konzentrierter Seifenlösung und Spülung unter fließendem Wasser. Desinfektion mit viriziden Lösungen (z.B. 40–70% Alkohol). Die Schmerzhaftigkeit der Maßnahme kann eine Anästhesie notwendig machen. Wunden sollten zunächst nicht genäht werden. Tetanusimpfung und Postexpositionsprophylaxe sowie antibiotische Therapie eventueller bakterieller Infektionen sollten ergänzt werden.

Aktive Impfung: Diese sollte auch dann erfolgen, wenn der Betroffene bereits geimpft wurde. Anzahl und Dosis der zu verabreichenden Impfungen richten sich nach dem Impfstatus sowie nach der Dringlichkeit der Indikation. Genaue Impfschemata werden von den Herstellern angegeben und sind entsprechend zu befolgen. Sollte sich im Verlauf der Untersuchung des betroffenen Tieres nach 10 Tagen herausstellen, dass das Tier nicht infiziert war, kann die Impfung abgebrochen werden.

Passive Impfung: Tollwutimmunglobulin ist, wenn verfügbar, simultan mit der aktiven Impfung zu verabreichen. Das Immunglobulin sollte zum einen in und um die Bisswunde infiltriert werden und zum anderen intramuskulär an der gegenüberliegenden Seite der applizierten aktiven Tollwutimpfung verabreicht werden. Die empfohlene Dosis

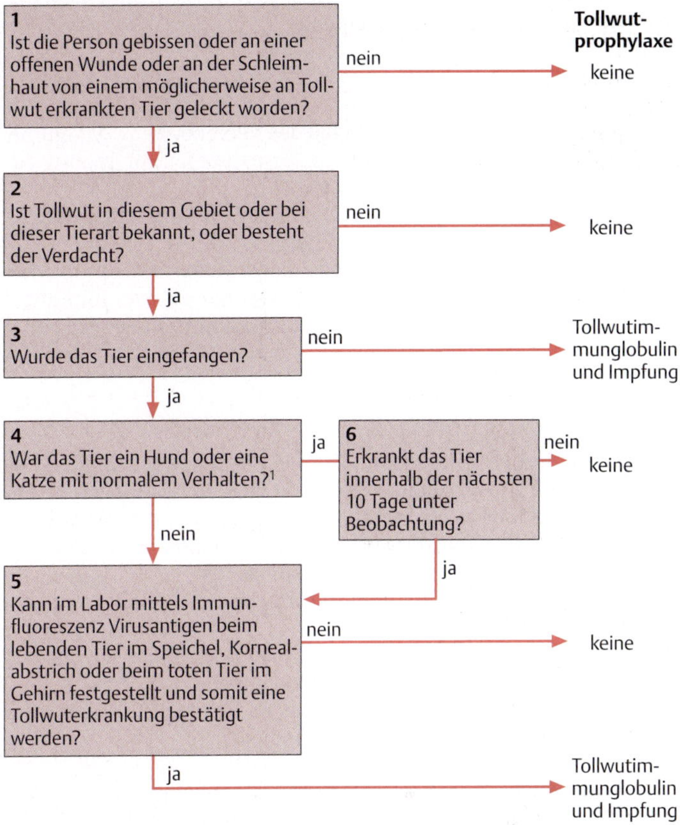

[1]Kontakt mit Haustieren und sich normal verhaltenden, ungeimpften Hunden und Katzen sollte isoliert betrachtet und die jeweilige Gesundheitsbehörde zu Rate gezogen werden.

Abb. 4.**5** Merkmaltafel zur Postexpositionsprophylaxe bei Tollwutverdacht (aus Harrison's Prinzipien der Inneren Medizin. Blackwell, Berlin 1994).

(herstellerabhängig) sollte nicht überschritten werden, um eine Inaktivierung der Aktivimpfung zu vermeiden.

Prognose

- Ist es erst einmal zum Virusbefall des Nervensystems gekommen, führt dieser bis auf ganz seltene Ausnahmen zwangsläufig zum Tod.
- Die Mortalität nach Bissen von nachgewiesenermaßen tollwütigen Hunden ist in Indien 35 – 57 %.
- Wenn am Tag der Bissverletzung die Postexpositionsprophylaxe, bestehend aus Wundreinigung, aktiver und passiver Impfung, in korrekter Weise durchgeführt wird, ist sie in 100 % der Fälle effektiv.

Prophylaxe

Die modernen Zellkulturimpfstoffe, die i.m. appliziert werden, sind in der Regel gut verträglich. Aufgrund ihres hohen Preises werden in Entwicklungsländern jedoch oft noch subkutan zu verabreichende Impfstoffe aus tierischem Nervenzellgewebe verwendet. Diese bergen das Risiko einer Postvakzinationsenzephalitis.

Eine Präexpositionsimpfung mit modernem Zellkulturimpfstoff ist indiziert bei folgenden Personen:

- Tierwärter, Veterinäre, Förster und andere, die beruflich mit möglicherweise infizierten Tieren zu tun haben,
- Reisende in Hochendemiegebieten, in denen z. B. Hunde einen wichtigen Vektor darstellen (z. B. Indien).

Meldepflicht: Krankheitsverdacht, Erkrankung und Tod (Arztmeldepflicht) sowie der Erregernachweis (Labormeldepflicht) sind unabhängig voneinander an das Gesundheitsamt zu melden.

Bakterielle Infektionen

Leptospirose

Definition

Weltweit verbreitete Zoonose. Erkrankung des Menschen erfolgt durch Haut/Schleimhautkontakt mit *Leptospira interrogans* kontaminiertem Urin. Der biphasische Krankheitsverlauf äußert sich in schweren Fällen mit Ikterus, Blutgerinnungsstörungen und Nierenversagen.

Syn.: Morbus Weil *engl.:* leptospirosis

Epidemiologie

- Erreger sind Spirochäten der Gattung *Leptospira*, bewegliche, gramnegative Spiralbakterien.
- Die Spezies *Leptospira interrogans* lässt sich in 200 Serovare unterteilen, wobei die Serovare *autumnalis, australis, bataviae, canicola, icterohaemorrhagiae, grippotyphosa* und *pomona* am häufigsten sind.

Ätiologie und Pathogenese

- Das Reservoir der Leptospiren sind Ratten und Mäuse, die den Erreger mit dem Urin ausscheiden.
- Übertragung auf den Menschen durch Hautkontakt (Mikrotraumen) mit kontaminiertem Wasser oder Erdreich.
- Exponierte Berufsgruppen (Kanalarbeiter, Plantagenarbeiter), aber auch Soldaten sind bevorzugt betroffen.
- Auch Reisende können betroffen sein (Dschungeltouren, Kanufahren oder Schwimmen in kontaminierten Gewässern)
- Nach Generalisation im Körper kann eine direkte hepatozelluläre und renal-tubuläre Schädigung erfolgen.

Von Nagetieren übertragene hämorrhagische Zooanthroponosen

Virale Infektionen

Es gibt neben den durch Insekten, Zecken und Milben übertragenen Virusinfektionen, die teilweise ein tierisches Reservoir haben, eine Reihe von Virusinfektionen bei Nagetieren, die den Virus mit Speichel, Fäzes und Urin ausscheiden. Oral, respiratorisch oder über Verletzungen auf dem Blutweg aufgenommenes virushaltiges Material führt zur Infektion des Menschen. Die Durchseuchung kann in den Gebieten des Vorkommens des Virus herdförmig relativ hoch sein. Die Erkrankungsrate ist dann niedrig, die Letalität jedoch sehr hoch. Fünf der bekanntesten Krankheitsbilder werden in Tab. 4.**58** dargestellt. Für das Ebola-Virus wird ein tierisches Reservoir bislang nur vermutet. Epidemiologie, Pathogenese und Klinik sind den anderen Erkrankungen jedoch ähnlich, so dass es hier mit erwähnt sei.

Tabelle 4.**58** Von Nagetieren übertragene hämorrhagische Zooanthroponosen

Bezeichnung	**Lassa**	**Ebola**	**Junin**	**Machupo**	**Hanta**
Definition	hämorrhagisches Fieber	Sudanesisches hämorrhagisches Syndrom	Argentinisches hämorrhagisches Fieber	Bolivianisches hämorrhagisches Fieber	hämorrhagisches Fieber mit renalem/pulmonalem Syndrom
Reservoir	Nagetiere (*Mastomys natalensis*)	noch nicht identifiziert	Hausmäuse und andere Nagetiere	peridomestizierte Nagetiere	Mäuse, Ratten
Erreger	*Lassavirus (Arenaviridae)*	*Ebolavirus (Filoviridae)*	*Juninvirus (Arenaviridae)*	*Machupovirus (Arenaviridae)*	*Hantavirus (Bunyaviridae)*
Übertragung	Nager zu Mensch: orale Route (Nagerurin und -staub), Mensch zu Mensch: direkter Kontakt mit Erkrankten (Blut, Urin). Aerosol-Übertragung scheint möglich	Mensch zu Mensch: enger physischer Kontakt, kontaminierte Ausscheidungen, Spritzen und Kanülen	Virus aus Speichel und Urin der Nager in Staub, Nahrung, über Verletzungen, selten Mensch zu Mensch		Speichel, Fäkalien, Urin, Virus oral und respiratorisch aufgenommen, nicht Mensch zu Mensch
Epidemiologie	Westafrika: Guinea, Liberia, Sierra Leone, Nigeria ~ 100 000 Erkrankungen mit 5000 Todesfällen/Jahr	Elfenbeinküste, Gabun, Sudan, Uganda, Zaire. Epidemien mit Hunderten von Fällen. Seroprävalenz: 4 – 30 %	Nordwesten Argentiniens. 1 Mill. Menschen exponiert, Jährlich ca. 500 Erkrankungen. Seroprävalenz: bis 10 %	In Teilen Boliviens vor 40 Jahren epidemisch, z. Z. sporadisch in der Landwirtschaft, hauptsächlich Männer. April – September	Verbreitung weltweit. Hauptsächlich Asien (China, Korea), Europa und GUS. Hantavirus-bedingtes pulmonales Syndrom („Sin Nombre"): USA und Südamerika

Tabelle 4.58 (Fortsetzung)

Bezeichnung	Lassa	Ebola	Junin	Machupo	Hanta
Pathogenese	Kapillarschädigung, Blutungen und Nekrosen, Leber, Milz, Nieren. Myokarditis, Enzephalitis, ARDS	herdförmige Nekrosen in Leber, Milz, Niere, Hoden, Vaskulitis, hämorrhagisches Exanthem	Virus in RES, hämorrhagische Diathese, hypovolämischer Schock Leber- und Nierenparenchymnekrosen	Blutungen im Intestinaltrakt und ZNS u. a. Pneumonie	hämorrh. Manifestation in vielen Organen, bes. interstitielle Nephritis, Nekrose der Tubuli
Inkubation	6–21 Tage	2–21 Tage	8–12 Tage	7–14 Tage	2–3 Wochen
Symptomatik	Schüttelfrost, Fieber, Glieder-, Gelenk-, Kopfschmerzen, Konjunktivitis, Erbrechen, Durchfall, pulmonale, kardiale, neurologische Befunde, hypovolämischer Schock, Lungenödem, hämorrhagische Diathese				meist inapparente Infektion, 20–30% klinische Manifestation, febril, hämorrhagisch, Oligurie, Hämaturie
Prognose	in ausgeprägten Fällen > 50% Letalität	hohe Letalität	lebensbedrohlich	relativ benigne	Letalität 0,5–15 %
Diagnostisches Vorgehen	geographische Anamnese, Klinik einer akuten Virusinfektion, hämorrhagische Diathese. Diagnostik durch Serologie, PCR und Virusisolation in Referenzzentren. BSL-4-Labor erforderlich				
Differenzialdiagnose	alle fieberhaften Erkrankungen mit hämorrhagischer Diathese. Malaria, Leptospirose, Sepsis, Intoxikation				
Therapie	symptomatisch, intensivmedizinische Betreuung. Bei Lassa, Junin, Machupo und Hanta: Therapieversuch mit Ribavirin				
Prophylaxe	Impfstoffe nicht verfügbar. Bekämpfung der Nagetiere illusorisch. Krankenhaushygiene				
Meldepflicht	Krankheitsverdacht, Erkrankung und Tod (Arztmeldepflicht) sowie der Erregernachweis (Labormeldepflicht) sind unabhängig voneinander an das Gesundheitsamt zu melden				

Symptomatik

Der Verlauf ist variabel. Asymptomatische bis fulminante Verläufe mit Leber- und Nierenversagen kommen vor. Die überwiegende Zahl der Erkrankungen verläuft milde. Nach einer Inkubationszeit von 7 – 12 Tagen kommt es akut zu Fieber mit Schüttelfrost, Myalgien, Cephalgien, Konjunktivitis, Übelkeit und Erbrechen. In dieser leptospirämischen Phase könnten die Erreger im Blut und Liquor isoliert werden.

Die sich anschließende Krankheitsphase (Übergänge fließend) wird geprägt von einer hepatorenalen Beteiligung, die bis zum Leber- und Nierenversagen führen kann. Häufig stellt sich eine Myokarditis, Meningitis und hämorrhagische Diathese mit Thrombozytopenie ein.

Diagnostisches Vorgehen

- Erregeranzucht auf Spezialnährmedien aus Blut und Liquor in der ersten und aus dem Urin in der zweiten Phase der Erkrankung.
- Erregerdirektnachweis mittels Dunkelfeldmikroskopie aus Blut, Liquor und Urin.

Aufgrund der methodischen Schwierigkeiten wird die Diagnose aber meistens serologisch gestellt. Zum Nachweis spezifischer Antikörper eignet sich besonders der Mikroagglutionationstest (MAT), aber auch der ELISA.

Therapie

- Mittel der Wahl ist Penicillin G 1,2 Mega 4-mal täglich i. v., so früh wie möglich.
- Makrolide und Doxycyclin sind ebenfalls wirksam.
- Im Stadium der Organmanifestation ist die symptomatische Therapie, insbesondere die Therapie des akuten Nierenversagens entscheidend.

Prophylaxe

Auf Grund des tierischen Reservoirs ist eine Eradikation der Leptospirose nicht in Aussicht. Hygienemaßnahmen, Schutzkleidung für gefährdete Berufsgruppen senken die Infektionsrate. In ausgewählten Fällen kann eine Chemoprophylaxe mit Doxycyclin erwogen werden.

Meldepflicht: Der Erregernachweis (Labormeldepflicht) ist an das Gesundheitsamt zu melden.

Tropische Gifttiere

Vergiftungen durch Schlangen, Spinnen und Skorpione

Das Risiko für Reisende, in den Tropen von Giftschlangen gebissen zu werden, ist gering. Darüber hinaus sind nur etwa die Hälfte der Bisse durch Giftschlangen tatsächlich giftig. Vergiftungen durch Spinnen (Biss) oder Skorpione (Stich) sind dagegen häufiger, da diese sich auch in menschlichen Behausungen aufhalten.

Insgesamt variiert die Symptomatik je nach Art und Menge des aufgenommenen Giftes erheblich (Tab. 4.**59**). Angst bis Todesangst mit entsprechenden vegetativen Erscheinungen beherrscht das Bild oft vor den eigentlichen Vergiftungserscheinungen, die in der Regel 15 – 30 Minuten, nicht selten erst einige Stunden nach dem Schlangenbiss auftreten.

Tabelle 4.**59** Symptome bei Vergiftungen durch Schlangen, Skorpione und Spinnen

	Lokale Symptome	**Systemische Symptome**
Schlangen		
Elapidae (Kobra, Mamba)	oft gering, Schwellung, in 35% Nekrose	Hirnnervenausfälle, Ptose, Sehstörungen, proximale Paresen bis zur Atemlähmung
Viperidae (Vipern, Ottern)	innerhalb von Minuten Rötung und Schwellung	Blutungserscheinungen, Nasenbluten, Bluterbrechen etc., Schock, Nierenversagen
Seeschlangen	keine	generalisierte Muskelschmerzen, Myoglobinurie bis hin zum Nierenversagen
Spinnen	starke Schmerzen, z. T. mit Ulzerationen (vermehrte Schweißneigung um die Bissstelle bei Schwarzer Witwe)	teilweise keine systemischen Erscheinungen. Je nach Art: Hypersalivation, Übelkeit, Muskelschmerzen, Exanthem, Blutungsneigung, Lähmungen, Delirium, Koma. In schweren Fällen tödlich
Skorpione	starke Schmerzen über mehrere Stunden	z. T. Tachykardie, Muskelschmerzen, Angstzustände, Lungenödem, Schock

Erstversorgung bei Vergiftungen durch Schlangen, Spinnen und Skorpione:

- Anamnese, Beruhigung des Patienten,
- Befunderhebung. Entscheidend für das weitere Vorgehen sind Lokalbefund (Bissmarke, zwei Zahnmarken an der Bissstelle Hinweis auf Schlangenbiss) und Allgemeinerscheinungen: (Kreislaufsituation, Parästhesien, Blutungsneigung).
- Wundreinigung: Spülen mit Desinfiziens oder Wasser (kein Ausschneiden, Aussaugen, Inzision o. a., kein Tourniquet),
- Kühlung und Kompression der Wunde,
- Immobilisierung der betroffenen Extremität (am besten Schienung),
- Analgesie: Paracetamol, keine Acetylsalicylsäure (keine Morphine!),
- Schockprophylaxe: orale oder besser parenterale Flüssigkeitszufuhr,
- Beobachtung: wenn möglich stationär,
- Antiserum nur bei systemischen Symptomen (cave: Serumkrankheit),
- Bereithalten von Adrenalin 0,5 ml 1 : 1000 und Antihistaminika.

Fischvergiftungen

Vergiftungen durch den Verzehr von bestimmten Fischen und Muscheln treten in der Regel innerhalb weniger Stunden akut mit den typischen Symptomen einer Lebensmittelvergiftung auf (Tab. 4.**60**).

Systemische tropische Mykosen

Siehe Tab. 4.**61** und 4.**62**.

Tabelle 4.60 Vergiftungen durch den Verzehr von Meerestieren

Vergiftung	Vorkommen	Pathophysiologie	Symptomatik	Therapie	Prophylaxe
Ciguatera-Vergiftung	zahlreiche Speisefische Ind. Ozean, Pazifik, Karibik 50 000 Fälle/Jahr	hitzestabiles Toxin, von Algen (Dinoflagellaten) produziert und von Fischen aufgenommen	innerhalb 1 – 2 Std.: Erbrechen, Durchfall, Atemdepression, paradoxes Temperaturempfinden an Haut und Schleimhaut, Dysurie	Mannitinfusion, Atropin bei bedrohlicher Hypotonie, Benzodiazepine	Verzicht auf Fischverzehr, wenn regional Ciguatera-Fälle bekannt sind, Toxin auch im gekochten Fisch wirksam
Saxitoxikose	Muscheln	von Dinoflagellaten produziert, von Muscheln aufgenommen	periorale Taubheit, Sensibilitätsstörungen der Extremitäten, Ataxie, Atemlähmung	Magenspülung	Verzicht auf Muscheln, wenn örtlich tote Fische und Vögel gefunden werden
Tetrodotoxikose	Igelfische, Kugelfische	Toxinproduktion durch den Fisch	periorale Parästhesien, Kopf- und Muskelschmerzen, Hypotonie, Tremor, Lähmung	Magenspülung mit Natriumbicarbonat	Verzicht auf entsprechende Fische bzw. sorgfältige Zubereitung
Scombroidvergiftungen	Thunfische, Makrelen	Histaminbildung durch bakterielle Besiedelung	Schwellung der Mundschleimhaut, Konjunktivitis, Kopfschmerzen, Durchfall	Antihistaminika	nur frischer Verzehr (Vermeidung längerer Lagerung über 20 °C)

Tabelle 4.**61** Tropische Mykosen I

Krankheit	**Nordamerikanische Blastomykose**	**Südamerikanische Blastomykose (Parakokzidioidomykose)**	**Chromoblastomykose**	**Histoplasmose**
Definition und Ätiologie	chronische suppurative und granulomatöse Infektion durch *Blastomyces dermatitidis*	chronische systemische Infektion durch *Blastomyces brasiliensis*	Pilzerkrankung der Haut, des subkutanen Gewebes durch *Phialophora verrucosa, Fonsecaea pedrosoi, F. compactum* sowie *Cladosporium carrioni*	systemische Infektion des RES mit *Histoplasma capsulatum*, beginnend durch Inhalation in den Lungen, oral oder durch die Haut
Vorkommen und Übertragung	ungewöhnlich, sporadisch in Zentral- und Südost-USA, Zentralamerika, Kanada und Afrika, Übertragung durch sporenhaltigen Staub	Zentral- und Südamerika, vor allem bei Landarbeitern, wahrscheinlich Übertragung durch sporenhaltigen Staub	weltweit, besonders jedoch Zentralamerika, karibische Inseln, Südamerika, Australien, Madagaskar, in Südafrika in ländlichen tropischen Gebieten	herdförmig, ubiquitär in Amerika, Europa, Afrika, Asien, Übertragung durch Staub
Symptome	primäre pulmonale Infektion, gefolgt von hämatogener Aussaat in Haut, Leber, Nieren, Milz, Knochen	pulmonale Herde, ulzeröse Läsionen in den Schleimhäuten von Mund, Nase und Rektum, Lymphknotenbefall	Lokalisation meist an Füßen, Händen; langsam wachsende, warzenartige, graue bis olivgrüne Läsionen. Disseminierung sehr selten	klinische Erscheinungen selten, papulöse Hautveränderungen, ulzeröse Dermatitis, Lungenbefall. Schwere disseminierte Erkrankungen bei Immundefizienz (AIDS)

Tabelle 4.**61** (Fortsetzung)

Krankheit	Nordamerikanische Blastomykose	Südamerikanische Blastomykose (Parakokzidioidomykose)	Chromoblastomykose	Histoplasmose
Diagnose	Erregernachweis im Sputum, Eiter	Erregernachweis im Sputum, Wundabstrichen und Probeexzisionen	Erregernachweis in Abstrichen aus den Läsionen	klinisches Bild mit Fieber, Haut- und Schleimhautbefall, Pneumonie, Histoplasmintest positiv, Erregernachweis in Abstrichen, Sputum, Lavage
Therapie	Ketoconazol oder Fluconazol bei disseminierter Infektion in Kombination mit Amphotericin B, Therapie über 6 Monate	Ketoconazol oder Itraconazol bei disseminierter Infektion in Kombination mit Amphotericin B, Therapie über 8 – 12 Monate	frühes Stadium: Exzision der Läsion. Spätere Stadien: Amphotericin B (evtl. lokal mit Procain) und/oder Flucytosin	bei immunsupprimierten Amphotericin B evtl. in Kombination mit Ketoconazol
Prognose	infaust bei unbehandelter extrapulmonal disseminierter Infektion	Manifestation auch erst Jahre nach Infektion möglich. Infaust bei unbehandelter disseminierter Infektion	bei umschriebener Läsion gut	Spontanheilung und latente Fälle kommen vor; schwere chronische Fälle meist letal

Tabelle 4.62 Tropische Mykosen II

Krankheit	Kokzidioidomykose	Kryptokokkose	Madurafuß (Myzetom)	Rhinosporidiose
Definition und Ätiologie	systemische Mykose durch *Coccidioides immitis*, primär der Lungen mit hämatogener Aussaat	chronische granulomatöse Infektionen mit *Cryptococcus neoformans*	klinisch-pathologisches Syndrom, hervorgerufen durch eine Reihe von Erregern (*Madurella mycetomi, Nocardia brasiliensis, Monosporum apiospermum, Allescheria boydii* u. a.)	tiefe granulomatöse Erkrankung der Schleimhäute der Nase, des Pharynx und der Konjunktiva durch *Rhinosporidium seeberi*
Vorkommen und Übertragung	aride Zonen Nord- und Südamerikas (Wüstenfieber)	Weltweit verbreitet. Inhalation kontaminierten Staubs mit Aussaat von den Lungen vor allem ins ZNS. Bei AIDS ist die Kryptokokkose eine opportunistische Infektion (Meningoenzephalitis)	Afrika, Südasien, Mittelamerika und andere tropische und subtropische Gebiete, Übertragung meist durch Verletzungen beim Barfußlaufen, oft bei Elephantiasis infolge lymphatischer Filariosis (s. d.)	weltweit, jedoch besonders in Indien, Sri Lanka, Südamerika, Übertragung wahrscheinlich durch kontaminierten Staub oder Wasser

Tabelle 4.**62** (Fortsetzung)

Krankheit	Kokzidioidomykose	Kryptokokkose	Madurafuß (Myzetom)	Rhinosporidiose
Symptome	primäre Lungenaffektion, schleichend oder akut; Erythema nodosum, vor allem bei Frauen; Lungenherde zur Einschmelzung neigend; Aussaat in Lymphknoten, Herzmuskel, Gelenke, Knochen, Meningen	Oft asymptomatisch inapparent, Fieber, Husten, Lungeninfiltrate, Hautabsiedlungen, Meningoenzephalitis	Schwellung des Fußes, Induration, Suppuration, Geschwürs-, Fistelbildung, Gewebszerstörung, Generalisation sehr selten	polypöse brüchige Veränderungen der Schleimhaut, der Nase, selten Verbreitung in andere Organe
Diagnose	Sicherung nur durch Erregernachweis	Direktnachweis im Liquor, Gewebeflüssigkeit, Sputum, Antigennachweis im Blut und Serum, Serologie	klinischer Nachweis von Pilzkörnern, eitriges Sekret, Pilzkultur	Mikroskopischer Direktnachweis, Histologie. Kultur nicht möglich
Therapie	Itraconazol, Ketoconazol ggf. in Kombination mit Amphotericin B	Amphotericin B ggf. in Kombination mit Flucytosin. Conazol-Präparate ebenfalls wirksam	Abhängig von der Art des Erregers. Bei Actinomyceten Streptomycin/Cotrimoxazol. Bei Pilzinfektionen Ketoconazol oder Itraconazol. Chirurgische Intervention, ggf. Amputation	Chirurgische Entfernung. Kryotherapie. Azolantimykotika.
Prognose	bei disseminierter progressiver Form häufig infaust	Disseminierte Form unbehandelt infaust. Bei AIDS dauerhafte Sekundärprophylaxe	Oft jahrelanger Verlauf	Oft jahrelanger Verlauf

5 Anhang

Häufigste Fragen aus der tropenmedizinischen Sprechstunde

Im Folgenden sind Fragen aufgeführt, die erfahrungsgemäß in dieser oder ähnlicher Form sehr häufig gestellt werden. Zum Teil sind sie klar zu beantworten, weil sie auf Unkenntnis oder einfachen Missverständnissen beruhen. Andere Fragen sind manchmal „politisch oder weltanschaulich vorbelastet" oder müssen individuell unterschiedlich beantwortet werden. Hieraus ergibt sich oft eine Verunsicherung zwischen beratenden Ärzten und Ratsuchenden. Durch die hier folgende Darstellung solcher Fragen mit den dazugehörigen Antworten sei dem Leser die Möglichkeit geboten, sich auf diese Beratungssituation vorzubereiten oder Argumente für die Beantwortung kniffliger Fragen nachzuschlagen. In Klammern sind jene Kapitel genannt, die dazu jeweils Hintergrundinformationen enthalten.

Fragen zur Reisetauglichkeit

*Ich habe **Diabetes mellitus**. Kann ich dennoch eine Reise in die Tropen unternehmen?*

Alles hängt davon ab, wie gut der Diabetes eingestellt und wie gut der Patient in der Lage ist, sich vor Ort auf die veränderten Lebensmittelangebote einzustellen. Grundsätzlich muss von einer Tropenreise nicht abgeraten werden. Insulinpflichtige Diabetiker sollten auf die erhöhte Infektionsgefahr beim Spritzen aufmerksam gemacht werden. Alle Reiseimpfungen können uneingeschränkt durchgeführt werden. Für Flugreisen, die eine Zeitverschiebung zur Folge haben, stehen Tabellen zur Anpassung der Insulineinnahme zur Verfügung.

*Mein Vater steht unter **Zytostatikabehandlung**. Kann er dennoch an der geplanten Kreuzfahrt teilnehmen?*

Zunächst ist zu fragen, ob der allgemeine Gesundheitszustand und die Grunderkrankung, die die Zytostatikagabe nötig machte, eine Reise ermöglichen. Wenn für die Dauer der Reise kein Rückfall zu erwarten ist, der einer intensiven medizinischen Behandlung bedarf, so bleibt zu bedenken, dass der Patient durch seine Krankheit und durch die Zytostatikabehandlung immungeschwächt ist, so dass das Erkrankungsrisiko im Falle einer Infektion erhöht ist. Lebendimpfungen sind bei unter starker immunsuppressiver Therapie Stehenden kontraindiziert.

*Darf ich während der **Schwangerschaft** oder mit **Säuglingen** in die Tropen reisen?*

Oft werden die zusätzlichen Gesundheitsrisiken für Mutter und Kind bei Tropenreisen unterschätzt. Eine Malaria oder auch eine einfache Durchfallerkrankung bei Schwangeren und Kleinkindern kann schnell lebensbedrohliche Folgen haben (S. 10 ff).

Fragen zur Schwangerschaft

*Ich bin **schwanger**. Welche **Impfungen** darf ich nehmen?*

Während der Schwangerschaft sollte nur geimpft werden, wenn dies unbedingt notwendig ist. Insbesondere für Impfungen mit Lebendimpfstoffen gegen Gelbfieber, Masern, Mumps, Röteln, Varizellen besteht eine strenge Indikationsstellung, und sie sollten während der ersten drei Schwangerschaftsmonate vermieden werden. Siehe dazu auch die Empfehlungen der Ständigen Impfkommission zu Kontraindikationen unter www.rki.de/GESUND/IMPFEN/IMPFEN.HTM. Für Gelbfieber und Cholera gilt, dass Reisen, die ein entsprechendes Erkrankungsrisiko bergen, grundsätzlich vermieden werden sollten (S. 10 ff).

*Ich bin **schwanger**. Darf ich da überhaupt **Malariamedikamente** nehmen?*

Gerade während der Schwangerschaft ist die Gefahr einer schweren Malariaerkrankung besonders groß. Chloroquin hat sich hier ebenso wie Proguanil als gut verträgliches Medikament während der Schwangerschaft bewährt und wird von der Weltgesundheitsorganisation als Prophylaxe bei Schwangeren in Malariaregionen empfohlen. Anderslautende Angaben auf dem Beipackzettel von Chloroquin haben eher juristische Gründe (S. 78). Mefloquin ist während der Schwangerschaft nur nach strenger Nutzen-Risiko-Abwägung ab dem 4. Schwangerschaftsmonat möglich. Frauen im gebärfähigen Alter müssen bis 3 Monate nach Einnahme von Mefloquin eine wirksame Schwangerschaftsverhütung durchführen.

Fragen zur Malaria

*Hat es überhaupt Sinn, eine **Malariaprophylaxe** durchzuführen, wenn die Erreger sowieso zunehmend **resistent** sind?*

Für nichtimmune Reisende besteht in vielen Malariagebieten keine Alternative zur medikamentösen Malariaprophylaxe. Ein Verzicht erhöht das Erkrankungsrisiko gerade auch in Regionen mit multiresistenten Erregern. Selbst bei Resistenz der Plasmodien wird durch die Durchführung der Chemoprophylaxe die Erregerzahl reduziert, und ein schwerer oder gar tödlicher Verlauf der Erkrankung kann verhindert werden (S. 83 ff).

*Wie verhalte ich mich bei **Fieber** während der Reise?*

In Malariagebieten ist jedes Fieber malariaverdächtig. Die Beschwerden können dabei einer gewöhnlichen Grippe ähneln. Deshalb muss möglichst ärztliche Hilfe in Anspruch genommen werden, um die Malariadiagnostik und gegebenenfalls die notwendige Behandlung durchzuführen. Wenn kein Arzt erreichbar ist, sollte die mitgebrachte Notfallmedizin gegen Malaria wie empfohlen eingenommen werden, bis ärztliche Hilfe erreichbar ist. Nach Rückkehr von der Reise empfiehlt sich eine tropenmedizinische Untersuchung zum Ausschluss anderer Erkrankungen (S. 33, 76).

*Wenn ich Malaria-**Schnelltests** mitführe, kann ich dann auf die Einnahme von Malaria-**Prophylaxe** verzichten und im Fall einer Malariaerkrankung auf das Notfallmedikament zurückgreifen?*

Nein, in den Regionen, in denen eine medikamentöse Malariaprophylaxe empfohlen ist, ist das Risiko zu hoch, das Notfallmedikament u. U. nicht richtig oder zu spät einzusetzen. Die im Handel erhältlichen Malaria-Tests sind unter mobilen reisemedizinischen Bedingungen nicht validiert, so dass die Gefahr besteht, dass ein unauffälliges Testergebnis die dennoch notwendige medikamentöse Notfallbehandlung verzögert.

*Ich **vertrage Malariamedikamente nicht**. Muss ich dennoch Medikamente einnehmen?*

Zunächst muss geklärt werden, um welche Medikamente es sich handelt und ob die erfahrenen Nebenwirkungen wirklich auf diese zurückzuführen sind. Gegebenenfalls kann auf andere Medikamente zurückgegriffen werden. Die „Nebenwirkungen“, also das Risiko der Malariaerkrankung, sollten dem Patienten dabei klar dargestellt werden! (Tab. 4.**13**, S. 78 ff).

*Sind nicht **homöopathische** Malariamittel besser verträglich und ebenso wirksam?*

Homöopathische Malariamittel sind unwirksam und werden für die Prophylaxe auch in der homöopathischen Fachliteratur ausdrücklich nicht empfohlen. Die Verschreibung derartiger Präparate als Malariaprophylaxe muss als Kunstfehler angesehen werden.

*Benötige ich bei einer **Kreuzfahrt** auf dem Amazonas auch eine **Malariaprophylaxe**?*

Grundsätzlich ist dies zu bejahen, obgleich an Bord bei sorgfältiger Expositionsprophylaxe ein nur sehr geringes Infektionsrisiko besteht. Da jedoch bei den meisten Amazonaskreuzfahrten auch Landgänge während der Dämmerung und sogar Exkursionen in schmale Nebenflüsse zum Programm gehören, sollte eine medikamentöse Malariaprophylaxe rechtzeitig begonnen werden.

*Sollten nicht gerade **Kinder** vor den schädlichen **Malariamedikamenten** verschont werden?*

Jedes wirksame Medikament birgt ein gewisses Risiko an unerwünschten Wirkungen. Ungleich höher sind jedoch im Falle der Malaria die Gesundheitsgefahren der Erkrankung selbst. Wer in einer solchen Situation sich oder seinen Kindern die eventuellen unerwünschten Wirkungen (Nebenwirkungen) der Medikamente nicht zumuten will, muss konsequenterweise auch auf die Reise in ein Malariagebiet verzichten (S. 75, 78 ff).

*Wie vertragen sich die **Malariamedikamente** mit meinen **anderen Medikamenten**?*

Es gibt in der Tat unerwünschte Wechselwirkungen zwischen bestimmten Herzmedikamenten, blutgerinnungshemmenden Mitteln und Antibiotika einerseits und verschiedenen Malariamedikamenten andererseits. Dies sollte bei der Wahl der Malariaprophylaxe berücksichtigt werden. Im Falle einer akuten Malariaerkrankung muss man im Zweifelsfall die Wechselwirkungen in Kauf nehmen, um die Malariainfektion rechtzeitig bekämpfen zu können. Eine intensivmedizinische Überwachung ist dann besonders indiziert (S. 77 ff).

*Welche **Mückenrepellents** empfehlen Sie?*

Derzeit können nur jene vier Präparate wirklich als wirksam empfohlen werden, die auf S. 24 näher erläutert sind.

Im Fernsehen wurde berichtet, dass in Kolumbien bereits ein ***Impfstoff*** *gegen Malaria existiert. Warum wird er hier nicht angeboten?*

In der Presse wird der hier gemeinte Impfstoff Spf66 oftmals so vorgestellt, als sei eine hohe Wirksamkeit bewiesen. Das Gegenteil ist der Fall. Alle bislang erfolgten klinischen Untersuchungen waren ernüchternd. In absehbarer Zeit wird ein effektiver und sicherer Impfstoff vermutlich nicht zur Verfügung stehen.

Fragen zur Reisediarrhö

Worauf muss ich bei einer ***Nil-Kreuzfahrt*** *achten?*

Bei Kreuzfahrten auf dem Nil kommt es häufig zu bakteriellen Durchfallerkrankungen, was darauf zurückzuführen ist, dass die Speisen an Bord unter unzureichenden Hygienemaßnahmen zubereitet werden. Passagiere sollten daher rohe Speisen meiden und sich zeitig ausreichend mit Trinkwasser versorgen (S. 101 ff).

Sollte man vorsorglich ein ***Antibiotikum*** *gegen* ***Reisediarrhö*** *einnehmen?*

Diese Frage ist klar zu verneinen. Die meisten Durchfallerkrankungen müssen ohnehin nicht antibiotisch behandelt werden.

Wie schütze ich mich vor ***Durchfall****?*

Nach wie vor gilt der Grundsatz: Koch es, schäl es oder vergiss es! (S. 104).

Wie verhalte ich mich bei ***Durchfall****?*

Wichtig ist, den Flüssigkeitsverlust durch vermehrtes Trinken wieder auszugleichen. Bei massiven oder länger dauernden Durchfällen sollte ausreichend orale Rehydratationslösung getrunken werden (S. 109). Heftige, von Fieber begleitete Durchfälle deuten auf bakterielle Infektionen hin. Aber auch Malaria kann vor allem bei Kindern mit Durchfall einhergehen!

Fragen zu Impfungen

Ich ***fliege übermorgen*** *nach xy: welche Impfungen müssen gemacht werden? (Malariaprophylaxe versus Typhusimpfung)?*

So oder ähnlich klingt die meist gestellte Frage einer jeden reisemedizinischen Sprechstunde! Bisweilen hat man den Eindruck, es geht gar

nicht darum, in einer speziellen Situation doch noch den größtmöglichen Schutz zu erzielen, sondern vielmehr darum, in letzter Minute die Verantwortung für das gesundheitliche Abenteuer doch noch schnell dem Arzt oder der Ärztin zu übertragen.
Ärzte und Patienten müssen in solchen Situationen gemeinsam abwägen, auf welche Impfungen am ehesten verzichtet werden kann. Für manche Impfungen existieren verkürzte alternative Impfschemata (Tab. 2.**2**, S. 16 ff). Wichtig ist, das individuelle und regionale Risiko der zu vermeidenden Krankheiten abzuschätzen.

Ich bin doch ***als Kind gegen alles geimpft*** *worden: wozu benötige ich jetzt zum Beispiel noch eine Impfung gegen Kinderlähmung, Diphtherie oder Tetanus?*

Der Begriff Kinderlähmung suggeriert, dass die Erkrankung nur in der Kindheit vorkommt. Dies ist jedoch nicht der Fall. Im Gegenteil, bei nachlassendem Impfschutz sind gerade Erwachsene gefährdet, weil die Erkrankung bei ihnen häufig heftiger verläuft als bei Kindern. Dies gilt ebenso für die Diphtherieimpfung. Auch die Tetanusimpfung muss regelmäßig aufgefrischt werden (Tab. 2.**2**, S. 17 ff).

Ich habe zwischendurch ***vergessen***, die zweite Kapsel der ***Typhusimpfung*** *zu nehmen. Wirkt die Impfung dennoch?*

Kein seltener Fall! Wesentlich für die Wirksamkeit der oralen Typhusimpfung ist die ununterbrochene Besiedlung des Darmlumens mit den inaktivierten Bakterien über etwa 6 Tage. Wenn nun zwischen zwei Kapseleinnahmen eine längere Pause besteht, ist dieser Besiedlungszeitraum unterbrochen, und es kann nicht von einer effektiven Wirkung ausgegangen werden. Es müsste in einem solchen Fall eine neue Einnahme von 3 Kapseln erfolgen, bzw. der parenterale Impfstoff verabreicht werden.

Darf ich während der ***Stillzeit*** *geimpft werden?*

Ja, Stillen ist keine Kontraindikation bei Impfungen. Allerdings stellt sich die Frage, ob die gesundheitlichen Risiken der Reise einem Säugling zumutbar sind.

Ich habe ***keinen Impfpass*** *und weiß nicht mehr, welche Impfungen ich bereist erhalten habe. Soll ich mich im Zweifelsfall noch einmal impfen lassen?*

Ja, denn es geht auch bei Lebendimpfungen kein zusätzliches Risiko von einer erneuten Impfung bei bereits bestehendem Impfschutz aus. Die Überprüfung des Impfschutzes durch serologische Kontrollen ist nur bei speziellen Fragestellungen sinnvoll (z. B. Anti-HBs-Ag bei Risikopersonen oder Antikörpern gegen Rötelvirus bei Frauen mit Kinderwunsch).

*Ich habe **Schnupfen**.* Kann ich dennoch geimpft werden?

Das Risiko, in einen harmlosen Infekt hinein zu impfen, wird häufig überschätzt. Dennoch sollte vor allem bei Lebendimpfungen erst 2 Wochen nach einem leichten Infekt geimpft werden.

*Mein Kind hat eine **Hühnereiweißallergie**.* Kann es gegen Gelbfieber geimpft werden?

Grundsätzlich nein. Bei Reisen in Länder, in denen eine Gelbfieberimpfung Pflicht ist, muss ein in der Landessprache oder zumindest in Englisch verfasster Vermerk in den Impfpass aufgenommen werden, der die Kontraindikation bescheinigt. Eine unmittelbare Exposition in einem aktuellen Gelbfiebergebiet muss unter allen Umständen vermieden werden. Eventuell muss die Reise unterbleiben.

*Welche Impfungen muss und darf ich machen, wenn ich **HIV**-*infiziert oder -erkrankt bin?

Grundsätzlich sind vor allem die Lebendimpfungen bedenklich. Eine sorgfältige Abwägung der Risiken sollte für jeden individuellen Fall am besten an tropenmedizinischen Beratungsstellen erfolgen.

*Ich hatte **als Kind Poliomyelitis***, benötige ich dann überhaupt eine Polioimpfung?

Ja, weil die Immunität nach Poliomyelitiserkrankung sich nur auf einen der drei Serotypen beschränkt. Eine Infektion mit einem anderen Serotyp könnte nochmals zur Erkrankung führen (Tab. 2.**2**, S. 17 ff).

*Kann denn die **Polioimpfung** nicht selber zu massiver **Erkrankung** führen?*

Nein, denn seit 1998 wird in Deutschland grundsätzlich der parenterale Impfstoff (IPV) empfohlen, bei dem das Risiko der „Impfpolio“ nicht besteht.

*Wieso benötige ich **keine Choleraimpfung**?*

Cholera ist zwar in den Tropen weit verbreitet, jedoch erkranken daran meist nur schlecht ernährte und immungeschwächte Menschen, die unter sehr unhygienischen Bedingungen leben. Dies trifft für die meisten Tropenreisenden nicht zu. Deshalb sind Reisende aus Deutschland auch nur sehr selten betroffen. Demgegenüber haben die derzeit vorhandenen Impfungen zahlreiche unerwünschte Wirkungen und bieten nur einen sehr begrenzten Schutz. Wirksamer ist es, beim Essen und Trinken entsprechende Vorsichtsmaßnahmen einzuhalten.

*Ich bin gegen **FSME** geimpft (Frühsommermeningoenzephalitis), benötige ich dann überhaupt eine **Meningokokkenimpfung**?*

Für den Laien ist die medizinische Fachsprache oft verwirrend, deshalb sollte klargestellt sein, dass es sich hier um zwei völlig verschiedene Krankheitserreger handelt, die Indikation für die Meningokokkenimpfung also unabhängig von einer bereits erfolgten FSME-Impfung zu stellen ist.

*Wozu benötige ich eine Impfung gegen **Gelbsucht**?* Ich habe doch schon eine Impfung gegen ***Gelbfieber***.

Auch hier ist der medizinische Sprachgebrauch verwirrend. Oftmals erkennen wir als Ärzte nicht gleich, dass sich hinter dieser Frage ein rein sprachliches Missverständnis verbirgt.

*Wird der Körper nicht zu sehr belastet, wenn man **mehrere Impfungen auf einmal** macht? Wäre es nicht besser, die Impfungen an mehreren aufeinanderfolgenden Tagen durchzuführen?*

Im Gegenteil, Impfungen, die grundsätzlich miteinander verträglich sind, werden sogar besser vertragen, wenn sie gleichzeitig statt einige Tage hintereinander verabreicht werden. Die Wirksamkeit der Impfung kann durch einen solchen zeitlichen Abstand sogar vermindert werden (S. 16 ff).

Fragen zur Tollwut

*Wann sollte ich mich gegen **Tollwut impfen** lassen?*

Tollwutimpfung ist im Allgemeinen als Reiseimpfung nicht notwendig. Bei längeren Aufenthalten im ländlichen Indien zum Beispiel kann eine Impfung angezeigt sein (nähere Informationen bei den Tropeninstituten). Nach einem tollwutverdächtigen Hundebiss muss trotz vorheriger Impfung umgehend eine Nachimpfung erfolgen (S. 185 ff, Tab. 2.**2**, S. 21).

*In Indien wurde ich **von einem Hund** gebissen. Daraufhin habe ich dort zwei Tollwutimpfungen erhalten. Was muss jetzt geschehen?*

Aufgrund der Unsicherheit, mit welchem Impfstoff in Indien geimpft wurde, sollte umgehend Tollwutimmunglobulin verabreicht und eine neue Grundimmunisierung begonnen werden (Abb. 4.**5**, S. 189).

Fragen zur Blutspende

*Ich bin **Blutspender**.* Wann darf ich nach meiner ***Impfung** wieder spenden?*

Abhängig von den verabreichten Impfstoffen sind Abstände bis zur nächsten Blutspende einzuhalten. Die Entscheidung darüber treffen die zuständigen Blutspendedienste.

*Darf ich **nach** meiner **Tropenreise Blut spenden**?*

Eine Blutspende wird eventuell erst 6 Monate oder länger nach Rückkehr aus den Tropen angenommen. Wichtig ist, dass während und nach einem Aufenthalt in einem Malariagebiet keine Anzeichen einer Malariaerkrankung wie z.B. Fieber aufgetreten sind. Die Entscheidung darüber treffen die zuständigen Blutspendedienste.

Fragen zu verschiedenen Themen

*Woran erkenne ich, dass ich ausreichend **Flüssigkeit** zu mir nehme?*

Zum einen ist das subjektive Durstempfinden ein guter Hinweis. Außerdem sollte der Urin hellgelb sein. Wird er dunkel, kann das ein Zeichen dafür sein, dass dem Körper zu wenig Wasser zugeführt wurde.

*Was mache ich, wenn ich **vor Ort krank** werde? Muss ich sofort zurückfliegen?*

Wenn irgend möglich, sollte man versuchen, ärztliche Hilfe in Anspruch zu nehmen. In größeren Städten können Botschaften und Konsulate häufig Ärzte empfehlen, die auch eine europäische Sprache sprechen und im Umgang mit Ausländern vertraut sind. Jeder Verdacht auf Malaria muss sofort vor Ort behandelt werden! Überhaupt sollten akute Erkrankungen zumindest vor Ort anbehandelt werden, bevor der Patient zurückgeflogen wird. Ein mehrstündiger Flug ohne Behandlung kann z.B. im Falle der Malaria den Tod bedeuten.

*Was kann ich gegen **Höhenkrankheit** machen?*

Wichtig ist, den Aufstieg langsam zu gestalten und bei Auftreten von ernsten Beschwerden möglichst schnell abzusteigen. Bei Flug- oder Zugreisen, bei denen innerhalb weniger Stunden Orte mit einem Höhenunterschied mehrerer 1000 Meter erreicht werden, sollte man nach der Ankunft körperliche Anstrengungen meiden und ausreichend Flüssigkeit zu sich nehmen.

*Wie lange **nach einer Tropenreise** muss ich mit dem Auftreten von **Tropenkrankheiten** rechnen?*

Grundsätzlich kann kein fester Zeitpunkt genannt werden, ab dem das Auftreten von Krankheiten unmöglich ist. Deshalb sollte bei späteren Arztbesuchen stets darauf aufmerksam gemacht werden, dass ein Tropenaufenthalt zurückliegt. Wenn während und bis 1 Jahr nach der Reise keine Beschwerden aufgetreten sind, ist eine Tropenerkrankung unwahrscheinlich, wenn auch nie ganz auszuschließen (S. 26 ff).

*Wie hoch ist die Gefahr an **Pest** zu erkranken?*

Nur in wenigen Regionen der Erde gibt es noch Pest, und es erkranken weltweit nur sehr wenige Menschen daran. Touristen aus Europa sind in der Regel nicht gefährdet.

*Was muss in die **Reiseapotheke**?*

Siehe S. 22 und Infoblatt.

*Soll ich ein **Schlangenbiss-Serum** mitnehmen?*

Schlangengiftantiseren sind in der Regel relativ speziell auf bestimmte Schlangenarten und Regionen ausgerichtet. Darüber hinaus müssen sie gekühlt aufbewahrt werden. Hinzu kommt, dass Rucksackreisende nur ein geringes Risiko haben, von Schlangen gebissen zu werden. Die Mehrzahl der Schlangenbisse wiederum sind ungiftig, die Mitnahme von Schlangengiftseren ist deshalb nicht zu empfehlen (s. S. 195).

Meldepflichtige Erkrankungen (Tab. 5.1)

Tabelle 5.1 Bundesweit meldepflichtige Erregernachweise und die von ihnen erzeugten Krankheitsbilder nach dem Infektionsschutzgesetz

Erreger	Arztmeldung[1]	Labormeldung[2]	Meldung zu richten an	
			namentlich an Gesundheitsamt	nichtnamentlich an Robert-Koch-Institut
Adenoviren		•[3]	•	
Bacillus anthracis	•	•	•	
Borrelia recurrentis		•	•	
Brucella sp.		•	•	
Campylobacter sp., darmpathogen		•	•	
Chlamydia psittaci		•	•	
Clostridium botulinum oder Toxinnachweis	•	•	•	
Corynebacterium diphtheriae, Toxin bildend	•	•	•	
Coxiella burnetii		•	•	
Cryptosporidium parvum		•	•	
Ebolavirus		•	•	
Echinoccocus sp.	•[5]	•		•
Escherichia coli (EHEC)	•	•	•	
Escherichia coli, sonstige darmpathogene		•	•	
Francisella tularensis		•	•	
FSME-Virus		•	•	

Tabelle 5.**1** (Fortsetzung)

Erreger	**Arztmeldung**[1]	**Labormeldung**[2]	**Meldung zu richten an** namentlich an Gesundheitsamt	nichtnamentlich an Robert-Koch-Institut
Gelbfiebervirus	•	•	•	
Giardia lamblia		•	•	
Haemophilus influenzae		•	•	
Hantaviren		•	•	
Hepatitis A-Virus	•	•	•	
Hepatitis B-Virus	•	•	•	
Hepatitis C-Virus	•	•	•	
Hepatitis D-Virus	•	•	•	
Hepatitis E-Virus	•	•	•	
HIV	•[5]	•		•
Akute Virushepatitis Non A – E	•		•	
Influenzaviren		•	•	
Lassavirus	•	•	•	
Legionella sp.		•	•	
Leptospira interrogans		•	•	
Listeria monocytogenes		•	•	
Marburgvirus	•	•	•	

Fortsetzung ▼

Tabelle 5.1 (Fortsetzung)

Erreger	Arztmeldung[1]	Labormeldung[2]	Meldung zu richten an namentlich an Gesundheitsamt	nichtnamentlich an Robert-Koch-Institut
Masernvirus	●	●	●	
Mycobacterium leprae		●	●	
Mycobacterium tuberculosis/africanum, M. bovis	●[4]	●	●	
Neisseria meningitidis	●	●	●	
Norwalkähnliches Virus		●	●	
Poliovirus	●	●	●	
Plasmodium sp.	●[5]	●		●
Rabiesvirus	●	●	●	
Rickettsia prowazekii		●	●	
Rotavirus		●	●	
Rubellavirus (konnatale Infektion)	●[5]	●		●
Salmonella paratyphi	●	●	●	
Salmonella typhi	●	●	●	
Salmonella, sonstige		●	●	
Shigella sp.		●	●	
Toxoplasma gondii (konnatale Infektion)	●[5]	●		●
Treponema pallidum	●[5]	●		●

Tabelle 5.**1** (Fortsetzung)

Erreger	**Arztmeldung**[1]	**Labormeldung**[2]	**Meldung zu richten an** namentlich an Gesundheitsamt	nichtnamentlich an Robert-Koch-Institut
Trichinella spiralis		•	•	
Vibrio cholerae 0 1 und 0 139	•	•	•	
Yersinia enterocolitica, darmpathogen		•	•	
Yersinia pestis	•	•	•	
andere Erreger hämorrhagischer Fieber	•	•	•	
Klassische CJK	•		•	
Neue Variante CJK	•		•	

(Aus: Robert-Koch-Institut, Infektionsepidemiologisches Jahrbuch für 2001, Berlin 2002)

1 Meldung des Verdachts, der Erkrankung und des Todes nach § 6 IfSG (i.d.R. durch den Arzt).
2 Labordiagnostischer Nachweis meldepflichtig nach § 7 IfSG durch Untersuchungsstellen (i.d.R. durch das Labor).
3 Nur der Nachweis im Konjunktivalabstrich ist meldepflichtig.
4 Der Verdacht ist bei Tuberkulose nicht meldepflichtig.
5 Der einsendende Arzt hat das meldepflichtige Labor bei den Angaben zur Meldung zu unterstützen.

Adressen tropenmedizinischer Einrichtungen

Schweizerische tropenmedizinische Institution

Schweizerisches Tropeninstitut
Socinstraße 57
CH-4002 Basel
Tel.: (41)-(0)61 – 2 84 81 11
http://www.sti.unibas.ch

Österreichische tropenmedizinische Institution

Institut für spezifische
Prophylaxe
und Tropenmedizin der
Universität
Kinderspitalgasse 15
A-1095 Wien
Tel.: (43)-(1)-4 27 76 48 01
http://www.reisemed.at

Deutsche tropenmedizinische Institutionen*

Tropeninstitut Berlin
Spandauer Damm 130
D-14050 Berlin
Tel.: 0 30 – 30 11 66
http://www.charite.de/
tropenmedizin

Charité – Campus Virchow
Klinikum
Medizinische Klinik m.S.
Infektiologie
Augustenburger Platz 1
13353 Berlin
Tel.: 0 30 – 45 05 – 0
http://www.charite.de/
infektiologie

Institut für Medizinische
Parasitologie
Universität Bonn
Sigmund-Freud-Straße 25
53127 Bonn
Tel.: 02 28 – 2 87 – 56 73
http://www.meb.uni-bonn.de/
parasitologie/

Städtisches Klinikum
Dresden-Neustadt
Abteilung für Infektiologie und
Tropenmedizin
Industriestraße 40
D-01129 Dresden
Tel.: 03 51- 8 56 – 21 50
http://www.khdn.de

* In alphabetischer Reihenfolge der Orte

Institut für Tropen- und Reisemedizin
Städtisches Klinikum Dresden-Friedrichstadt
Friedrichstraße 41
D-01067 Dresden
Tel.: 03 51/4 80 – 38 05
http://www.khdf.de

Universität Düsseldorf
Tropenmedizinische Ambulanz und Gelbfieberimpfstelle
Moorenstraße 5
D-40225 Düsseldorf
Tel.: 02 11-8 11 70 31
http://www.uni-duesseldorf.de

Universität Göttingen
Tropenmedizinische und Allgemeine Impfberatung
Kreuzbergring 57
D-37075 Göttingen
Tel.: 05 51 – 39 58 57
http://www.gwdg.de/~virologe

Bernhard-Nocht-Institut für Tropenmedizin
Bernhard-Nocht-Straße 74
D-20359 Hamburg
Tel.: 040 – 4 28 18 – 0
http://www.bni.uni-hamburg.de

Abteilung Tropenhygiene und Öffentliches Gesundheitswesen am Hygiene-Institut der Universitätsklinik
Im Neuenheimer Feld 324
D-69120 Heidelberg
Tel.: 0 62 21 – 56 29 05
http://www.hyg.uni-heidelberg.de/ithoeg/

Abteilung für Infektions- und Tropenmedizin
Medizinische Klinik IV
Härtelstr. 16/18
D- 04107 Leipzig
Tel: 03 41 – 97 – 2 47 00
http://www.klinikum.uni-leipzig.de

Städtisches Klinikum St. Georg Leipzig
Infektions- und Tropenmedizin
Delitzscher Straße
D-04129 Leipzig
Tel.: 03 41 – 9 09 – 26 19
http://www.sanktgeorg.de

Zentrum für angewandte Tropenmedizin und Infektionsepidemiologie
Schifffahrtsmedizinisches Institut der Marine
Kopperpahler Allee 120
24119 Kronshagen
Tel.: 04 31 – 54 09 – 17 07/-15 65/-14 53
(nur für Bundeswehr und staatl. Dienststellen!)

Abteilung für Infektions- und Tropenmedizin der Universität München
Leopoldstraße 5
D-80802 München
Tel.: 0 89 – 21 80 – 1 35 00
http://www.tropinst.med.uni-muenchen.de

Augenklinik der Universität München
Abteilung für Epidemiologie, Infektiologie und Tropenophthalmologie
Mathildenstraße 8
80336 München
Tel.: 089 – 5160 – 3824
http://augenkl.klinikum.uni-muenchen.de/arbeitsg/epidemiologie

Abteilung für Tropenmedizin und Infektionskrankheiten am Universitätsklinikum Rostock
Ernst-Heydemann-Str. 6
D-18057 Rostock
Tel.: 0381 – 4947510
http://www-kim.med.uni-rostock.de/tropenmed.htm

Institut für Tropenmedizin der Universität Tübingen
Keplerstr. 15
D-72074 Tübingen
Tel.: 07071 – 2982364
http://www.medizin.uni-tuebingen.de/~webitm

Tropenklinik
Paul-Lechler-Krankenhaus
Paul-Lechler-Str. 24
72076 Tübingen
Tel.: 07071 – 2060
http://www.difaem.de

Sektion Infektiologie und klinische Immunologie, Medizinische Klinik III
Universitätsklinikum Ulm
Robert-Koch-Str. 8
D-89081 Ulm
Tel.: 0731 – 5024421
http://www.uni-ulm.de/reisemedizin/

Tropenmedizinische Abteilung der Missionsärztlichen Klinik
Salvatorstraße 22
D- 97074 Würzburg
Tel.: 0931 – 7912821
http://www.missioklinik.de
http://www.uni-wuerzburg.de/missioklinik

Literatur

1. Aktuelle tropen- und reisemedizinische Informationen und Empfehlungen

Deutsche Gesellschaft für Tropenmedizin und Internationale Gesundheit (DTG):
- Empfehlungen zur Malariavorbeugung
- Empfehlungen zu Reiseimpfungen
- Leitlinien zur Diagnostik und Therapie der Malaria, der Amöbenruhr, des Amöbenleberabszesses und der viszeralen Leishmaniasis (Kala Azar) in Zusammenarbeit mit der Arbeitsgemeinschaft der Wissenschaftlichen Medizinischen Fachgesellschaften (MWMF),
- Liste der Tropenmedizinischen Institutionen in Deutschland, der Gelbfieber-Impfstellen, der Ärzte mit DTG-Zertifikat „Reisemedizin in Deutschland", der reisemedizinisch fortgebildeten Ärzte
- Tropenmedizinische Weiterbildung und Kurse

www.dtg.mwn.de/index.htm und www.fit-for-travel.de

CRM-Handbuch zur reisemedizinischen Beratung:
halbjährlich + Infodienst
„Reisemedizin aktuell", 24-mal pro Jahr: Centrum für Reisemedizin Hansaallee 321, 40549 Düsseldorf, Tel: 02 11 – 90 42 90, Fax: 02 11 – 90 42 999,
www.crm.de oder www.travelmed.de

Weltgesundheitsorganisation:
Reisen und Gesundheit. Impfbestimmungen und Gesundheitsratschläge, völlig neu bearbeitete Auflage, deutsche Fassung bei Kilian, Marburg, 2002,118 S., 10 €

Robert-Koch-Institut Berlin: Epidemiologisches Bulletin:
wöchentlich, aktuelle Daten und Informationen zu Infektionskrankheiten und Public Health :Fax-Abruf: 01888.754 – 2265, www.rki.de/INFEKT/EPIBULL/EPI.htm

Robert-Koch-Institut Berlin:
Infektionsepidemiologisches Jahrbuch für 2001, Berlin 2002 (Einsendung eines rückadressierten und frankierten A 4-Umschlags an: Postfach 65 02 61, 13 302 Berlin).

Weltgesundheitsorganisation: weekly epidemiological record
www.who.int/wer/index/html

Forum Reisen und Medizin e.V.:
Dachauer Str. 35 , 80335 München, Tel.: 0 89 – 25 54 26 11, Fax: 0 89 – 25 54 26 22, info@frm-web.de, newsletter@frm-web, www.frm-web.de

Zeitschrift für Flug- und Reisemedizin:
Tropenmedizin – Tauchmedizin – Bergmedizin – Expeditionsmedizin – Polarmedizin Vierteljährlich, Hrsg. Dr. med. Klaus Held, Am Römerlager 23, 53117 Bonn, Tel: 02 28 – 67 47 85; Fax: 02 28-67 31 14

„Mosquito" Reisemedizinische Beratung und Reise-Impfprogramm:
Institut für medizinische Information. Med Verlag, Freiburg 2000
www.reisevorsorge.de

2. Weiterführende tropenmedizinische und infektiologische Literatur

Bell, D. R.: Lecture Notes on Tropical Medicine, 4th ed. Blackwell, Oxford 1995. *(368 S.), ca. 38 €. Das beste aller kurzgefassten Taschenbücher der Tropenmedizin im engeren Sinne; nur die wichtigsten Erkrankungen werden äußerst kompetent behandelt.*

Burchard, G.-D. (Hrsg.): Erkrankungen bei Immigranten: Diagnostik, Therapie, Begutachtung. Urban & Fischer, Stuttgart 1998. *(367 S.), 75 €. Mit zahlreichen, z. T. farbigen Abbildungen. Ein sehr ausführliches Werk für Ärztinnen und Ärzte mit großer Immigrantenklientel, zur Abgrenzung mitgebrachter Beschwerdebilder und infektiöser, parasitärer und seltener internistischer und genetisch bedingter Krankheiten mit einem umfangreichen Abschnitt zur Migrantenproblematik, und medizin- und kulturanthropologischer Fragen zur Krankheitswahrnehmung.*

Cook, G.: Manson's Tropical Diseases, 20 th ed. Saunders, London 1996. (500 S., 80 £).
Das erste Lehrbuch der Tropenmedizin, begründet 1898. Klassisches Handbuch einschließlich medizinischer Protozoologie, Helminthologie und Entomologie, repräsentiert die „britische Tradition der Tropenmedizin".

Eddleston, M.; S. Pierini: Oxford Handbook of Tropical Medicine. Oxford University Press, Oxford 2002 (646 S.). ca. 36 €.
Ein umfassendes Handbuch der allgemeinen- und Tropenmedizin mit WHO-Richtlinien zur Therapie nach rationalen preiswerten Standards in Taschenbuch Dünndruckformat. Die wichtigsten Krankheiten, Fieber, Kardiologie, Pneumologie, Nephrologie, Gastroenterologie, Neurologie, Dermatologie, Endokrinologie, Hämatologie, Ernährung, Verletzungen, Impfungen.

Gentillini, M.: Médicine tropicale, Flammarion, Paris 1993. *(928 S., ca. 50 €, – in Deutschland sehr viel teurer).*
Das französische Standardwerk, in der neuen Auflage auch Medizin in den Tropen i.w.S. umfassend. Didaktisch ausgezeichnet, sehr kompetent und umfassend, repräsentiert die „französische tropenmedizinische Schule".

Junghanss, T., M. Bodio: Notfall-Handbuch Gifttiere. Diagnose – Therapie – Biologie. Thieme, Stuttgart 1996. *(646 S., 131 Abb., 65 Verbreitungskarten, 99 Tabellen), ca. 250 €. Dieses Handbuch bietet erstmals einen systematischen, problemorientierten Weg für Erste Hilfe, Diagnostik und Therapie der weltweit relevanten Gifttierunfälle. Neun für jeden Arzt leicht verifizierbare Gifttiergruppen werden unterschieden:*
- *passiv giftige Tiere (Muscheln, Fische u. a.),*
- *aktiv giftige Fische (Stechrochen, Steinfische u. a.),*
- *Nesseltiere (Quallen u. a.),*
- *Skorpione,*
- *Spinnen,*
- *Hymenopteren (Bienen, Wespen u. a.),*
- *Seeschlangen,*
- *Landschlangen,*
- *diverse Gifttiere.*

Für jede Gifttiergruppe stehen ein Notfallschema, ein klinisches Diagramm und ein Abschnitt Erste Hilfe – Diagnostik – Therapie zur Verfügung. Die diagnostisch-therapeutischen Strategien sind so weit vereinheitlicht, dass ein und derselbe Leitfaden bei so unterschiedlichen Unfällen wie z. B. Fischvergiftungen, Nesselungen durch Quallen oder Schlangenbissen wiedererkennbar ist. Leicht benutzbare zusätzliche biologische Identifikationsstrategien weisen den Weg, wenn ein Gifttier weiter identifiziert werden muss, z. B. für die Auswahl des geeigneten Antivenins. Sind Gattung, Art oder Unterart eines Un-

fallverursachers bestimmt, können im Katalog die heute vorhandenen gesicherten Daten zu Biologie und Klinik nachgeschlagen werden.

Kayser, F. H., K. A. Bienz, J. Eckert, R. M. Zinkernagel: Medizinische Mikrobiologie, 9. Aufl. Thieme, Stuttgart 1998, ca. 30 € *(604 S., 105 Abb., 9 Farbtafeln, 81 Tabellen).*

Ein außerordentlich nützliches Kompendium, das die tropenmedizinisch relevanten Krankheitserreger, ihre systematische Einordnung und ihren Entwicklungszyklus vorzüglich darstellt.

Knobloch, J.: Tropen- und Reisemedizin. Fischer, Stuttgart 1996, ca. 70 € (703 Seiten, 144 Abb., 83 Tab. 39 Autoren).

Nach Erkrankungsgruppen alphabetisch geordnet, großes Kapitel Differenzialdiagnose klinischer Symptome und Bilder, Reisemedizin, mit ergänzenden Kapiteln zur Entwicklungszusammenarbeit, Arbeitsmedizin, Epidemiologie, Aus- und Weiterbildung.

Kretschmer, H., G. Kusch, H. Scherbaum: Reisemedizin, Urban und Fischer, Stuttgart 1999, 85 €.

Handlicher Gesundheitsratgeber für Fernreisende, für den Laien verständlich geschrieben, mit übersichtlicher Handlungsanleitung für den Krankheitsfall.

Lang, W.: Tropenmedizin in Klinik und Praxis. Thieme, 2. Aufl. Stuttgart 1996, ca. 190 €.

Nach 18 Jahren das erste deutschsprachige tropenmedizinische Lehrbuch nach den Klassikern Nauck (1975) und Granz/Ziegler (1975). 26 Einzelautoren, 466 Einzeldarstellungen von tropischen und kosmopolitischen Infektionskrankheiten mit besonderer Bedeutung für die Tropen.

Meyer Ch. G: Tropenmedizin, Infektionskrankheiten. Ecomed Verlagsgesellschaft 2000. *(400 S., ein Service der Chiron-Behring)*

– enzyklopädische, ausführliche Zusammenstellung der wichtigsten, aber auch selteneren tropischen Infektionskrankheiten, didaktisch sehr gut aufgebaut mit zahlreichen, z. T. farbigen Abb. und Karten, mit einleitenden Kapiteln zur reisemedizinischen Beratung. Auch für den in den Tropen tätigen Arzt geeignet.

3. Den Tropenreisenden zu empfehlende Literatur

Döring, H. Ärztlicher Ratgeber für den Aufenthalt den Tropen. Reimer. Berlin 1998

Huss, G.: Mit Kindern in die Tropen. Kilian, Marburg (1994). *(80 S., ca. 10 €).*

Ein kinderärztlicher Ratgeber für Eltern, die ihre Kinder in die Tropen mitnehmen (müssen), auch für deren beratende Ärzte.

Junghanss, Th., B. Braendli (Hrsg.): Gesund in den Tropen. Hans Huber, Bern 1992. *(341 S., 30 €).*

Ein sehr ausführlicher Ratgeber mit vielen nützlichen Details, sehr gut didaktisch aufbereitet, vor allem für etwas ausführlicher Reisende und Langzeitaufenthalte in den Tropen. Auch sehr nützlich für beratende Ärzte.

Kretschmar, H., M. Kaiser: Gesund reisen in fernen Ländern. Thieme Verlag (Trias), Stuttgart 1996. (213 S.), 6,50 €. zahlreiche Abb. und Diagramme.

Handlicher Ratgeber für Fernreisende. Für den Laien verständlich geschrieben, sachlich mit übersichtlichen Empfehlungen zu gesunder Lebensweise unterwegs, zur Selbstdiagnose und Behandlung im Krankheitsfall, sehr empfehlenswert für Kurzzeit-Reisende und Touristen.

Van Laer, G.: Gesundheit und Alltag in den Tropen: Gustav Fischer, 1995. *(335 S.), 30 €.*

Mit zahlreichen anschaulichen und humorvollen, das Wesentliche aussagenden Abbildungen aus Kunst und Karikatur. Ärztliche Ratschläge sehr zu empfehlen und besonders geeignet für Langzeitaufenthalte von Erwachsenen und Kindern in den Tropen und warmen Ländern.

Tabelle 5.2 Vorkommen ausgewählter Krankheiten mit spezifischen Endemiegebieten*

Land/Krankheit	Angiostrongylose	Blastomykose	Bolivianisches Hämorrhagisches Fieber	Capillariasis	Chikungunya	Cholera	Kokzidiomykose	Krim-Kongo-Fieber	Dengue	Drancunculose	Östliche Pferdeenzephalitis	Ebola	Echinokokkose	FSME	Fascioliasis	Fasciolopsiasis	Filariosen	Hanta	Histoplasmose	Japan Enzephalitis	Lassa	Leishmaniose	Borreliose/Lyme-Krankheit	Malaria	Marburg-Virus	Omsk-Virus	Opisthorchiasis	Paragonimiasis	Pest	Pinta	Tollwut	Rhinosporidiose	Rift-Tal-Fieber	Schistosomiasis	St.-Louis-Enzephalitis	Trypanosomiasis	Tungiasis	Venezolanische Pferdeenzephalitis	West-Nile-Fieber	Westliche Pferdeenzephalitis	Frambösie	Gelbfieber
Afrika																																										
Ägypten	+	+		+		+	+	+	+				+		+		+	+	+			+	+	+							+		+	+					+			
Algerien		+				+							+		+				+			+	+	+							+			+					+			
Angola		+				+			+								+					+		+					+		+		+	+		+					+	+
Äquatorial-Guinea						+						+					+	+			+	+		+	+			+			+		+	+		+	+				+	+
Äthiopien						+		+		+		+	+				+		+			+		+							+		+	+		+	+		+		+	+
Azoren																																										
Benin						+		+		+							+	+				+		+				+			+			+		+	+				+	+
Botswana													+				+							+					+		+		+	+		+			+			
Burkina-Faso						+		+	+								+	+			+	+		+							+			+		+	+				+	+
Burundi						+											+		+					+							+	+	+	+		+	+				+	+
Djibouti						+			+								+					+		+							+		+	+								
Elfenbeinküste	+					+			+	+		+					+		+		+	+		+							+	+		+		+	+		+		+	+
Eritrea						+		+		+		+	+				+		+			+		+							+		+	+		+	+		+		+	+
Gabun						+						+					+	+			+	+		+	+			+			+		+	+		+	+				+	+
Gambia		+				+											+				+	+		+				+			+			+		+	+				+	+
Ghana						+				+							+		+		+			+							+	+		+		+	+				+	+
Guinea						+			+			+					+		+		+	+		+				+			+		+	+		+	+				+	+
Guinea-Bissau						+											+							+							+			+		+	+				+	+

* Quellen: 1. CRM Handbuch Reisemedizin. Ausgabe 30. Centrum für Reisemedizin, Düsseldorf, 2002; 2. Gideon Version 2.01. CY Informatics Ltd., 1999; 3. Weltgesundheits-

Kamerun					+			+				+		+		+		+		+		+		+	+	+	+		+	+
Kanarische Inseln																+	+					+								
Kapverdische Inseln					+						+	+						+				+								
Kenia					+	+	+	+	+	+	+	+	+	+		+		+	+		+	+	+	+	+	+	+	+	+	+
Komoren	+				+		+					+										+								
Kongo		+		+	+	+			+			+	+	+		+		+	+	+	+	+	+		+	+	+	+	+	+
Lesotho										+		+									+	+		+						
Liberia		+			+				+			+			+			+	+	+		+	+		+	+	+		+	+
Libyen		+								+	+			+		+					+	+			+					
Madagaskar	+	+			+	+	+		+			+	+					+			+	+	+	+	+		+	+	+	
Malawi					+							+				+		+			+	+		+	+	+	+			
Mali					+			+			+	+		+	+	+		+				+		+	+	+	+		+	+
Marokko		+			+					+	+	+				+		+				+			+		+	+		
Mauretanien						+		+				+	+			+		+				+		+	+		+			+
Mauritius	+						+					+						+				+			+					
Mayotte		+			+		+			+	+	+			+	+		+			+	+		+	+	+	+	+	+	
Mozambique		+			+		+			+	+	+			+	+		+			+	+		+	+	+	+	+	+	
Namibia						+						+				+		+			+	+		+	+	+		+		
Niger					+	+		+		+		+				+		+				+		+	+	+	+		+	+
Nigeria		+	+	+	+	+	+	+	+	+		+	+	+	+	+		+	+	+		+	+	+	+	+	+	+	+	+
Réunion	+				+		+					+										+								
Ruanda					+							+	+	+		+		+				+	+	+	+	+	+		+	+
Sambia		+			+					+		+		+		+		+			+	+		+	+	+	+			+
Sao Tome and Principe					+							+						+				+			+					+
Senegal				+	+	+	+	+				+	+	+	+	+		+				+		+	+	+	+	+	+	+
Seychellen							+					+										+					+			
Sierra Leone					+							+			+			+				+			+	+	+			+
Simbabwe		+		+	+	+			+		+	+		+	+			+	+		+	+	+	+	+	+	+			
Somalia					+		+			+				+		+		+				+		+	+		+			+
St. Helena										+												+								
Südafrika		+	+	+	+	+				+	+	+	+	+		+		+	+	+	+	+	+	+	+		+	+		

Fortsetzung ▼

Tabelle 5.2 (Fortsetzung)

Land/Krankheit	Angiostrongylose	Blastomykose	Bolivianisches Hämorrhagisches Fieber	Capillariasis	Chikungunya	Cholera	Kokzidiomykose	Krim-Kongo-Fieber	Dengue	Drancunculose	Östliche Pferdeenzephalitis	Ebola	Echinokokkose	FSME	Fascioliasis	Fasciolopsiasis	Filariosen	Hanta	Histoplasmose	Japan-Enzephalitis	Lassa	Leishmaniose	Borreliose/Lyme-Krankheit	Malaria	Marburg-Virus	Omsk-Virus	Opisthorchiasis	Paragonimiasis	Pest	Pinta	Tollwut	Rhinosporidiose	Rift-Tal-Fieber	Schistosomiasis	St.-Louis-Enzephalitis	Trypanosomiasis	Tungiasis	Venezolanische Pferdeenzephalitis	West-Nile-Fieber	Westliche Pferdeenzephalitis	Frambösie	Gelbfieber
Afrika																																										
Sudan		+						+	+	+		+	+				+	+	+			+		+	+				+		+	+	+	+		+	+		+		+	+
Swaziland						+							+											+							+		+	+								
Tansania		+			+	+		+	+				+				+		+			+		+					+		+	+	+	+		+	+					+
Togo						+				+							+					+		+							+			+		+	+				+	+
Tschad						+				+			+				+		+			+		+							+	+	+	+		+					+	+
Tunesien		+											+		+							+	+								+			+					+			
Uganda		+			+	+		+		+		+	+		+		+	+	+		+	+		+	+				+		+	+	+	+		+	+		+		+	+
West-Sahara																															+											
Zaire		+			+	+		+				+					+	+	+			+		+	+			+	+		+	+		+		+	+		+		+	+
Zentralafrika						+		+		+		+					+	+			+	+		+	+						+		+	+		+	+		+		+	+
Amerika																																										
Anguilla, Bermuda, Cayman-Inseln, Montserrat, Tur	?						?		+				?		?		?		?			?	?					?			?	?		+	?	?	?	?			?	
Antigua und Barbados	?						?		+				?		?			?	?			?	?					?			?	?		+	?	?	?	?			?	
Argentinien						+	+		+		+		+		+			+	+			+		+							+	+			+	+	+	+		+		
Aruba, Bonaire, Curacao, Niederländisch-Antillen, St. Maart	?						?		+				?		?			?	?			?	?					?			?	?		?	?	?	?	?			?	

Bahamas							+																	+				
Barbados							+				+													+				
Belize					+		+	+	+			+	+		+				+			+	+	+				
Bolivien			+		+	+	+		+	+		+	+	+	+		+		+	+			+	+	+			+
Brasilien			+			+	+	+	+	+	+	+	+	+	+	+	+	+	+	+		+	+	+	+	+		+
Chile					+				+	+		+							+	+			+					
Costa Rica					+	+	+		+	+	+	+	+		+	+						+	+	+	+			
Dominica							+				+													+			+	
Dominikanische Republik							+	+		+	+	+	+		+			+	+					+			+	
Ekuador					+		+	+	+	+		+	+		+	+	+		+	+		+	+	+	+		+	+
El Salvador					+		+	+	+			+	+		+	+			+			+	+	+	+			
Falkland-Inseln						?			?	?	?	?	?	?		?	?	?	?	?	?	+	?	?	?		?	
Französisch-Guyana					+		+				+	+	+		+				+				+	+				
Grenada							+																	+				
Grönland																			+									
Guadeloupe											+							+		+				+				
Guatemala					+	+	+	+	+	+		+	+		+	+			+			+	+		+		+	
Guyana					+		+	+			+		+		+				+			+	+	+	+	+	+	+
Haiti							+				+				+			+	+			+		+			+	
Honduras					+	+	+	+	+	+		+	+		+	+			+	+		+	+	+	+			
Jamaika	+						+	+		+												+		+				
Kanada		+				+		+	+	+		+		+					+			+				+		
Kolumbien				+	+	+	+	+	+	+	+	+	+		+	+		+	+	+		+	+	+	+		+	+
Kuba	+						+	+		+	+	+						+	+	+				+				
Martinique							+				+	+												+			+	
Mexiko		+		+	+	+	+	+	+	+		+	+	+	+	+		+	+	+		+	+	+	+	+		
Nicaragua					+		+		+	+		+	+		+	+			+				+	+				
Panama					+		+	+	+		+	+	+		+	+			+			+	+	+	+		+	+
Paraguay						+	+					+	+		+	+			+	+			+	+				
Peru					+		+	+	+	+		+	+		+	+	+		+				+	+	+		+	+
Puerto Rico	+						+			+	+	+							+					+				

Fortsetzung ▼

Tabelle 5.2 (Fortsetzung)

Land/Krankheit	Angiostrongylose	Blastomykose	Bolivianisches Hämorrhagisches Fieber	Capillariasis	Chikungunya	Cholera	Kokzidiomykose	Krim-Kongo-Fieber	Dengue	Drancunculose	Östliche Pferdeenzephalitis	Ebola	Echinokokkose	FSME	Fascioliasis	Fasciolopsiasis	Filariosen	Hanta	Histoplasmose	Japan-Enzephalitis	Lassa	Leishmaniose	Borreliose/Lyme-Krankheit	Malaria	Marburg-Virus	Omsk-Virus	Opisthorchiasis	Paragonimiasis	Pest	Pinta	Tollwut	Rhinosporidiose	Rift-Tal-Fieber	Schistosomiasis	St.-Louis-Enzephalitis	Trypanosomiasis	Tungiasis	Venezolanische Pferdeenzephalitis	West-Nile-Fieber	Westliche Pferdeenzephalitis	Frambösie	Gelbfieber
Amerika																																										
Saint Vincent									+																												+				+	
Saint-Christopher-Nevis	?								+				?		?		?		?			?	?					?			?	?		+	?	?	?	?			?	
Saint-Pierre and Miquelon	?								+				?		?		?		?			?	?					?			?	?		+	?	?	?	?			+	
St. Lucia									+																												+				+	
Surinam						+			+		+		+				+		+			+		+							+				+	+	+	+			+	+
Trinidad/Tobago									+								+		+			+									+				+		+	+				
Uruguay							+						+		+				+												+	+			+	+	+			+		
USA	+	+		+		+	+		+		+		+		+				+				+	+				+	+		+	+			+	+		+	+	+		
Venezuela		+				+	+		+		+		+		+		+		+			+		+				+		+	+	+			+	+	+	+				+
Asien																																										
Afghanistan		+				+		+	+				+				+	+				+		+					+		+										+	
Armenien	?	?		?		+	?			?			?	?	?	?	?	?	?			?	+	+		?	?	?	?		+	?		?			?		?		?	
Aserbaidschan	?	?		?			?			?			?	+	?	?	?	?	?			+	+	+		?	?	?	?		+	?		?			?		?		?	
Bahrain																																+										
Bangladesch						+			+							+	+	+	+	+		+		+				+			+											
Bhutan						+			+									+		+				+							+						+					
Brunei									+								+			+																						

Burma				+	+					+			+	+	+	+	+	+		+				+		+							+
China	+			+	+		+	+		+		+		+	+	+	+	+	+	+			+	+		+						+	
Georgien	?	?	?			?			?	?	?	?	?	?	?	?		?	+	+	?	?	?	?	?	+	?		?		?	?	?
Hongkong	+				+										+		+									+							
Indien	+	+	+	+	+		+	+	+	+			+	+	+	+	+	+					+	+		+	+		+		+	+	+
Indonesien	+		+	+	+			+		+			+	+	+	+	+	+		+			+	+		+	+					+	+
Irak					+		+			+		+				+		+		+						+			+			+	
Iran			+		+		+	+		+	+	+			+			+		+						+	+		+			+	
Israel		+								+								+								+						+	
Japan	+		+							+		+	+	+	+	+	+		+			+	+										
Jemen								+	+	+		+						+		+				+		+		+	+				
Jordanien		+								+								+								+			+			+	
Kambodscha	+			+	+			+		+			+				+	+		+				+		+							+
Kasachstan	?	?	?		+	?	+		?	?	+	?	?	?	?	?		?	+	+	?	?	?	+		+	?		?	?	?	?	?
Katar	?	?	?			?	?		?	?	?	?	?	?	?	?		+	?		?	?	?	?			?	?		?	?	?	?
Kirgisistan	?	?	?			?	?		?	?	+	?	?	?	?	?		?	+	+	?	?	?	?		+	?			?	?	?	?
Korea (Nord-)			+									+	+	+	+		+		+	+		+	+			+							
Korea (Süd-)			+									+	+	+	+		+		+	+		+	+			+							
Kuwait							+								+			+								+							
Laos					+			+		+			+		+		+			+		+	+	+		+							
Libanon	?	?	?			?	?		?	+	?	?	?	?	?	?		+	?		?	?	?	?		+	?		?		?	?	?
Macao															+								+			+							
Malaysia	+			+	+			+		+		+	+	+		+	+			+		+	+	+		+	+					+	+
Malediven					+			+						+												+							
Mongolei					+					+					+			+						+		+							
Nepal					+			+		+				+	+		+	+		+			+	+		+	+						
Oman							+	+		+								+		+						+			+				
Pakistan					+		+	+	+	+			+		+	+	+	+		+			+	+		+					+	+	
Palästina		+								+								+								+						+	
Philippinen	+		+	+	+			+		+		+		+	+	+	+			+		+	+			+	+					+	

Fortsetzung ▼

Tabelle 5.**2** (Fortsetzung)

Land/Krankheit	Angiostrongylose	Blastomykose	Bolivianisches Hämorrhagisches Fieber	Capillariasis	Chikungunya	Cholera	Kokzidiomykose	Krim-Kongo-Fieber	Dengue	Drancunculose	Östliche Pferdeenzephalitis	Ebola	Echinokokkose	FSME	Fascioliasis	Fasciolopsiasis	Filariosen	Hanta	Histoplasmose	Japan-Enzephalitis	Lassa	Leishmaniose	Borreliose/Lyme-Krankheit	Malaria	Marburg-Virus	Omsk-Virus	Opisthorchiasis	Paragonimiasis	Pest	Pinta	Tollwut	Rhinosporidiose	Rift-Tal-Fieber	Schistosomiasis	St.-Louis-Enzephalitis	Trypanosomiasis	Tungiasis	Venezolanische Pferdeenzephalitis	West-Nile-Fieber	Westliche Pferdeenzephalitis	Frambösie	Gelbfieber
Asien																																										
Saudi-Arabien		+			+			+	+				+		+		+					+		+					+		+		+	+								
Singapur						+			+									+	+	+							+				+											
Sri Lanka	+				+	+			+								+	+		+				+				+			+	+							+		+	
Syrien													+									+		+							+			+					+			
Tadschikistan	?	?		?			?	+		?			?	?	?	?	?	?	?			+	+	+		?	?	?	?	?	+	?		?		?	?		?		?	
Taiwan	+			+					+				+			+	+	+		+		+	+					+			+											
Thailand	+			+	+	+			+				+		+	+	+		+	+		+		+			+	+			+	+							+		+	
Türkei				+									+	+	+		+	+	+			+		+							+			+					+			
Turkmenistan	?	?		?			?	?		?			?	?	?	?	?	?	?			?	+	+		?	?	?	?	?	+	?		?		?	?		?		?	
Usbekistan	?	?		?			?	?		?			+	+	?	?	?	?	?			?	+	+		?	?	?	?	?	+	?		?		?	?		?		?	
Vereinigte Arabische Emirate				+				+														+		+							+											
Vietnam	+				+	+			+				+		+	+	+	+	+	+		+		+			+	+	+		+	+									+	
Zypern													+																		+								+			
Australien																																										
Australien	+								+				+		+				+	+			+								+											
Fidschi	+								+								+	+																							+	
Französisch-Polynesien	+								+								+																									

Guam, Nördliche Marianen, Samoa (US)	+				+				+											+																					
Kiribati									+								+																								+
Nauru									+																																
Neu Kaledonien	+								+								+		+																						
Neuseeland													+																												
Papua-Neuguinea	+				+				+								+	+	+	+				+				+			+										+
Pitcairn																																									
Samoa (West-)	+								+								+											+													
Tonga									+								+																								
Tuvalou						+			+								+																								+
Vanuatu	+								+								+							+																	+
Wallis and Futuna Inseln																	+																								
Europa																																									
Albanien						+		+					+					+				+									+								+		
Andorra													+					+				+	+								+										
Belgien													+		+			+	+				+								+										
Bosnien-Herzegowina								+					+	+	+			+				+	+								+	+							+		
Bulgarien								+					+		+			+	+			+	+								+								+		
Dänemark														+				+	+				+								+										
Deutschland													+	+	+			+	+				+								+										
Estland	?	?												+			?	?	?				+	?					?		+	?					?		?		?
Finnland														+				+					+								+										

Fortsetzung ▼

Tabelle 5.2 (Fortsetzung)

Land/Krankheit	Angiostrongylose	Blastomykose	Bolivianisches Hämorrhagisches Fieber	Capillariasis	Chikungunya	Cholera	Kokzidiomykose	Krim-Kongo-Fieber	Dengue	Drancunculose	Östliche Pferdeenzephalitis	Ebola	Echinokokkose	FSME	Fascioliasis	Fasciolopsiasis	Filariosen	Hanta	Histoplasmose	Japan-Enzephalitis	Lassa	Leishmaniose	Borreliose/Lyme-Krankheit	Malaria	Marburg-Virus	Omsk-Virus	Opisthorchiasis	Paragonimiasis	Pest	Pinta	Tollwut	Rhinosporidiose	Rift-Tal-Fieber	Schistosomiasis	St.-Louis-Enzephalitis	Trypanosomiasis	Tungiasis	Venezolanische Pferdeenzephalitis	West-Nile-Fieber	Westliche Pferdeenzephalitis	Frambösie	Gelbfieber
Europa																																										
Frankreich													+	+	+			+	+			+	+								+								+			
Gibraltar																						+									+								+			
Griechenland				+				+					+	+	+			+				+	+								+								+			
Großbritannien													+		+			+	+				+								+	+										
Irland													+		+				+				+								+											
Island																							+								+											
Italien				+									+	+	+			+	+			+	+								+	+							+			
Jugoslawien								+					+	+	+			+				+	+								+	+							+			
Kroatien								+					+	+	+			+				+	+								+	+							+			
Lettland							?	?					?	+				?	?				+			?	?				+	?							?		?	
Liechtenstein													+																		+											
Litauen							?	?					?	+				?	?				+			?	?				+	?							?		?	
Luxemburg													+										+								+											
Malta													+					+				+									+											
Mazedonien								+					+	+	+			+				+	+								+	+							+			
Moldawien				?			?	?					?	+	?	?	?	?	?		?	?	+		?	?	?	?	?		+	?							+		?	
Monaco													+																		+								+			
Niederlande													+					+	+				+								+											

Norwegen						+	+				+	+				+						+				
Österreich						+	+	+				+			+	+						+			+	
Polen	+					+	+	+			+					+						+				
Portugal						+		+			+	+			+	+						+			+	
Rumänien			+			+	+	+			+	+			+	+		+				+			+	
Russische Föderation					+	+	+	+			+	+	+		+	+	+	+	+	+	+	+	+		+	
San Marino																						+				
Schweden							+	+			+	+				+						+				
Schweiz		+				+	+	+			+	+				+						+				
Slowakei		+				+	+	+			+	+				+						+		+	+	
Slowenien					?	?	+	?	?		?	?				+		?	?	?		+	?		?	?
Spanien						+					+	+			+	+						+			+	
Tschechische Republik		+				+	+	+			+	+				+						+		+	+	
Ukraine				?	+	?	+	?	?	?	?	?	?	?	?	+		?	?	?	?	+	?		+	?
Ungarn					+	+	+	+			+	+			+	+						+			+	
Vatikanstaat		+				+	+	+			+	+			+	+						+	+		+	
Weißrussland				?	?	?	+	?	?		?	?			?	+		?	?	?	?	+	?		+	?

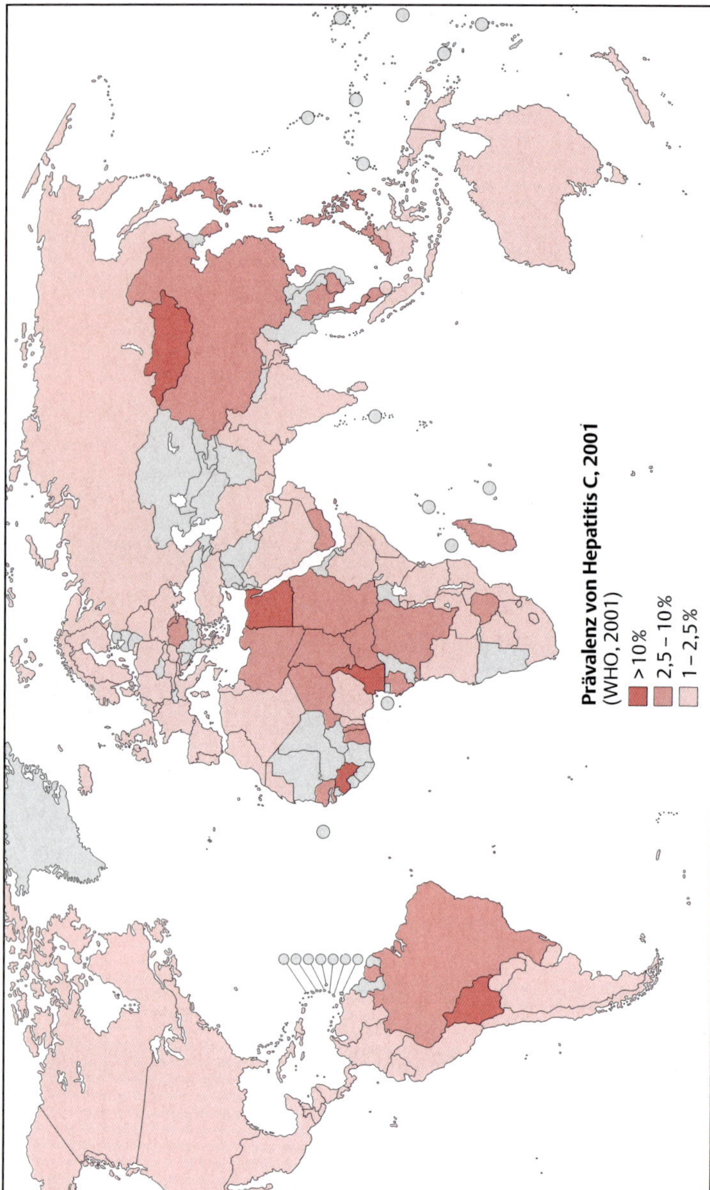
Prävalenz von Hepatitis C, 2001
(WHO, 2001)
>10%
2,5 – 10%
1 – 2,5%

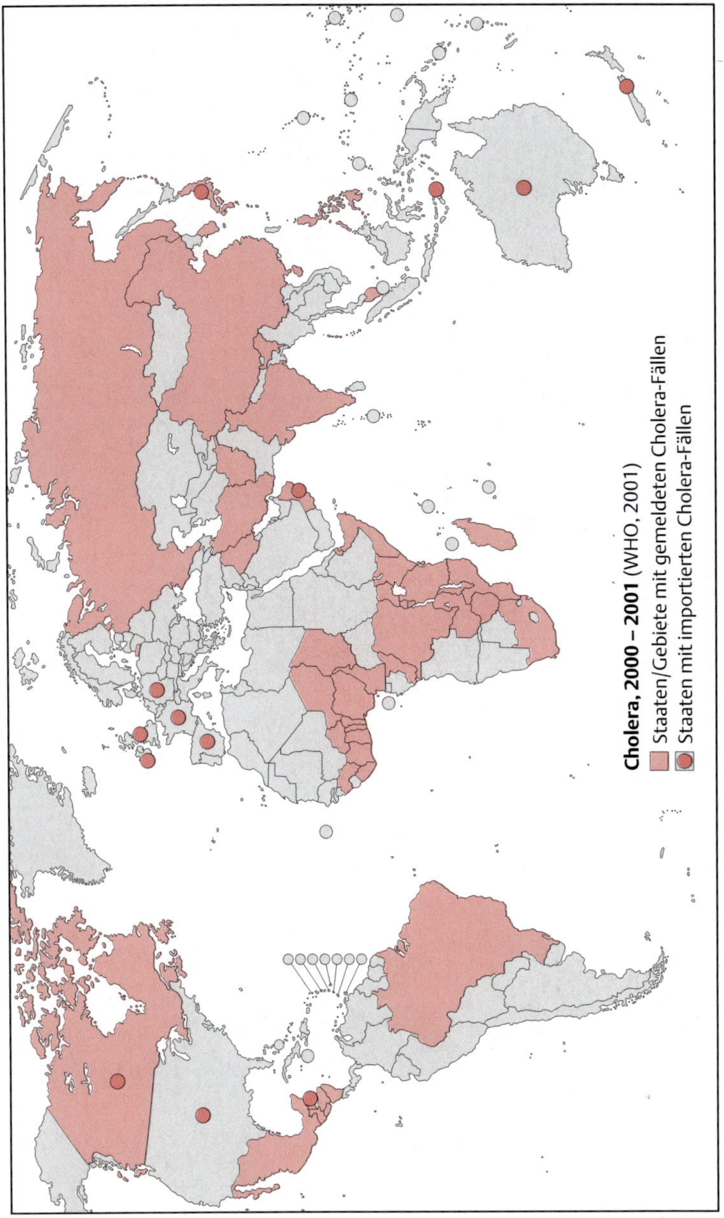
Cholera, 2000 – 2001 (WHO, 2001)
Staaten/Gebiete mit gemeldeten Cholera-Fällen
Staaten mit importierten Cholera-Fällen

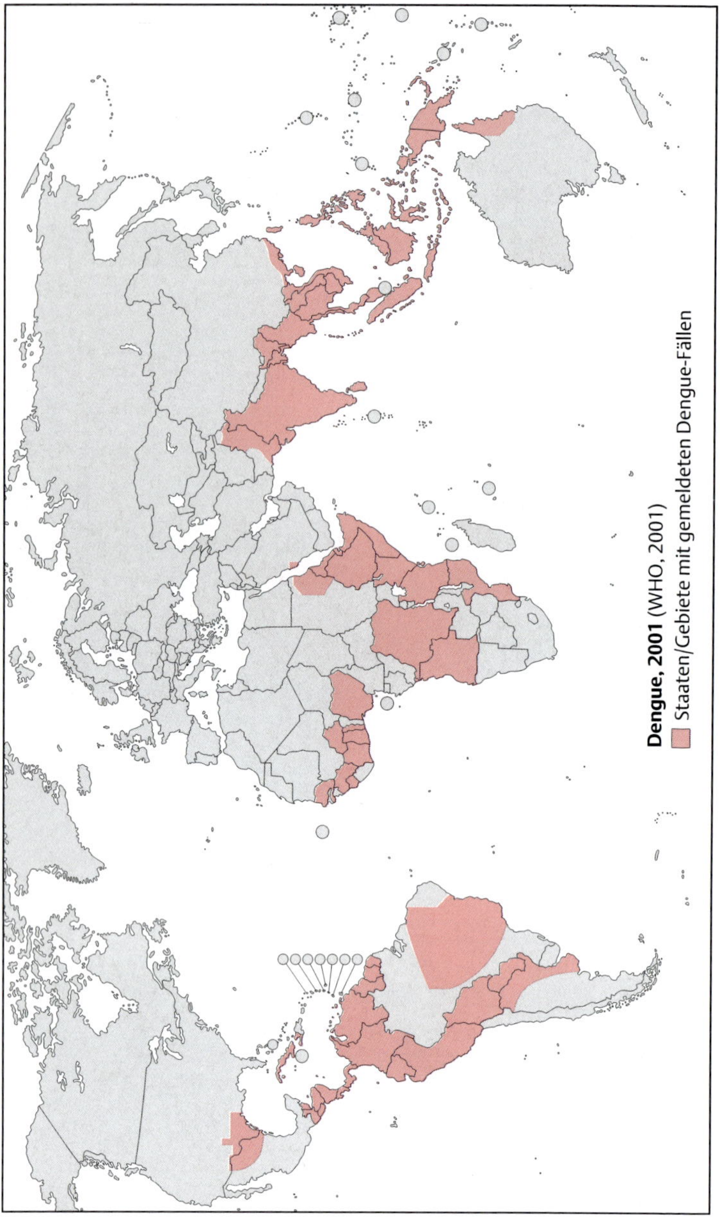

Dengue, 2001 (WHO, 2001)

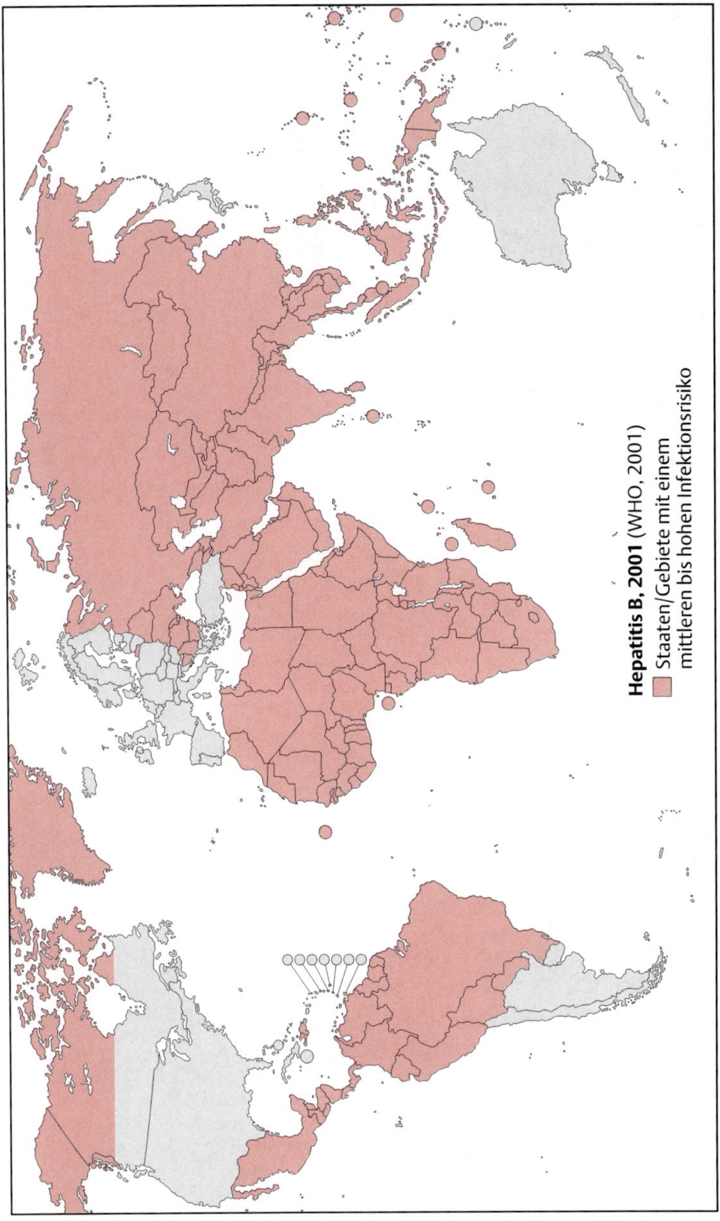
Hepatitis B, 2001 (WHO, 2001)
Staaten/Gebiete mit einem mittleren bis hohen Infektionsrisiko

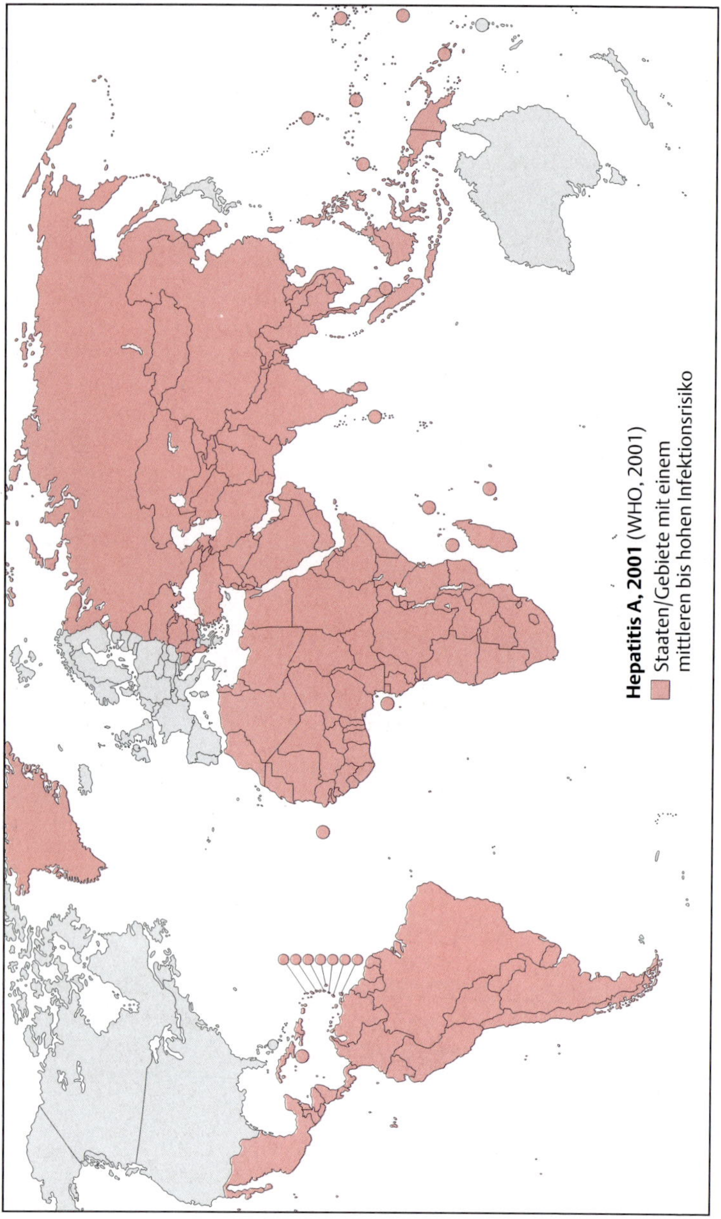
Hepatitis A, 2001 (WHO, 2001)
Staaten/Gebiete mit einem mittleren bis hohen Infektionsrisiko

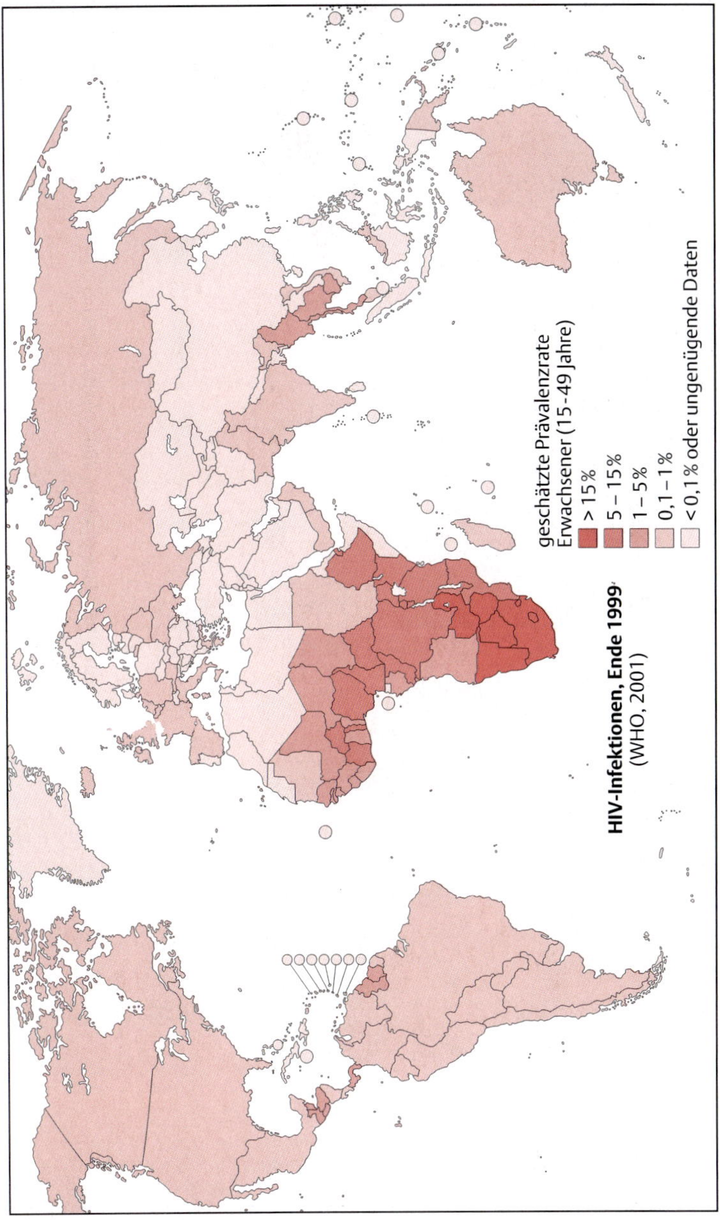

HIV-Infektionen, Ende 1999
(WHO, 2001)

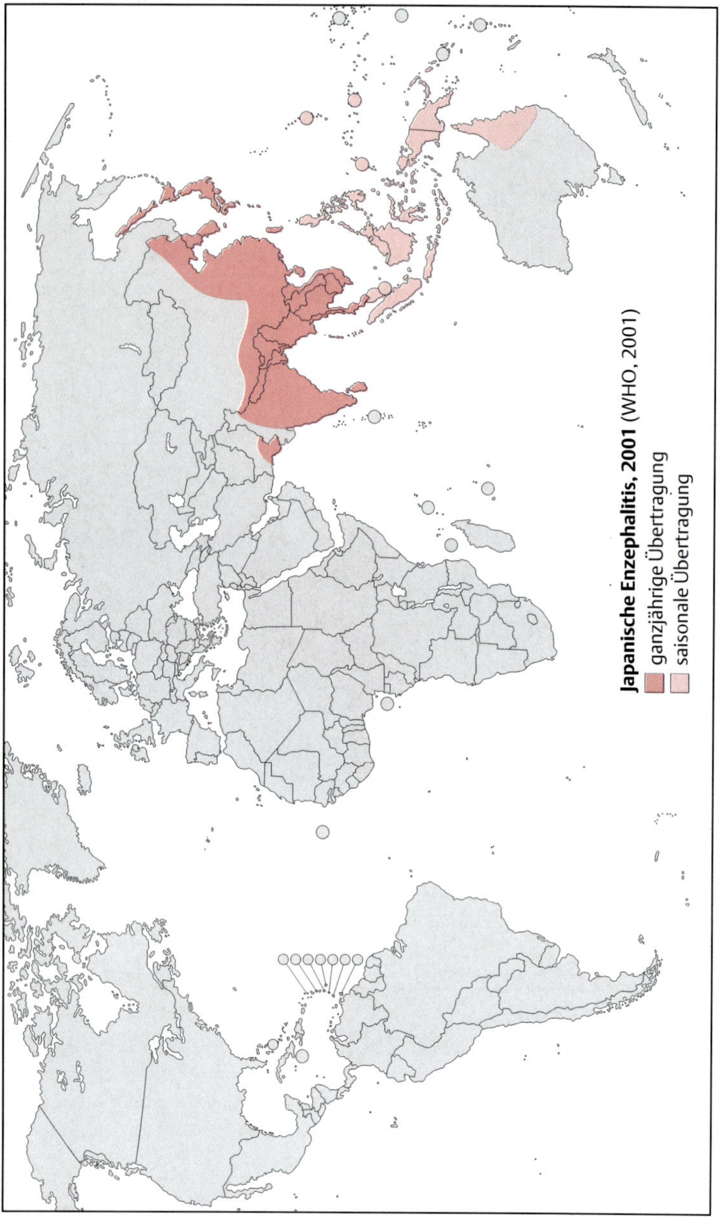
Japanische Enzephalitis, 2001 (WHO, 2001)
ganzjährige Übertragung
saisonale Übertragung

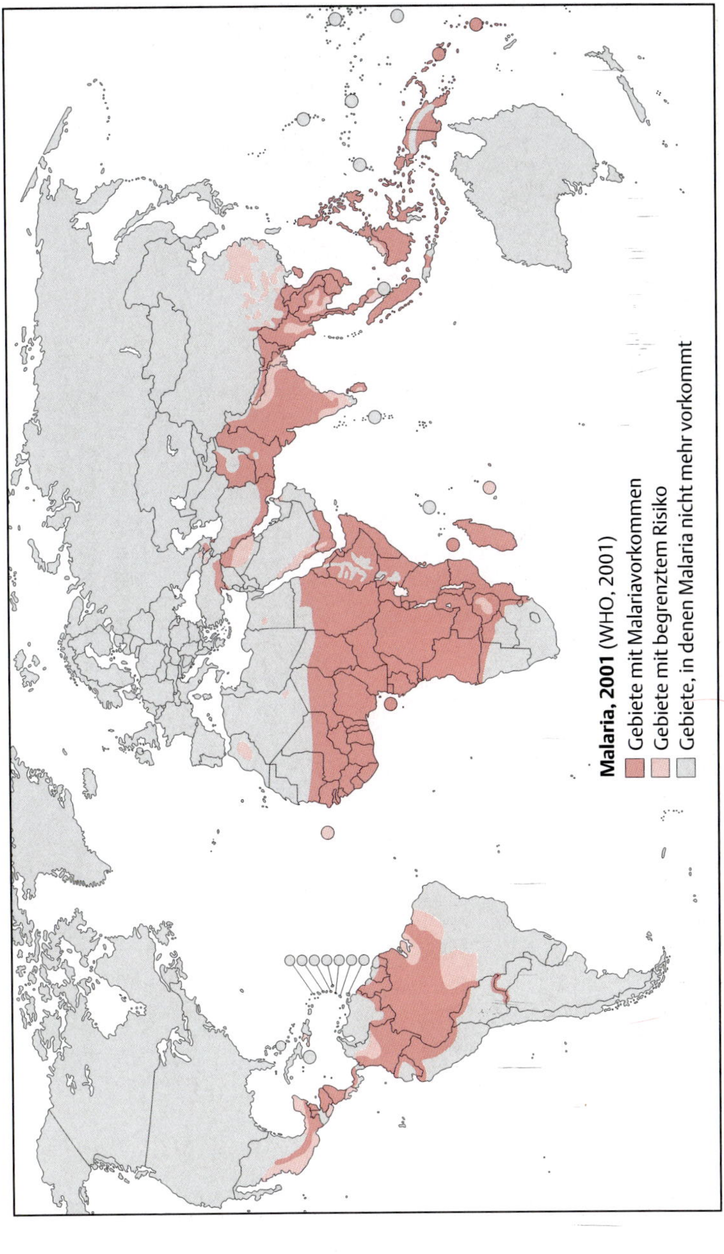
Malaria, 2001 (WHO, 2001)
Gebiete mit Malariavorkommen
Gebiete mit begrenztem Risiko
Gebiete, in denen Malaria nicht mehr vorkommt

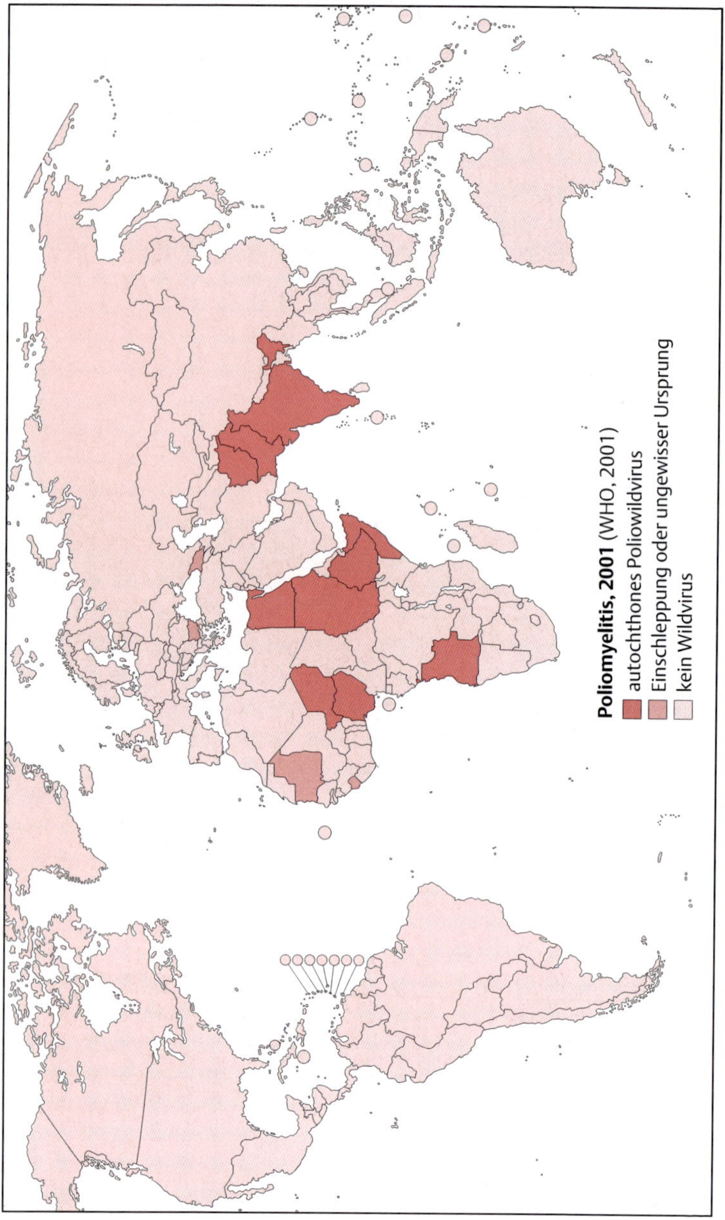
Poliomyelitis, 2001 (WHO, 2001)
autochthones Poliowildvirus
Einschleppung oder ungewisser Ursprung
kein Wildvirus

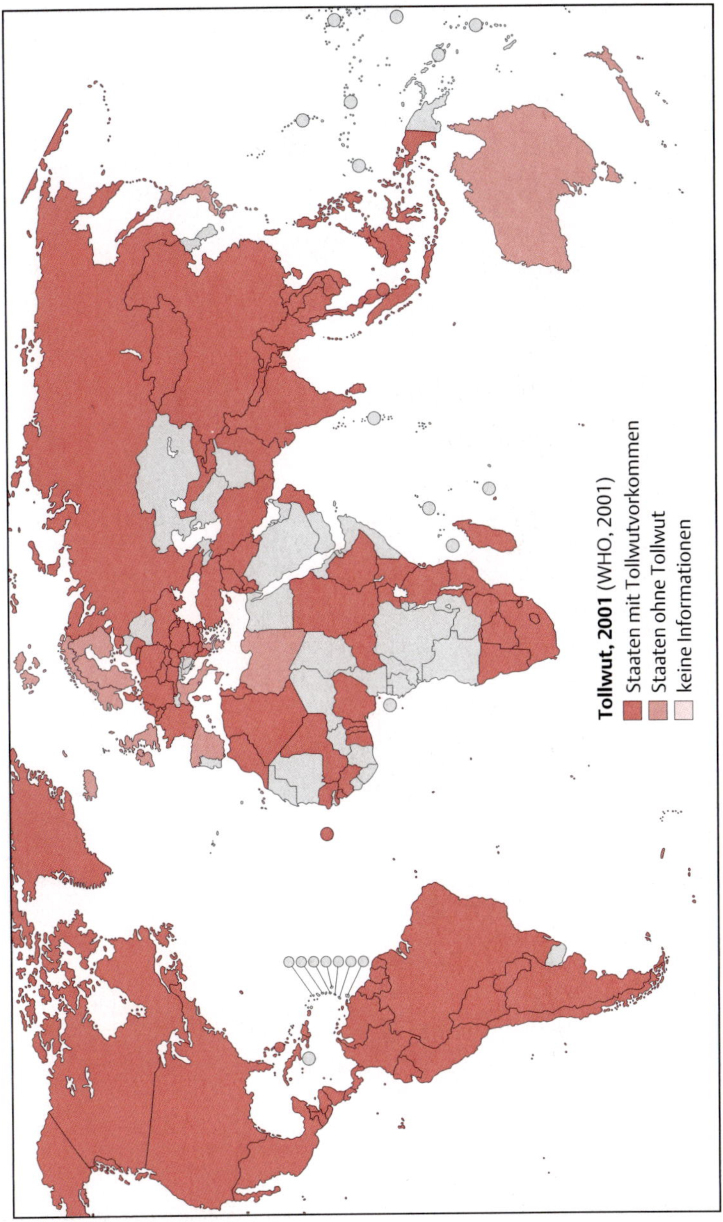
Tollwut, 2001 (WHO, 2001)
Staaten mit Tollwutvorkommen
Staaten ohne Tollwut
keine Informationen

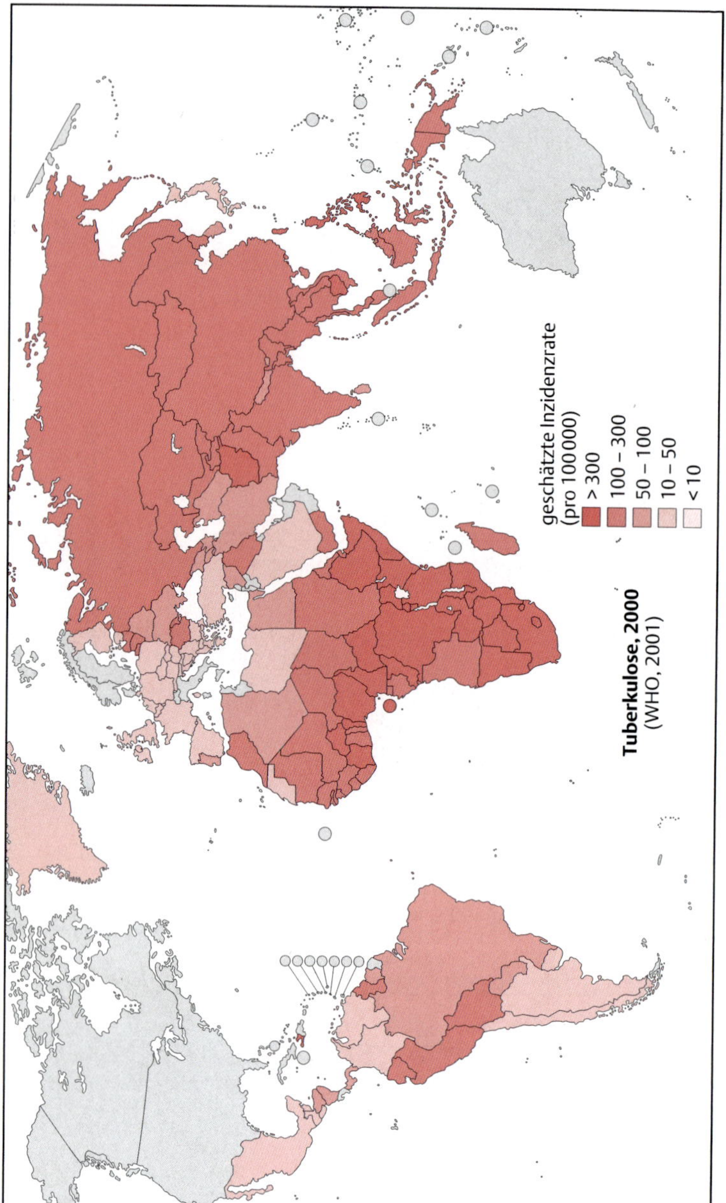
geschätzte Inzidenzrate
(pro 100000)
> 300
100 – 300
50 – 100
10 – 50
< 10
Tuberkulose, 2000
(WHO, 2001)

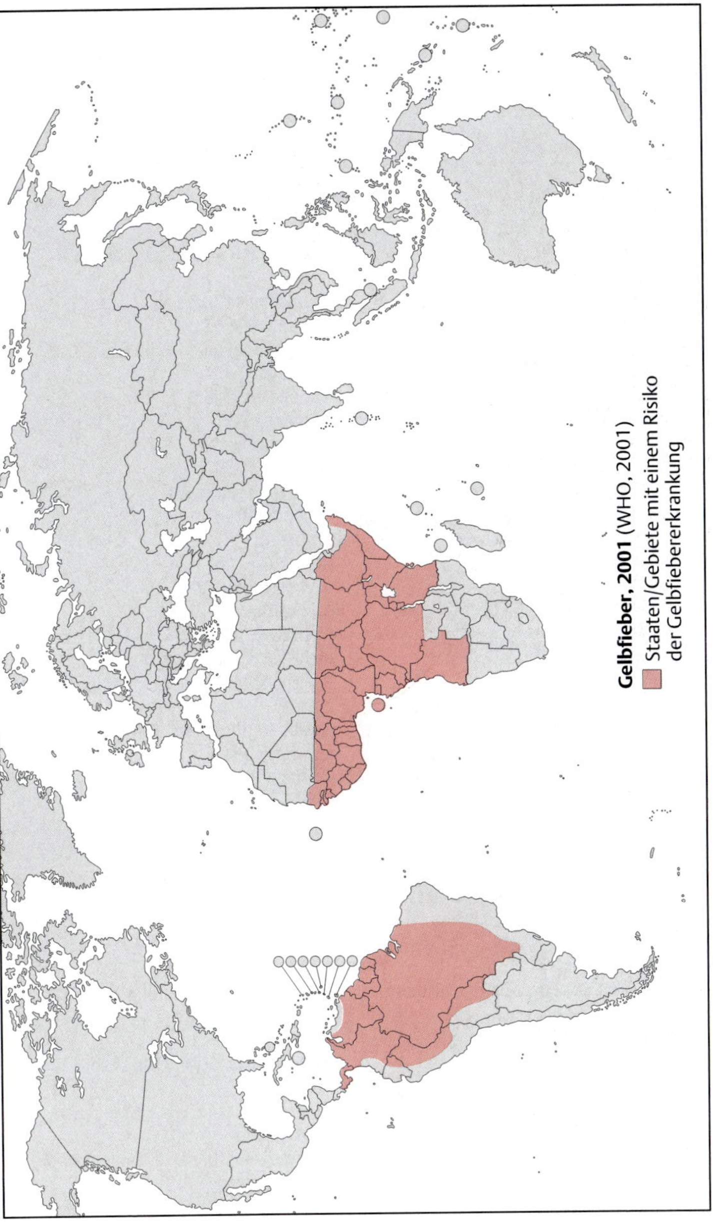
Gelbfieber, 2001 (WHO, 2001)
Staaten/Gebiete mit einem Risiko der Gelbfiebererkrankung

Sachverzeichnis

A

B

C

D

E

F

I

J

K

L

N

O

R

S

T

U

V

W

Y

Z

Reiseapotheke

Medikament/Mittel	Bemerkungen
persönliche Dauermedikamente z. B. die „Pille", Diabetes- und Herzmedikamente	Klären Sie zuvor mit dem Arzt mögliche Wechselwirkungen mit Malariamedikamenten ab
Malariamedikamente	gemäß der aktuellen und individuellen Empfehlung Ihres Arztes
Fieberthermometer	am besten elektronisch, da weniger zerbrechlich als Quecksilberthermometer
Ersatzbrille, Ersatz-Sonnenbrille	Kontaktlinsenträger sollten im Flugzeug und bei staubigem Wetter eine Brille tragen
Sonnenschutzcreme	Schutzfaktor je nach Reiseziel und Hauttyp
Repellents („Mückenabwehrmittel") Diethyltoluamid (Autan); Butylacetamidopropionsäure (Perysan); (Mepha Sport-Gel, Zanzarin Bio-Hautschutzöl, Nobite [Permethrin] Kleiderspray)	die beiden Erstgenannten sind nachweislich die Wirksamsten. Sie sollten nicht auf die Schleimhäute geraten und nicht bei Kleinkindern angewandt werden.
Antiallergie-Gel (Antihistaminikum) Bamipin-, Diphenhydramin- oder Clemastin-Gel	gegen allergische Reaktionen auf Insektenstiche und zur Behandlung von Sonnenbrand
Wunddesinfektionsmittel Polyvidon-Jod-Salbe	antibiotikahaltige Präparate sind nicht sinnvoll
Schmerz- und fiebersenkende Mittel Paracetamol oder Acetylsalicylsäure	
Elektrolytlösung (Elotrans, Saltadol)	zum Salz-Wasser-Ausgleich bei starkem Durchfall
„Durchfallmittel" (Darmmotilitätshemmer) Loperamid	zur kurzzeitigen Anwendung, um starken Durchfall zu stoppen. Dies ersetzt keine gezielte Therapie!
Mittel gegen Reise- und Seekrankheit Scopolamin-Membranpflaster, Cinnarizin-Kapseln	ausreichende Zeit vor Reiseantritt einzunehmen. Fahren von Fahrzeugen und Bedienen von Maschinen ist während und auch nach der Einnahme zu unterlassen
Augentropfen Tetryzolin, Phenylephrin	zur unspezifischen Behandlung bei Reizung der Augen durch Trockenheit oder Staub (z. B. im Flugzeug)
Antibiotika z. B. Cotrimoxazol	zur Behandlung fieberhafter blutiger Durchfälle oder Harnwegsinfekte. Nur wenn ärztl. Behandlung nicht möglich!
Verbandmaterial u. ä. Splitterpinzette, Mullbinden, Mullkompressen, elastische Binde, Verbandsschere, Einmal-Gummihandschuhe	zur ersten Versorgung einfacher Wunden
Kondome	für den erwarteten oder unerwarteten „Fall, dass . . ."

Malaria

Malaria ist sicher die **wichtigste Tropenkrankheit** für Reisende. Immer noch erkranken in Deutschland jährlich Hunderte von Menschen an Malaria, weil sie sich während ihrer Reise nicht ausreichend geschützt hatten. Da die Malaria von Mücken übertragen wird, besteht der Schutz zum einen in der **Verhinderung von Mückenstichen** („Mückenschutz", Expositionsprophylaxe) und zum anderen in der **vorbeugenden Einnahme von Medikamenten,** die im Falle einer Malariainfektion sofort den Erreger im Körper bekämpfen können (Chemoprophylaxe). Eine wirksame Impfung gegen Malaria gibt es weltweit noch nicht!

Expositionsprophylaxe (Mückenschutz)

Malariamücken stechen vor allem abends und frühmorgens, so dass besonders dann folgende Maßnahmen durchzuführen sind:

- Ziehen Sie helle Kleidung mit **langen Ärmeln und langen Hosenbeinen** an.
- Reiben oder sprayen Sie die unbedeckten Körperteile mit **Mückenabwehrmittel** ein.
- Benutzen Sie spezielle **Räucherspiralen und Pyrethrumsprays** für die Wohnräume.
- Benutzen Sie nachts **Moskitonetze.**
- Halten Sie die Schlafräume gut **belüftet und gekühlt.** Lassen Sie dabei die **Fliegengitter** vor den Fenstern geschlossen.

Medikamentöser Schutz (Chemoprophylaxe)

Eine Reihe von Medikamenten stehen zur Verfügung, die individuell auf ihre Verträglichkeit und die regionale Situation im Reiseland abgestimmt werden müssen. **Diese Entscheidungen sollten Sie immer mit einem Arzt besprechen, der die aktuelle Malariasituation in Ihrem Zielland kennt.** Diese Chemoprophylaxe muss **rechtzeitig** vor Erreichen des Malariagebietes und bis 4 Wochen nach Rückkehr **regelmäßig** durchgeführt werden. Schwangere und Kleinkinder müssen besonders gut – auch mit Medikamenten – geschützt werden. Wenn die Medikamente auch keinen hundertprozentigen Schutz garantieren können und manchmal auch Nebenwirkungen haben, so muss man immer bedenken, wie schnell man durch eine Mücke infiziert werden kann und wie schnell die Malaria – vor allem bei uns Europäern – tödlich verlaufen kann.

Was tun bei Malariaverdacht?

Bei Reisen in einem Malariagebiet, aber **auch mehrere Monate nach Rückkehr** besteht bei jedem **Fieber** zunächst **Malariaverdacht.** Weitere Anzeichen sind schweres Krankheitsgefühl, Schüttelfrost sowie Kopf- und Gliederschmerzen. Man sollte in einem solchen Fall noch im Urlaubsland **sofort einen Arzt aufsuchen.** Wenn ärztliche Hilfe nicht erreichbar ist, sollte man eigenhändig mit einer Notfallbehandlung beginnen. Für diesen Fall bekommen Sie von Ihrem Arzt ein spezielles **Notfallmedikament** verordnet.

Reiseapotheke

Dies ist nur eine grobe Empfehlung, die sie im Einzelfall mit Ihrem Arzt besprechen sollten.

Allgemeines zum Gesundheitsrisiko bei Tropenreisen

Das Gesundheitsrisiko hängt nicht nur von dem Reiseziel, sondern auch von einer Reihe anderer Faktoren ab:

- Dauer und **Art der Reise:** Rucksackreise, Pauschalreise etc.,
- **hygienische Bedingungen** der Unterkünfte und Speisen,
- **Alter** und **Vorerkrankungen** der Reisenden,
- gesundheitliche Vorbereitung mittels **Impfungen** und **Malariamedikamenten.**

Die Gesundheitsgefahren für **Schwangere und Kleinkinder** sind bei Reisen in die Tropen viel höher als für andere Menschen. Man sollte sich deshalb gut überlegen, ob in solch einem Fall die Reise so wichtig ist. Ebenso stellen bestimmte Vorerkrankungen wie z. B. **Herz- und Kreislaufschwäche, Bluthochdruck und Diabetes** ein erhöhtes Risiko dar, das sehr sorgfältig mit dem Arzt abgewogen werden sollte.

Was Sie grundsätzlich beachten sollten:

- Suchen Sie mindestens **6 Wochen vor Reiseantritt** einen Arzt (Hausarzt, Tropeninstitut, Gesundheitsamt) auf, um die notwendigen Impfungen und Medikamenteneinnahmen rechtzeitig planen und durchführen zu können.
- **Bereiten** Sie sich auf die klimatischen und hygienischen Bedingungen ihres Reiselandes vor.
- Sparen Sie nicht an den **Impfungen,** auch wenn nicht alle von der Krankenkasse erstattet werden. Denken Sie daran, wie teuer alleine der Flug für Ihre Reise ist und wie viel Geld vergeudet wäre, wenn Sie während der Reise schwer erkranken würden. Einen Teil der Reisekosten sollten Sie auch für Ihre Gesundheit investieren!
- Wenn Sie im Reiseland erkranken, suchen Sie im Zweifelsfall bereits im Ausland ärztliche Hilfe auf, und verschieben Sie den Arztbesuch nicht auf die Rückkehr nach Hause.
- Auch **Monate nach Rückkehr** aus den Tropen können Krankheiten auftreten. Erinnern Sie Ihren Hausarzt an Ihren zurückliegenden Tropenaufenthalt, wenn Sie Beschwerden haben.

Durchfall

Durchfall ist das häufigste Gesundheitsproblem bei Tropenreisen. Oft tritt er schon während der Reise auf und klingt nach wenigen Tagen von selbst ab. Wenn **Blut im Stuhl** ist, der Durchfall **länger** andauert, erst nach Rückkehr auftritt oder von **Fieber** begleitet ist, dann sollte ein Arzt aufgesucht werden. Zur sofortigen Therapie des Durchfalls empfiehlt es sich, viel Flüssigkeit mit **oralen Elektrolytlösungen** (s. Reiseapotheke) zu sich zu nehmen, um einem Wasser- und Salzverlust vorzubeugen.

Am wichtigsten ist jedoch die **Vorbeugung.** Nehmen Sie möglichst nur Folgendes zu sich:

- gut **gekochtes** Gemüse und Fleisch,
- **geschältes** oder zumindest mit sauberem Wasser gespültes Obst,
- **abgekochtes** oder ausreichend behandeltes Trinkwasser,
- Getränke aus frisch geöffneten Flaschen **ohne Eiswürfel.**

Informationsblatt für Tropenreisende

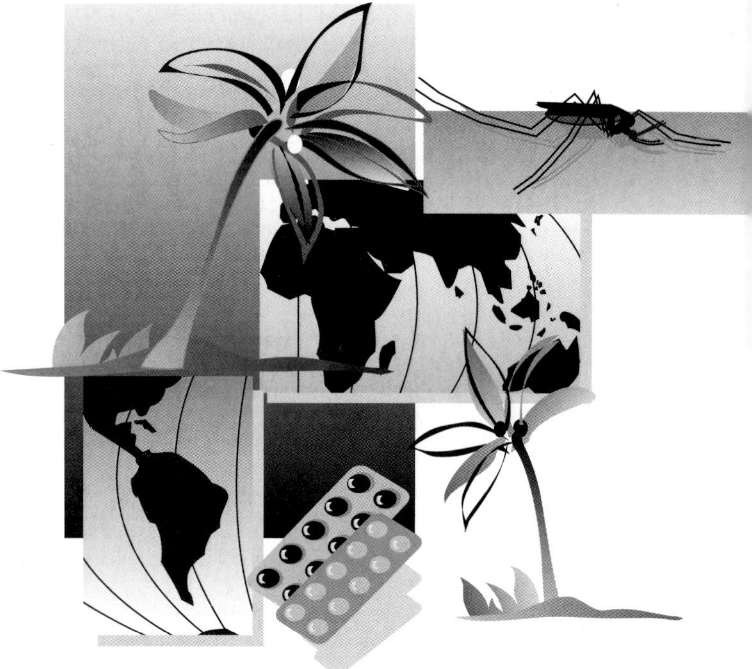

Liebe Leserin, lieber Leser,
Sie haben die Absicht, in die Tropen zu reisen. Wie Sie sicher wissen, ist dies zum Teil mit gewissen Gesundheitsrisiken verbunden. Damit Sie möglichst gesund wieder nach Hause kommen, sollten Sie dieses Merkblatt lesen und gemeinsam mit Ihrem Arzt oder Ihrer Ärztin die gesundheitliche Vorbereitung der Reise durchsprechen. Weitere Informationen erhalten Sie auch bei den Gesundheitsämtern oder bei Tropenmedizinischen Instituten.

Auszug aus:
H.-J. Diesfeld, G. Krause, D. Teichmann
Praktische Tropen- und Reisemedizin
Diagnose und Therapie von Tropenkrankheiten, 2. Aufl.

Thieme Verlag
Stuttgart 2003